JN444630

아사나 자세 분석을 위한

요가 해부학

The Manual of Yoga Anatomy

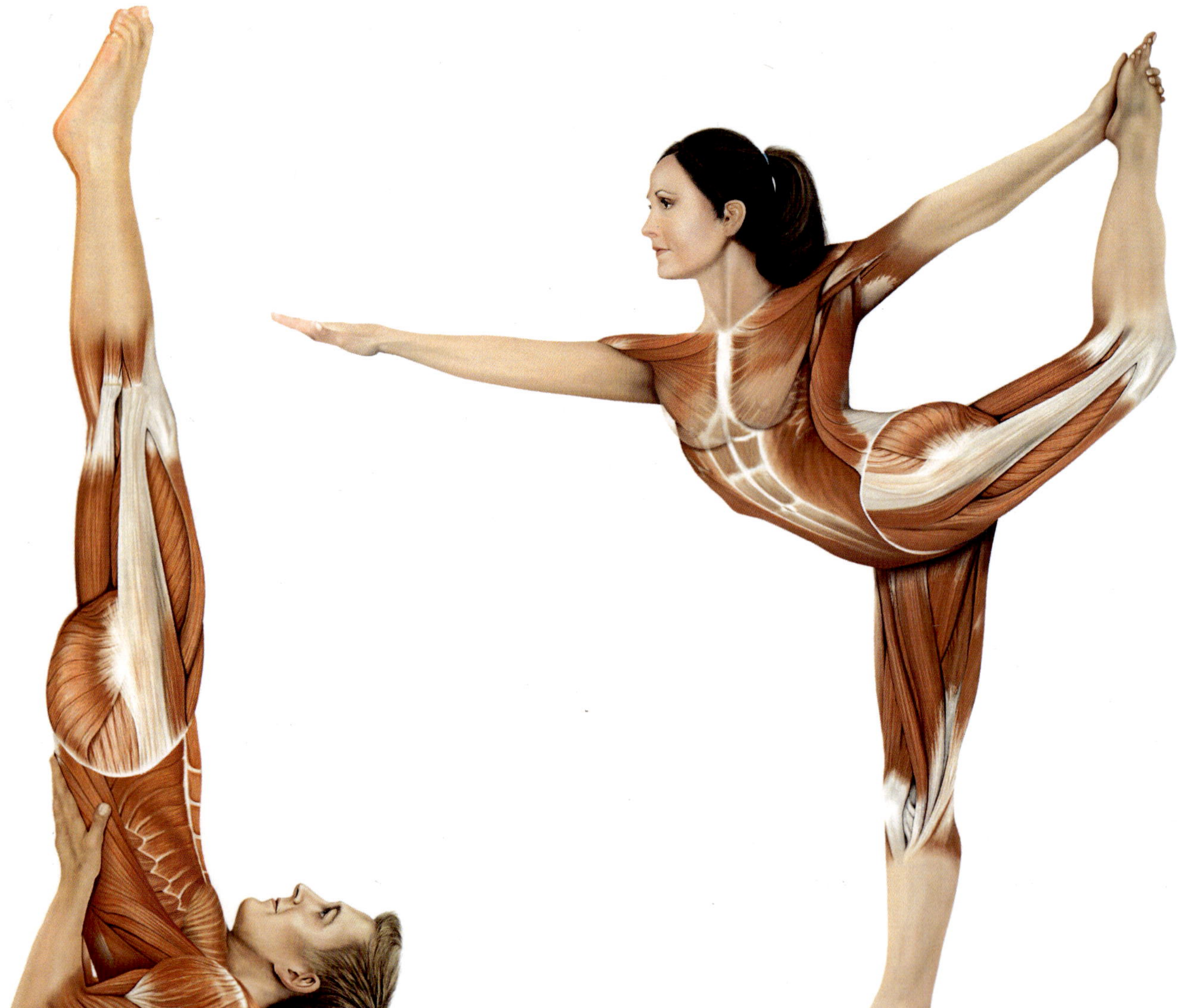

아사나 자세 분석을 위한

요가 해부학

The Manual of Yoga Anatomy

옮긴이 강기영 (H yoga, 평생교육원 원장)
강준한 (선문대 객원교수)
김성수 (킴스 요가 대표)
김태분 (메디요가 & 필라테스 아카데미 원장)
공응경 (공응경 마음 태교 연구소 원장)
박필연 (ZEN 요가 & 필라테스 원장)
오공천 (오공천 밸란스 바디 대표)
이지숙 (이지숙 힐링 요가원 대표)
이찬민 (고마운 밸란스 운동센터 대표)
정현용 (통합의학 박사; 카이로프랙틱)

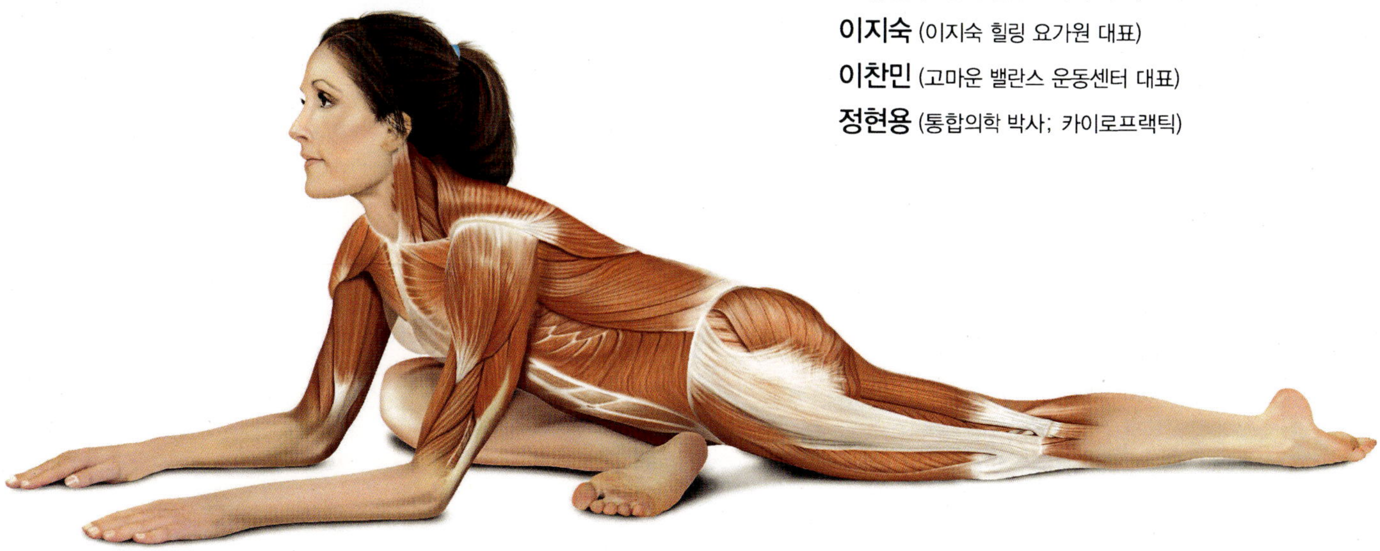

Sally Parkes Bsc

메디안북

추천사

비교적 짧은 역사에도 불구하고, 우리나라에서 요가는 대중적인 문화현상으로 자리매김했습니다. 지금도 현재 진행형으로 변용되고 진화하는 우리나라의 요가는 몇 가지 특징을 지닙니다. 첫째는 요가가 심신치유의 중요한 요법으로 수용되고 있다는 것입니다. 이것은 사람들의 관심사가 지난 2000년대 초반의 웰빙에서 힐링으로 옮겨가고 있는 것과 관련됩니다. 단지 다이어트나 S라인을 위한 요가가 아니라 치유를 위한 요가테라피가 지금 이 시대의 요가문화를 주도하고 있습니다. 두 번째는 요가와 아유르베다의 결합입니다. 아유르베다의 체질이론에 따른 치유요가는 전인의학으로서 요가의 특징을 부각시킬 수 있을 것으로 기대합니다. 세 번째는 해부학이 요가이론의 주요 영역 중 하나로 자리매김하고 있다는 것입니다. 전통적으로 고전요가뿐만 아니라 하타요가도 해부학에 큰 관심을 두지 않았습니다. 오늘날 요가이론 공부에 해부학의 중요성이 대두된 것은 요가테라피의 대중화와 관련이 있는 것으로 봅니다.

요가가 심신치유의 중요한 요법으로 받아들여지는 지금 이 시대에 〈요가 해부학〉의 출간은 반가운 일이 아닐 수 없습니다. 널리 알려진 것처럼, 요가는 심법입니다. 시시각각으로 펄럭거리는 마음을 고요하게 하여 삼매에 도달하고, 나아가서는 반야의 지혜로 열반을 성취하자는 것이 요가의 궁극적인 목적입니다. 그러나 마음이 고요하려면 우선 숨이 고요해야 하고, 숨이 고요하려면 신체가 고요해야 합니다. 신체의 고요함은 척추를 중심으로 신체의 전후 좌우 상하가 균형을 이룰 때 성취되며, 이를 위하여 신체에 대한 정확한 이해가 필요합니다. 요가수련에 해부학 공부가 요청되는 것은 바로 이런 이유 때문입니다.

좌법이든 조식이든 또는 명상이든, 요가의 핵심은 '바라봄'입니다. Sally Parkes의 〈요가 해부학〉은 단지 신체를 구성하는 뼈와 근육의 구조와 기능에 대한 이론을 전하는 책이 아닙니다. 오랜 기간 직접 수련을 통하여 체득하지 않으면 이해할 수 없는 바라봄의 대상에 대한 구체적이고 정확한 정보를 제공하고 있습니다. 바라봄의 대상이 보다 구체적이고 정확하게 이해될 때, 바라봄의 효과가 배가하는 것은 당연한 이치입니다. 마음의 펄럭거림을 바라볼 수 있으려면, 우선 신체의 움직임을 있는 그대로 느낄 수 있어야 하며, 이를 위하여 해부 생리학 공부가 필요합니다. 이 책은 특히 요가 현장에서 지도하는 요가지도자들에게 권할 만한 책입니다. 해부학의 난해한 용어와 지식을 쉽게 풀어서 우리나라 요가계에 선물하신 강준한교수님께 감사의 뜻을 전합니다.

선문대학교 대학원 통합의학과 교수 이거룡합장

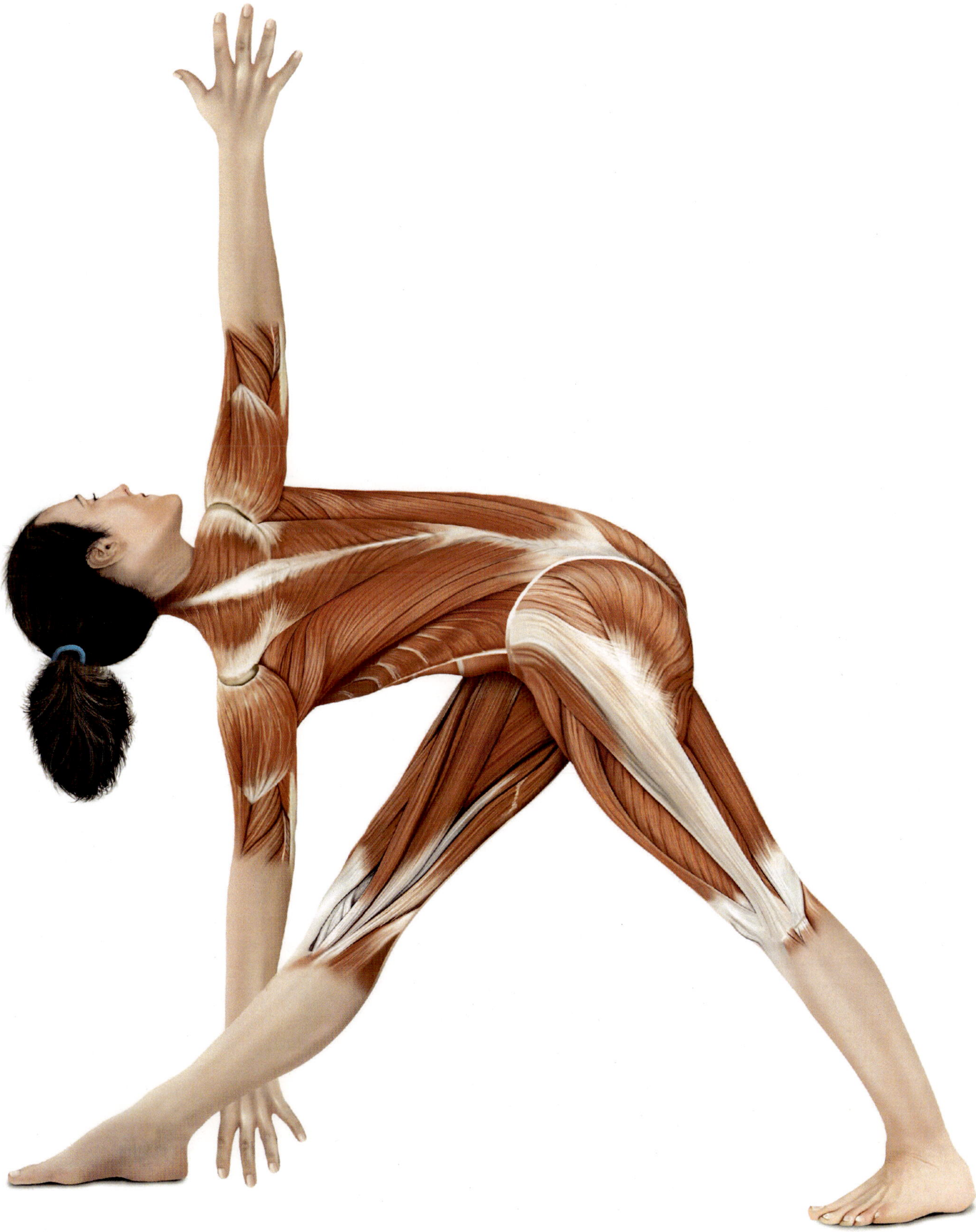

차례

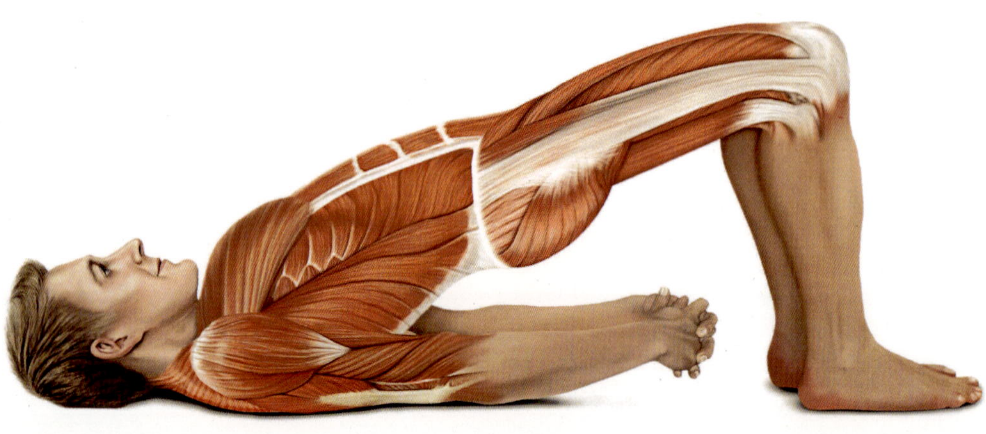

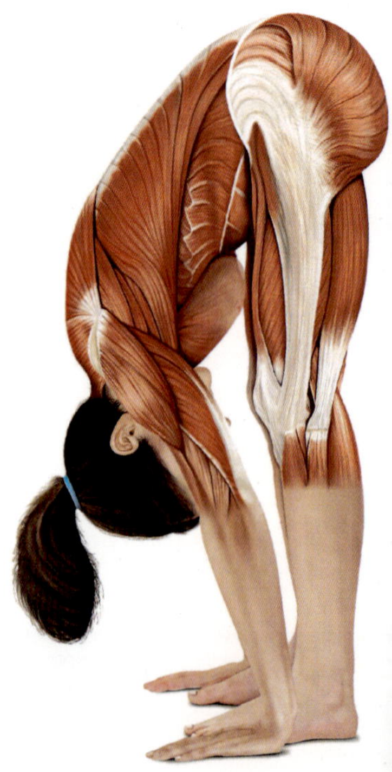

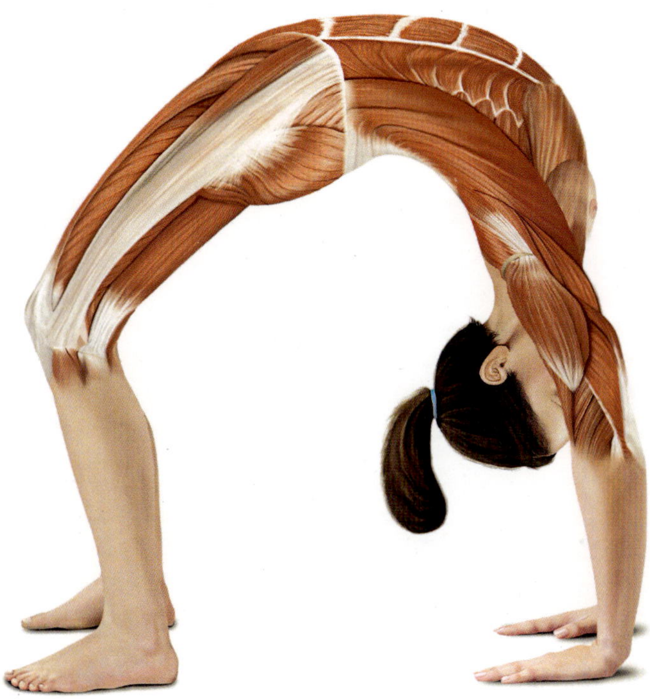

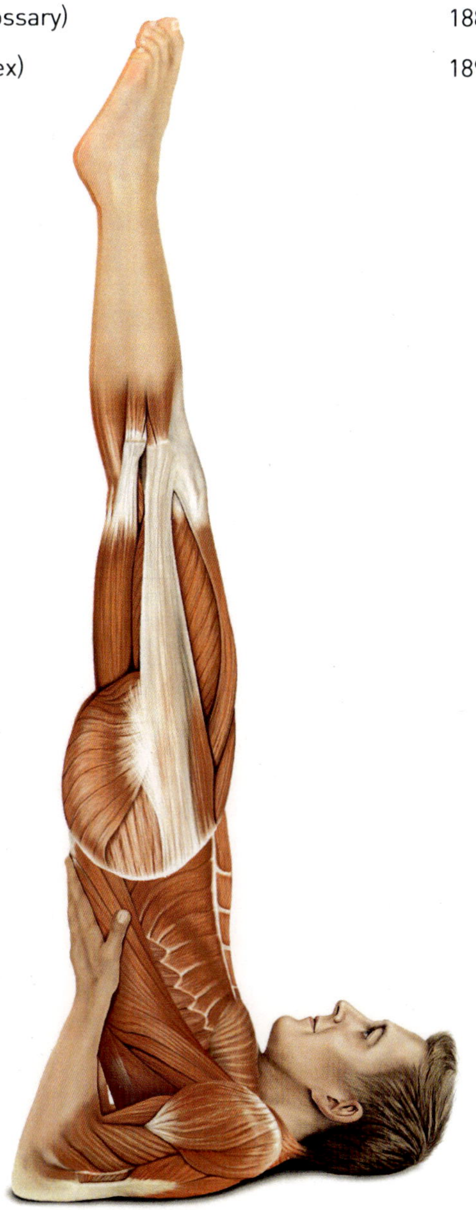

이 책은 어떻게 구성되어 있는가?

이 책은 일차적으로 세 개의 섹션으로 엮여져 있는데; 칼라본의 해부학 전신도; 요가 원리 섹션; 그리고 30개의 요가 아사나 동작을 가이드하기 위한 칼라본의 도해가 주요 부분을 차지하고 있다.

해부학 개요 섹션은 구체적이고, 선명하면서도 해부학적으로 정확한 도해, 다양한 인체의 시스템과 부위에 대한 정보 차원의 명칭을 잘 담고 있다.

요가 원리에 관한 섹션에는 요가의 근원, 역사, 그리고 요가 수행에 대한 효과를 검증해 놓았으며, 또한 요가에 필요한 몇 가지 소도구의 고개와 함께 이 책 전반에 걸쳐 권장되고 있는 반복되는 네 개의 시작자세가 기술되어 있다.

30개의 요가 아사나 동작을 분석하는 주요 내용은 요가 아사나 타임에 따라 나누어 6개의 장으로 분류해 볼 수 있는데, 즉 선 자세와 서서 균형 잡는 자세, 전방굴곡 자세, 앉은 자세, 후방굴곡 자세, 그리고 역전 자세이다.

요가 아사나 각 동작은 동작별로 네 페이지의 분량으로 설명되어 있다. 첫 두 페이지는 아사나 동작의 소개와 그것의 근원과 유용성에 관한 요약, 그리고 그것을 어떻게 최대한 활용할 것인가(그리고 무엇을 하지 말아야 할 것인가에 대한 어드바이스)에 관한 팁을 제공하고 있다. 그리고 여러분이 정확한 자세를 취할 수 있도록 도와주기 위해 간단한 그림과 함께 명확한 순차적 방법을 잘 기술해 두고 있다.

나머지 두 페이지는 각 아사나 동작에 대한 기술적이고 해부학적인 정보를 담고 있다. 아사나 동작에서 주동근의 활성화, 주로 작동하는 근육의 리스트(그리고 활성화시키는 타입)에 관한 내용이 간략하게 요약되어 있으며, 전 칼라본의 해부학적 도해에 그 자세를 취하는 동안에 형성되는 핵심 근육을 명명해 놓고 있다.

해부학 개요 페이지

이 섹션은 특정 신체 시스템의 주요 부위를 두 페이지에 걸쳐 축소시켜 놓고 있다.

섹션 명(Section name)

주제 타이틀(Subject title)

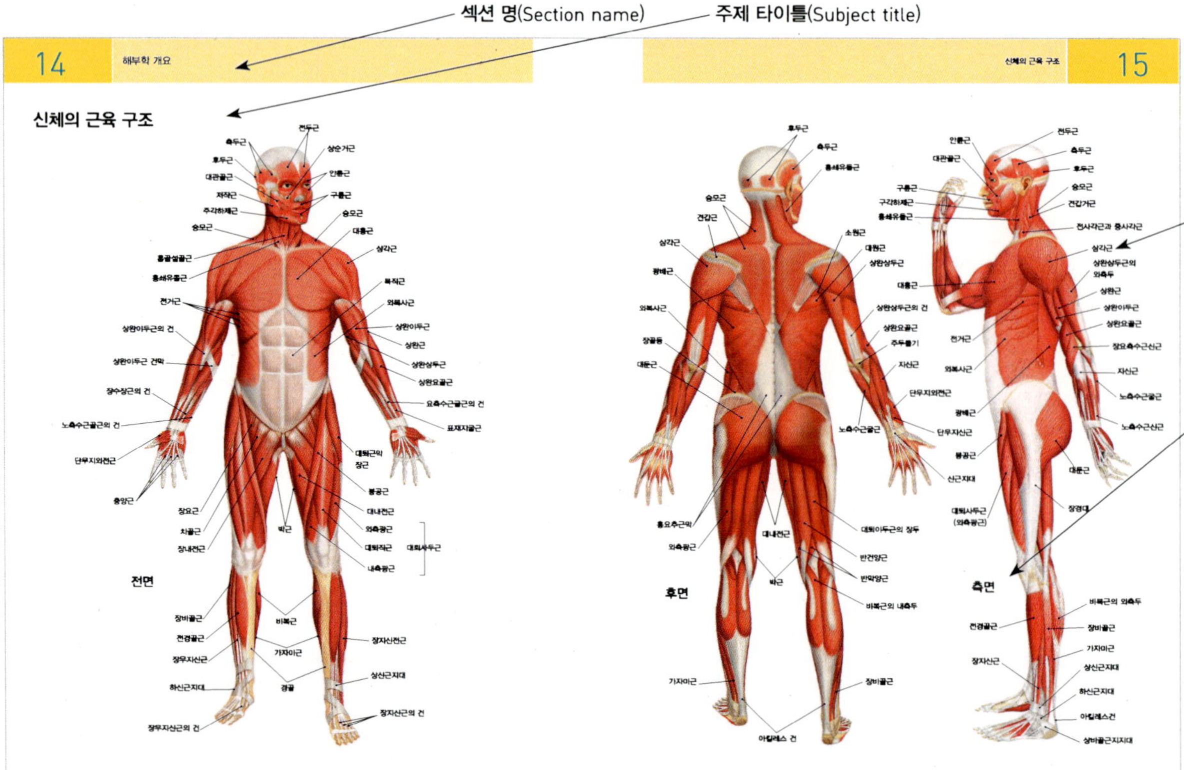

명칭(Labels)
각 그림에 있는 명칭은 신체 시스템의 중요한 부분, 장기, 혹은 미세조직의 이름을 기술해 놓은 것이다.

도해 제목(Illustration headings)
도해 제목은 신체의 부분을 가리키는 것으로서, 필요로 하는 부위를 가리키는 것이다.

아사나 동작의 순차적 진행 페이지

장 이름(Chapter name)

아사나 동작 명칭(Asana name)

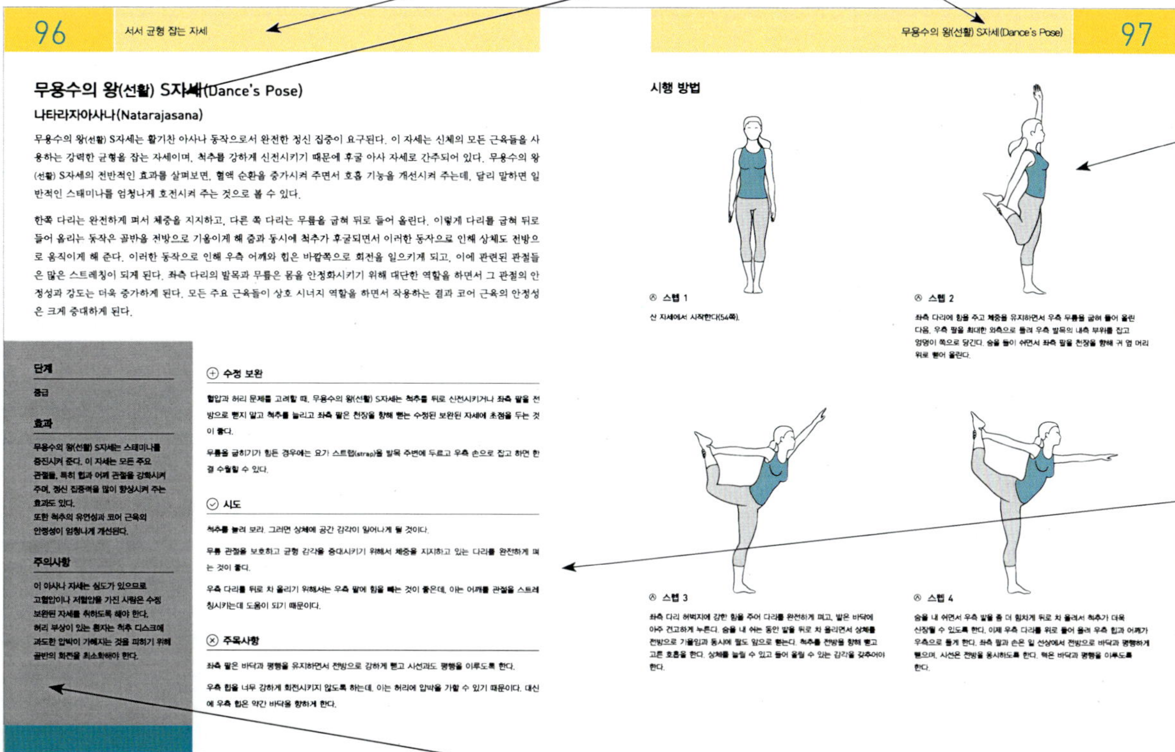

동작 순서에 대한 설명(Step-by-step instructions)
자세를 취할 수 있게 하는 간단한 방법 제시

수정 보완/시도/주목사항
개별의 능력에 따라 자세를 조정할 수 있는 정보와 자세를 완벽하게 하기 위한 팁 그리고 피해야 할 일상적인 실수에 관한 내용을 담고 있다.

정보 패널(Information panel)
자세에 관한 기본적인 정보: 난이도; 유용성; 그리고 반드시 고려해야만 하는 질병이나 부상 등과 같은 금기사항을 담고 있다.

아사나 해부학 페이지

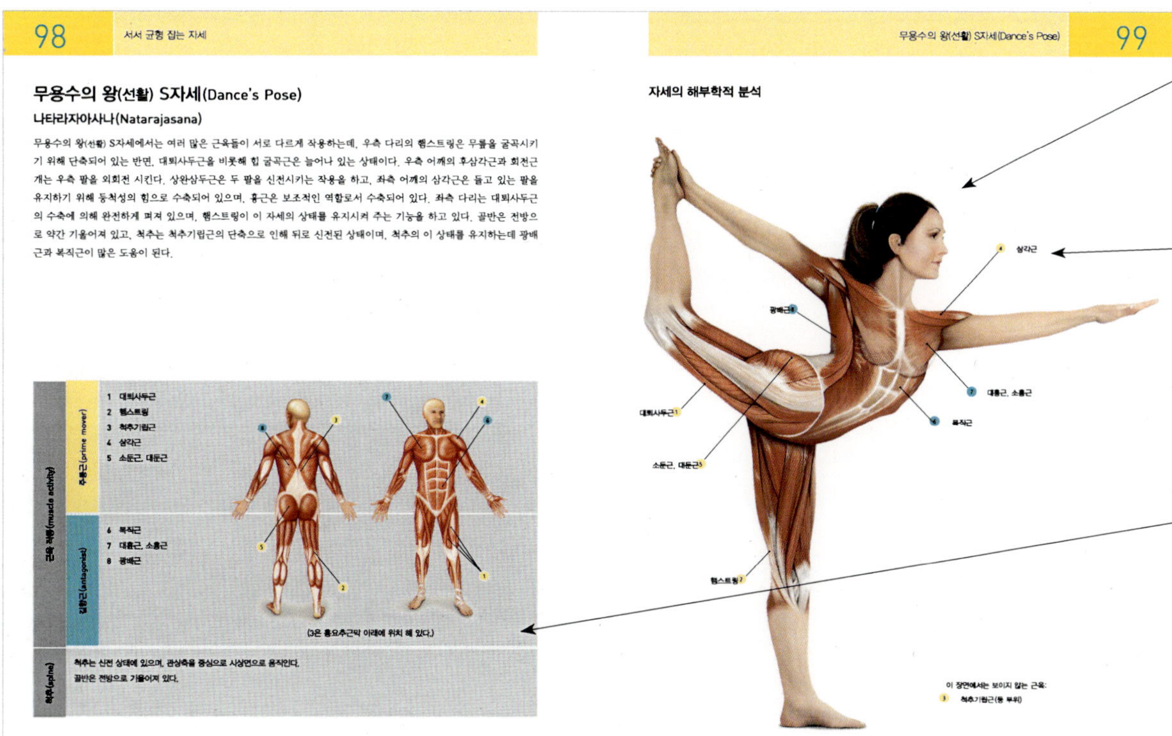

도해(Illustrations)
전신 칼라의 해부학적 도해는 각 동작 자세에서 표면 근육을 나타내 보이고 있다.

명칭(Labels)
논의된 근육의 위치 확인(삽입 어구는 보이지 않는 심부층 근육을 가리키는 것임)하는 것이다. 주동근은 노란색으로 표시하고, 길항근은 청색으로 표시하여 구분하고 있다.

근육 정보(Muscle information)
자세에서 주로 작용하는 근육을 나타낸 것으로서 주동근, 길항근을 확인시켜 주고 있고, 그림의 전후면을 통하여 근육의 위치를 나타내 보여 주고 있다.

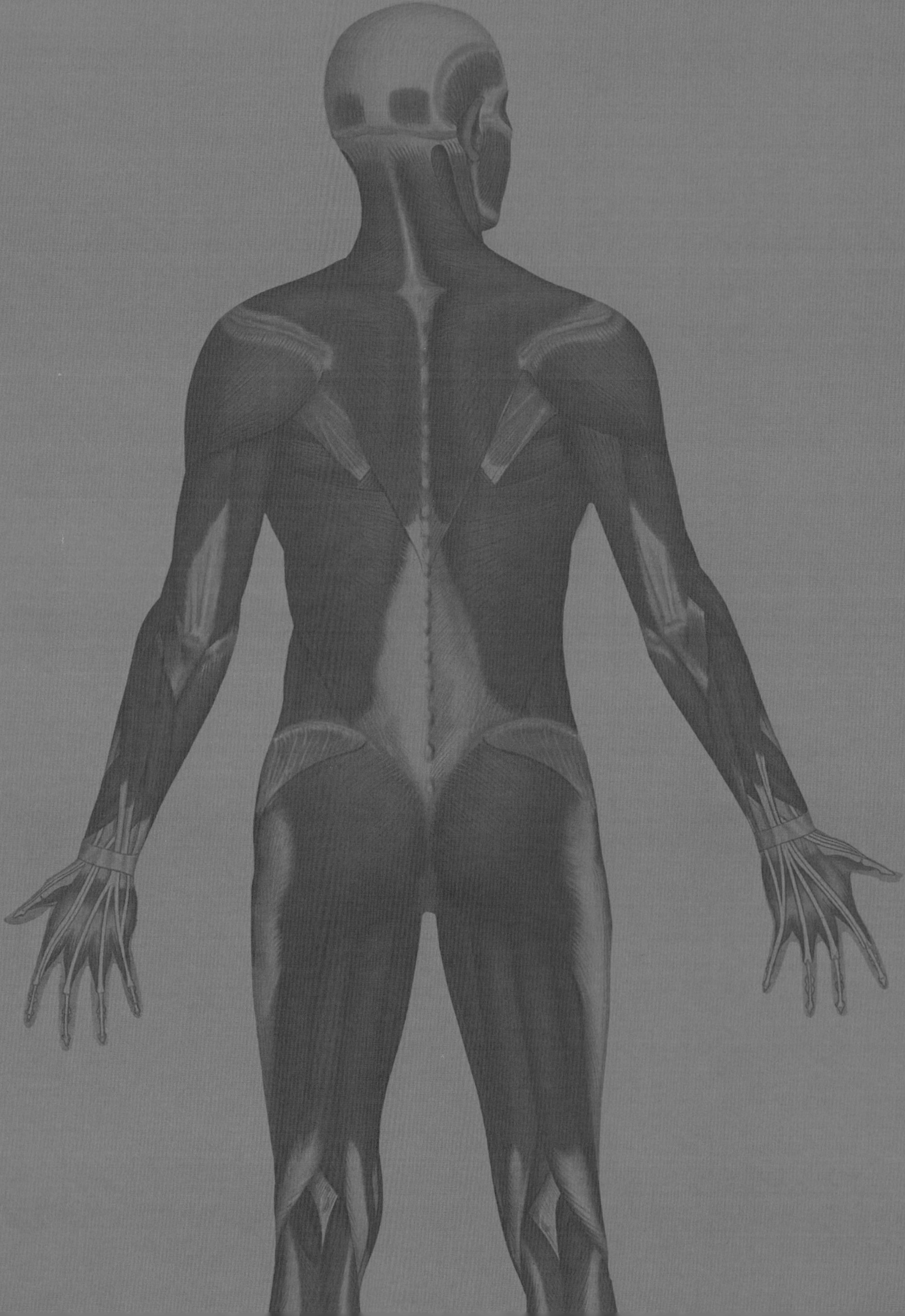

해부학 개요
Anatomy Overview

신체 부위

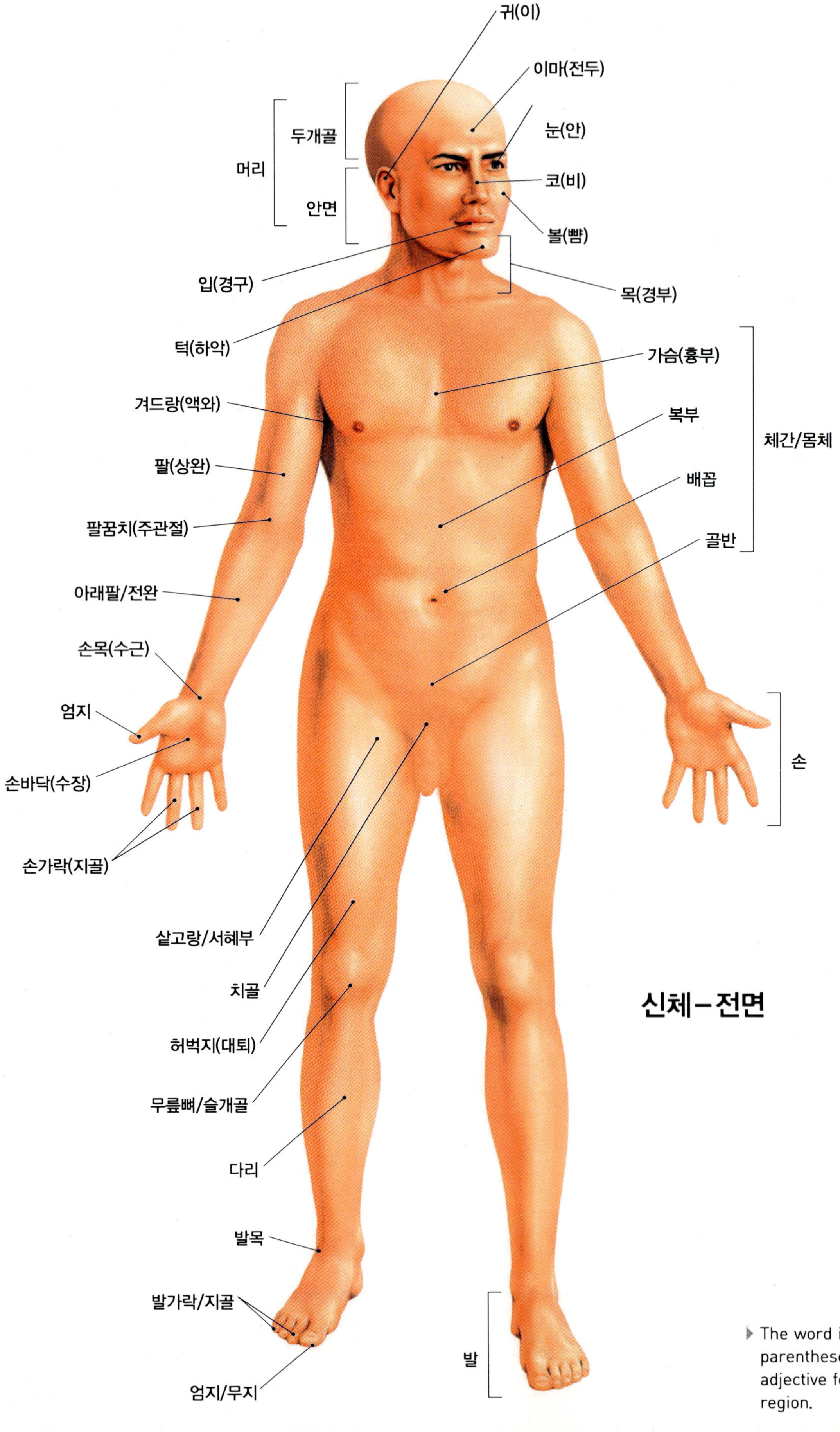

신체–전면

The word in parentheses is the adjective for that body region.

신체-후면

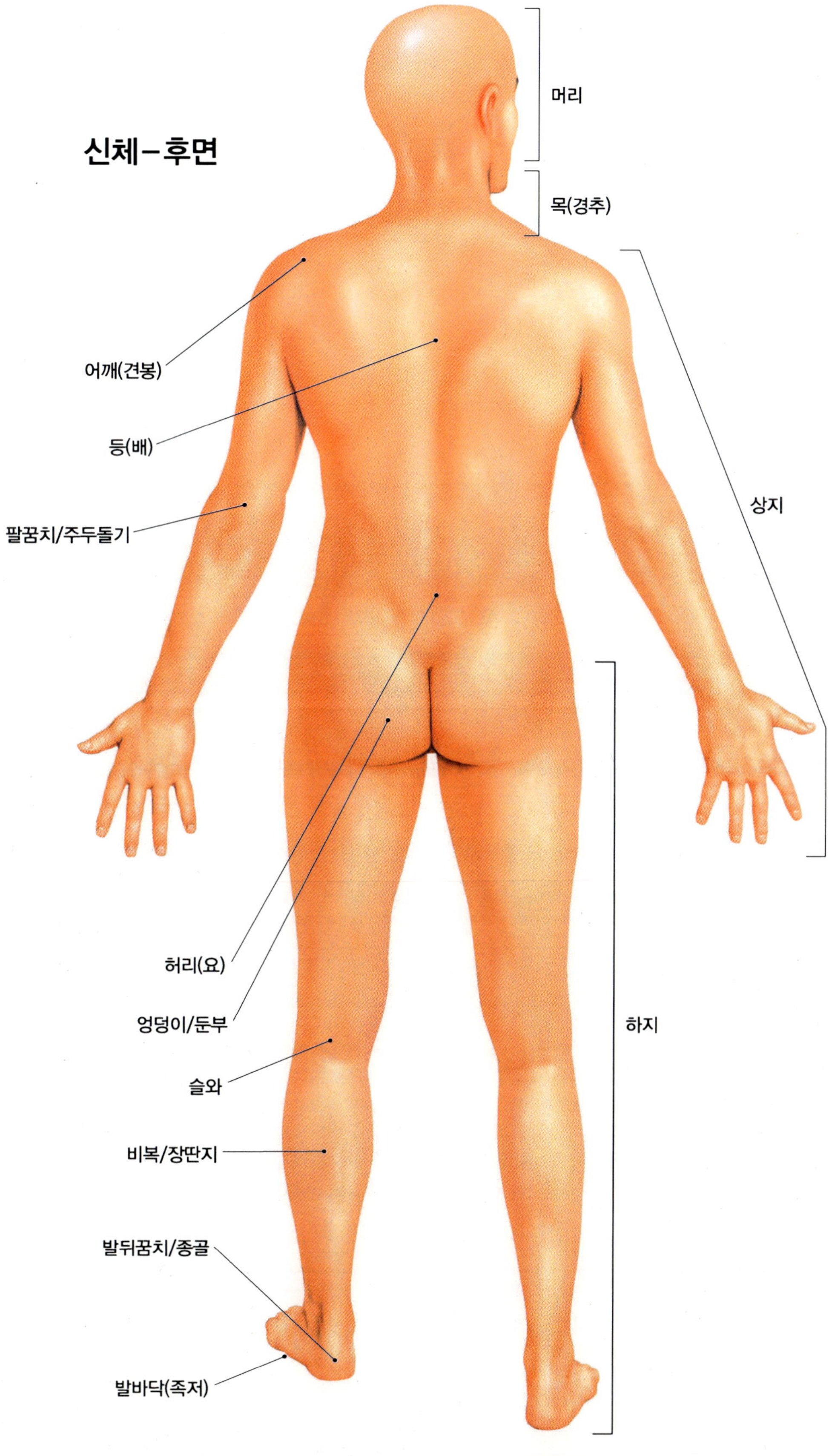

신체의 근육 구조

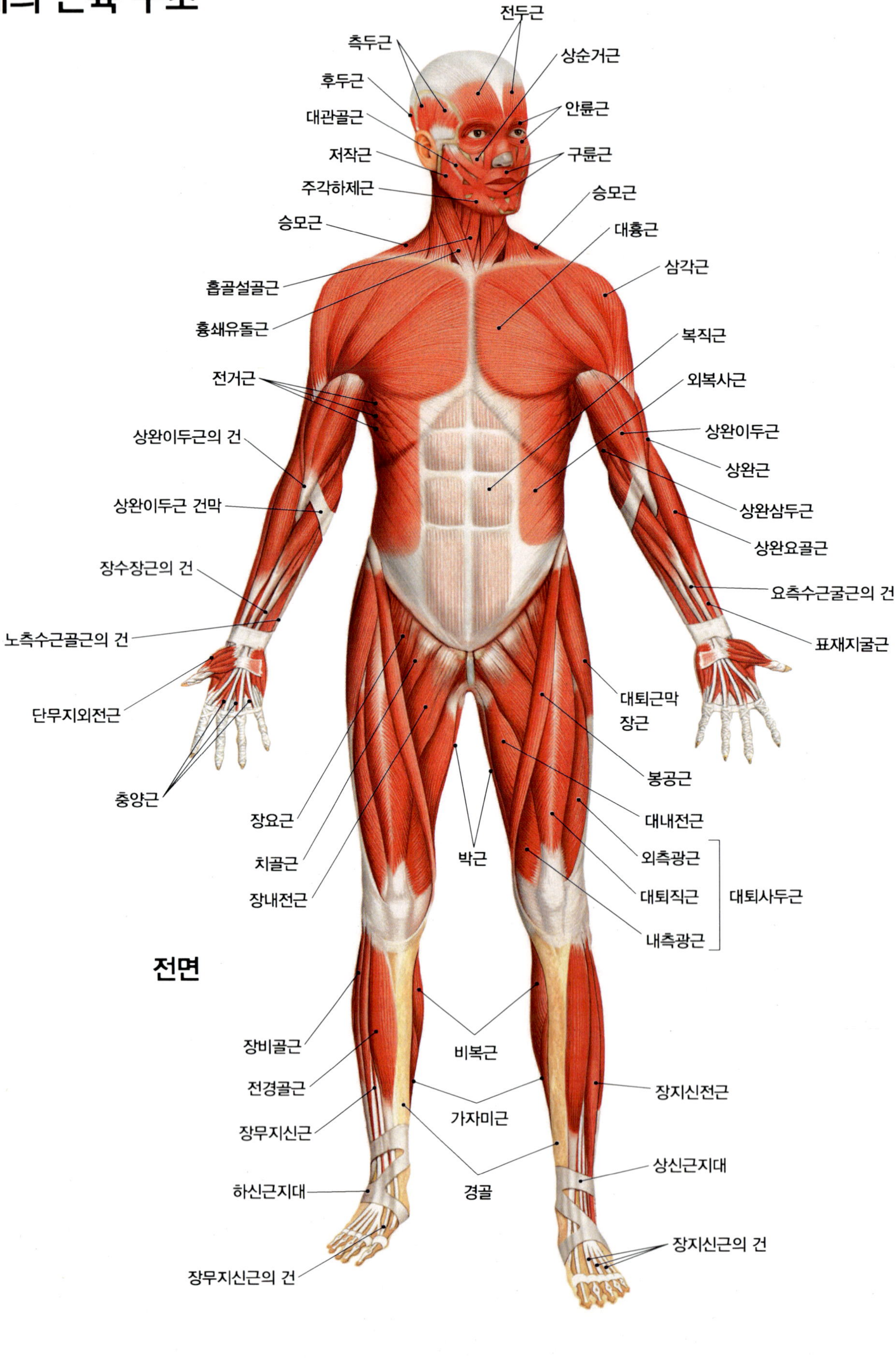
전두근
측두근
상순거근
후두근
안륜근
대관골근
저작근
구륜근
주각하제근
승모근
승모근
대흉근
삼각근
흡골설골근
흉쇄유돌근
복직근
전거근
외복사근
상완이두근의 건
상완이두근
상완근
상완이두근 건막
상완삼두근
상완요골근
장수장근의 건
요측수근굴근의 건
노측수근골근의 건
표재지굴근
대퇴근막
장근
단무지외전근
봉공근
충양근
장요근
대내전근
외측광근
치골근
박근
대퇴직근
대퇴사두근
장내전근
내측광근
전면
장비골근
비복근
전경골근
장지신전근
가자미근
장무지신근
상신근지대
하신근지대
경골
장지신근의 건
장무지신근의 건

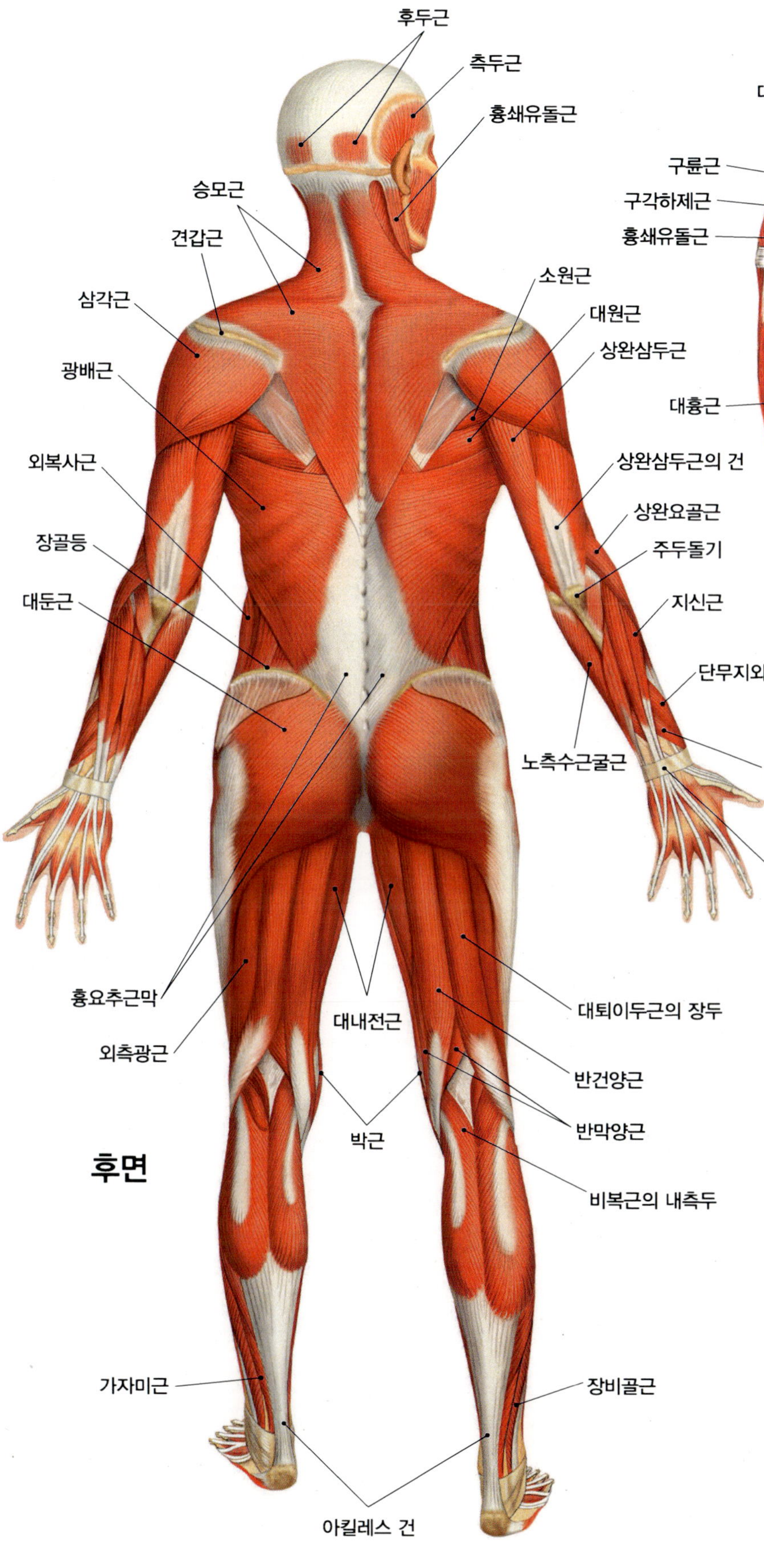

후두근
측두근
흉쇄유돌근
승모근
견갑근
삼각근
소원근
대원근
상완삼두근
광배근
외복사근
상완삼두근의 건
상완요골근
장골능
주두돌기
대둔근
지신근
단무지외전근
노측수근굴근
단무지신근
신근지대
흉요추근막
대내전근
대퇴이두근의 장두
외측광근
반건양근
반막양근
박근
비복근의 내측두
가자미근
장비골근
아킬레스 건

후면

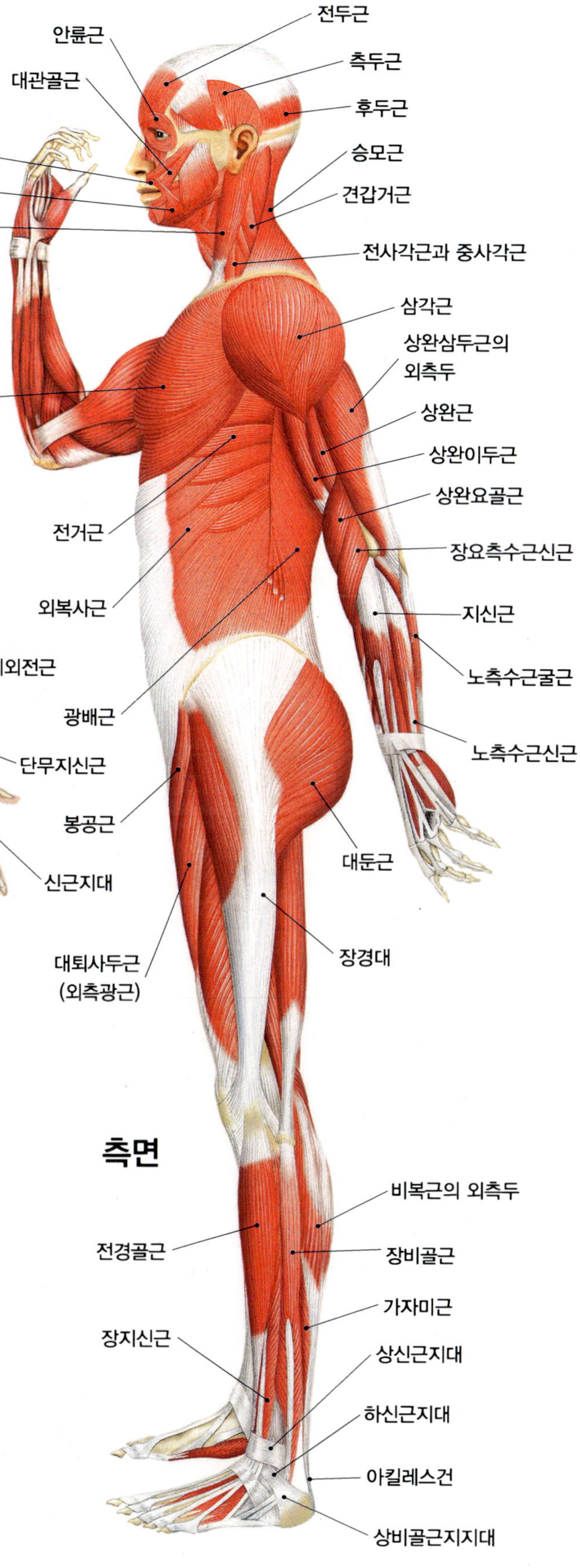

안륜근
전두근
대관골근
측두근
후두근
구륜근
승모근
구각하제근
견갑거근
흉쇄유돌근
전사각근과 중사각근
삼각근
상완삼두근의 외측두
대흉근
상완근
상완이두근
상완요골근
전거근
장요측수근신근
지신근
외복사근
노측수근굴근
광배근
노측수근신근
봉공근
대둔근
대퇴사두근
(외측광근)
장경대
비복근의 외측두
전경골근
장비골근
가자미근
장지신근
상신근지대
하신근지대
아킬레스건
상비골근지지대

측면

복부와 등 부위의 근육

복부의 전방 부위 근육

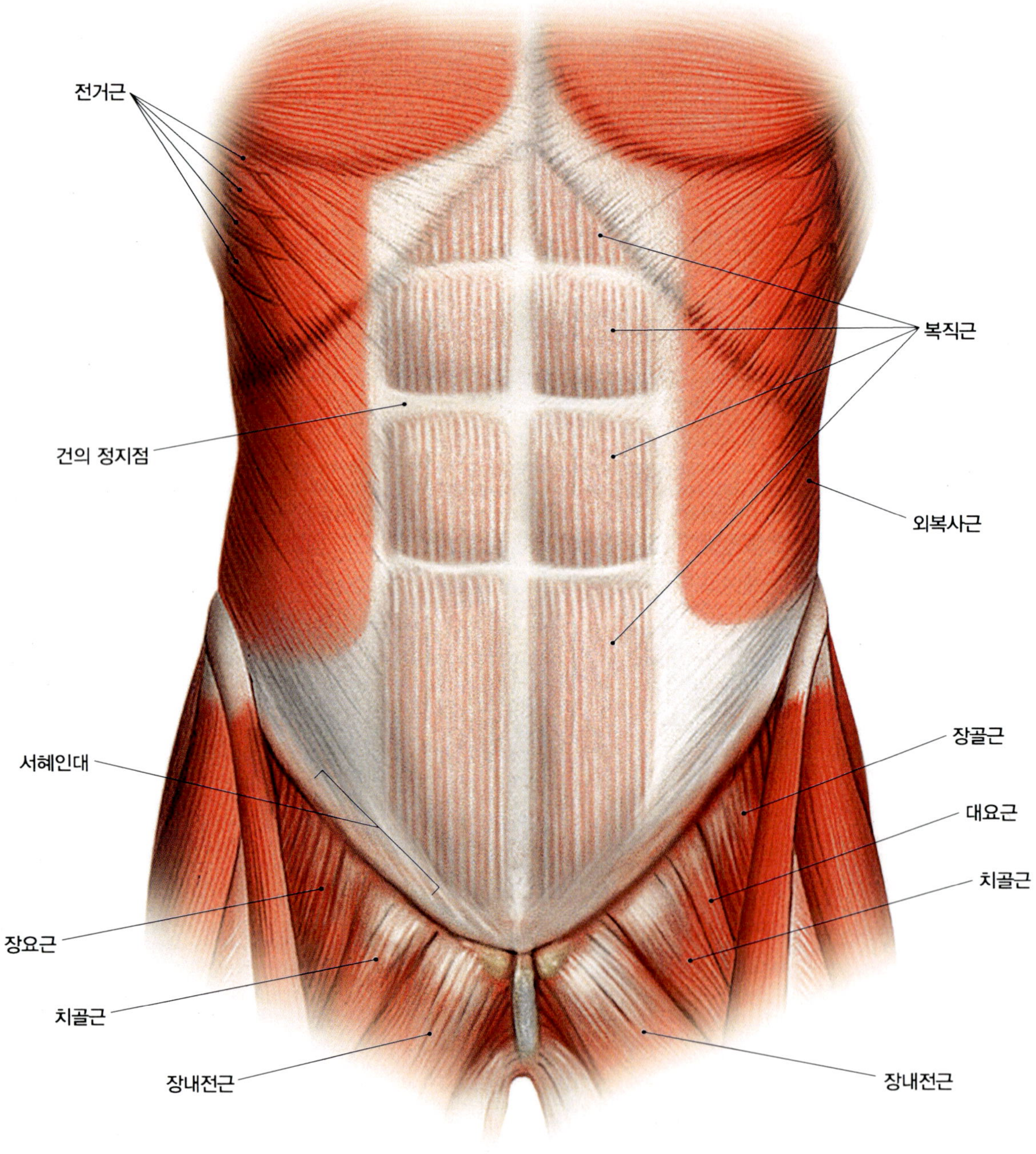

등 근육-후면

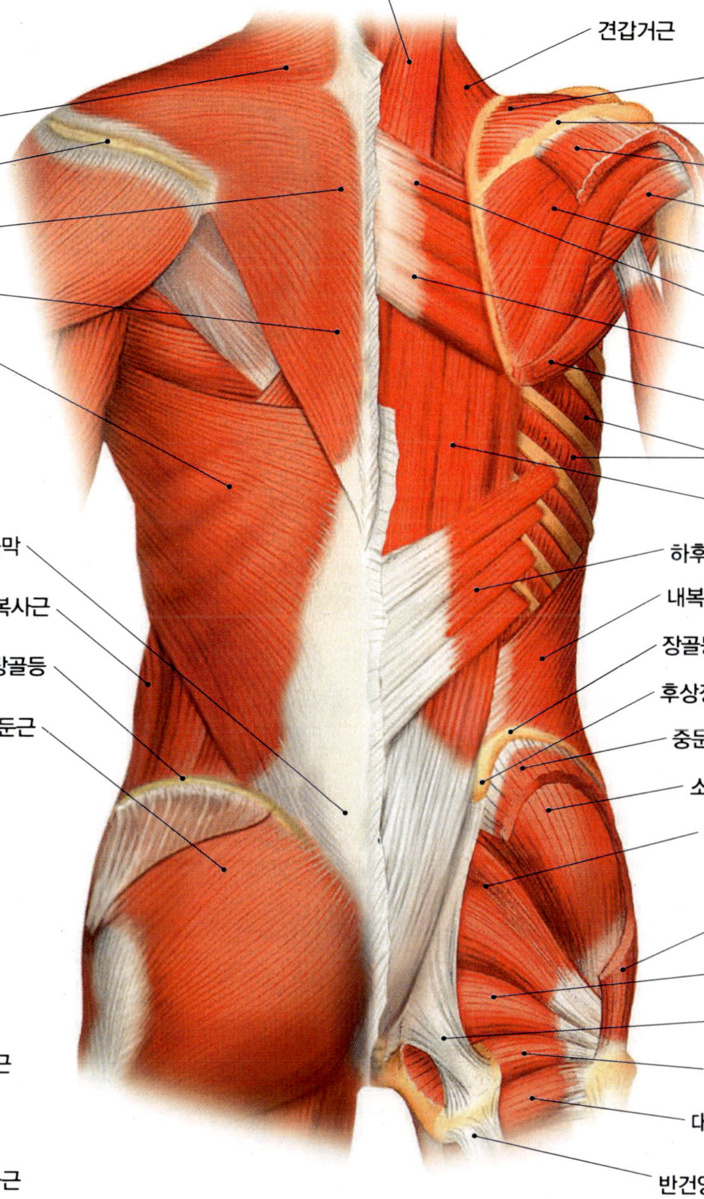

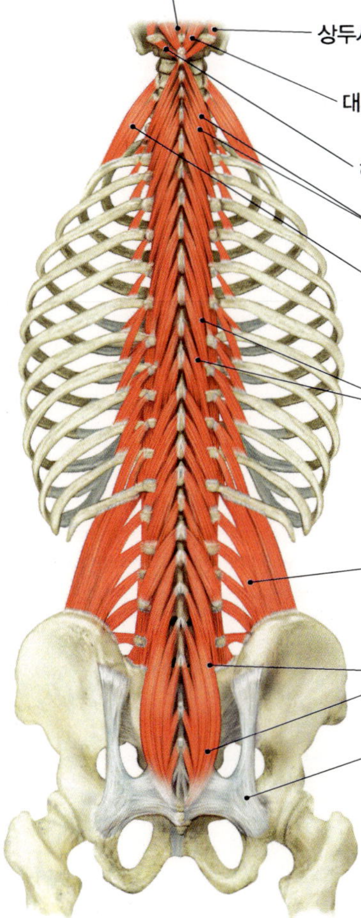

심부 등 근육-후면

상지와 하지근육

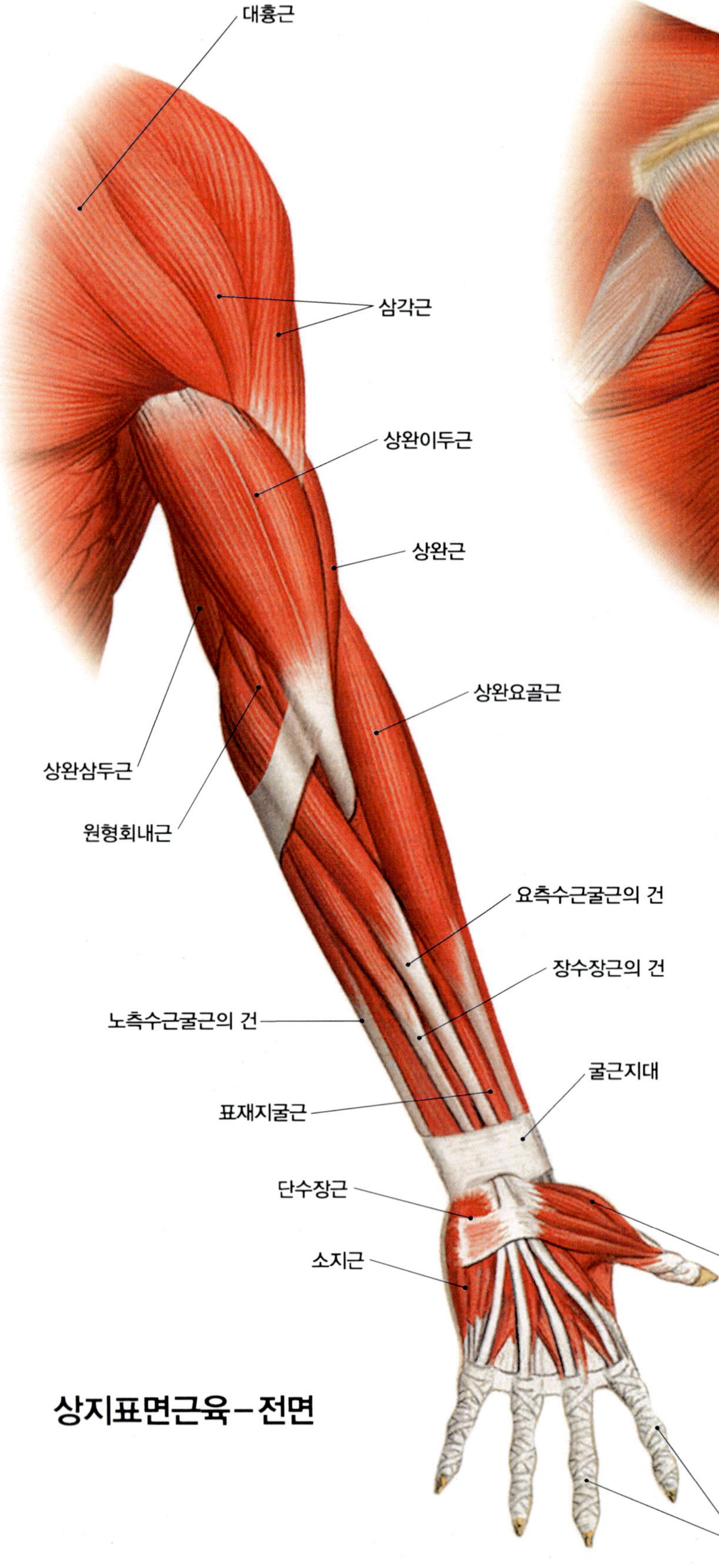

상지표면근육–전면

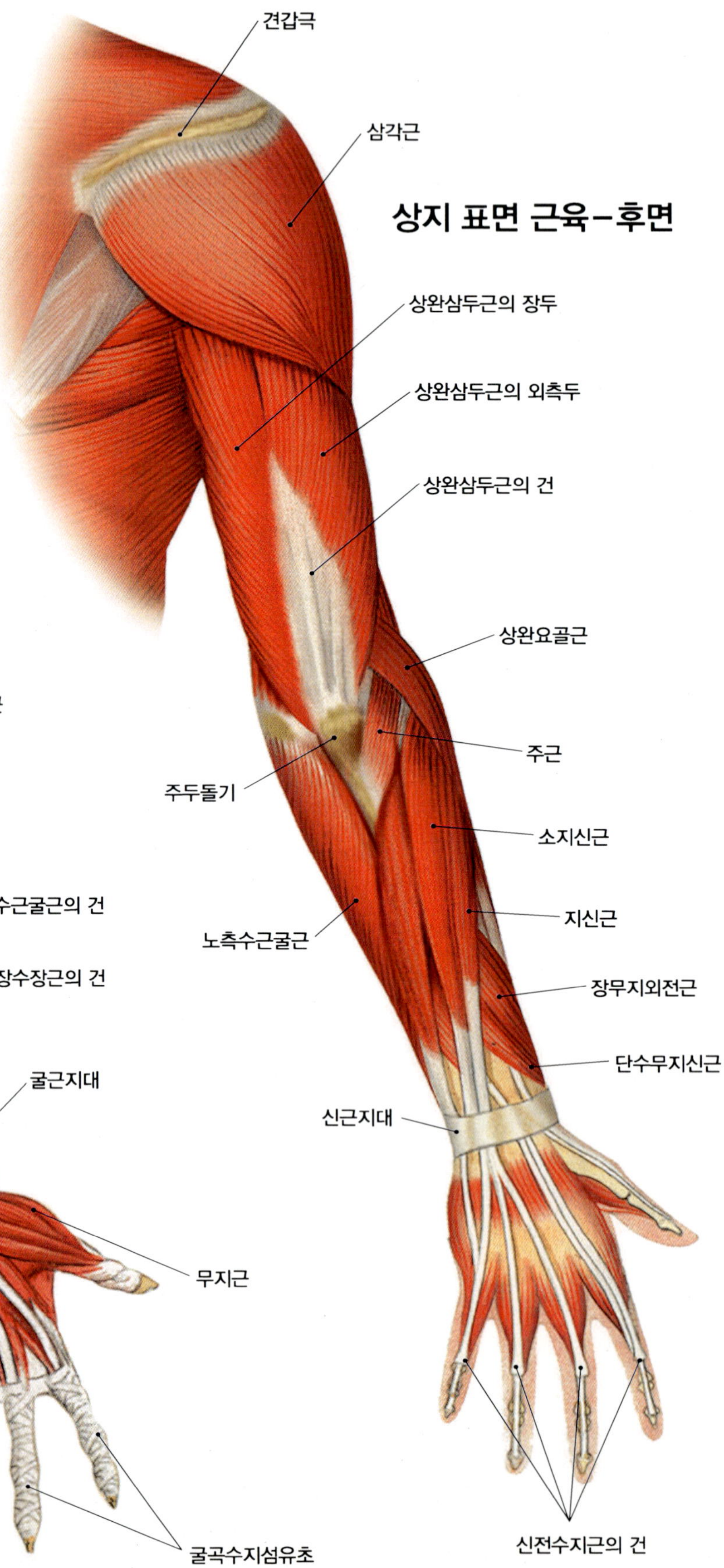

상지 표면 근육–후면

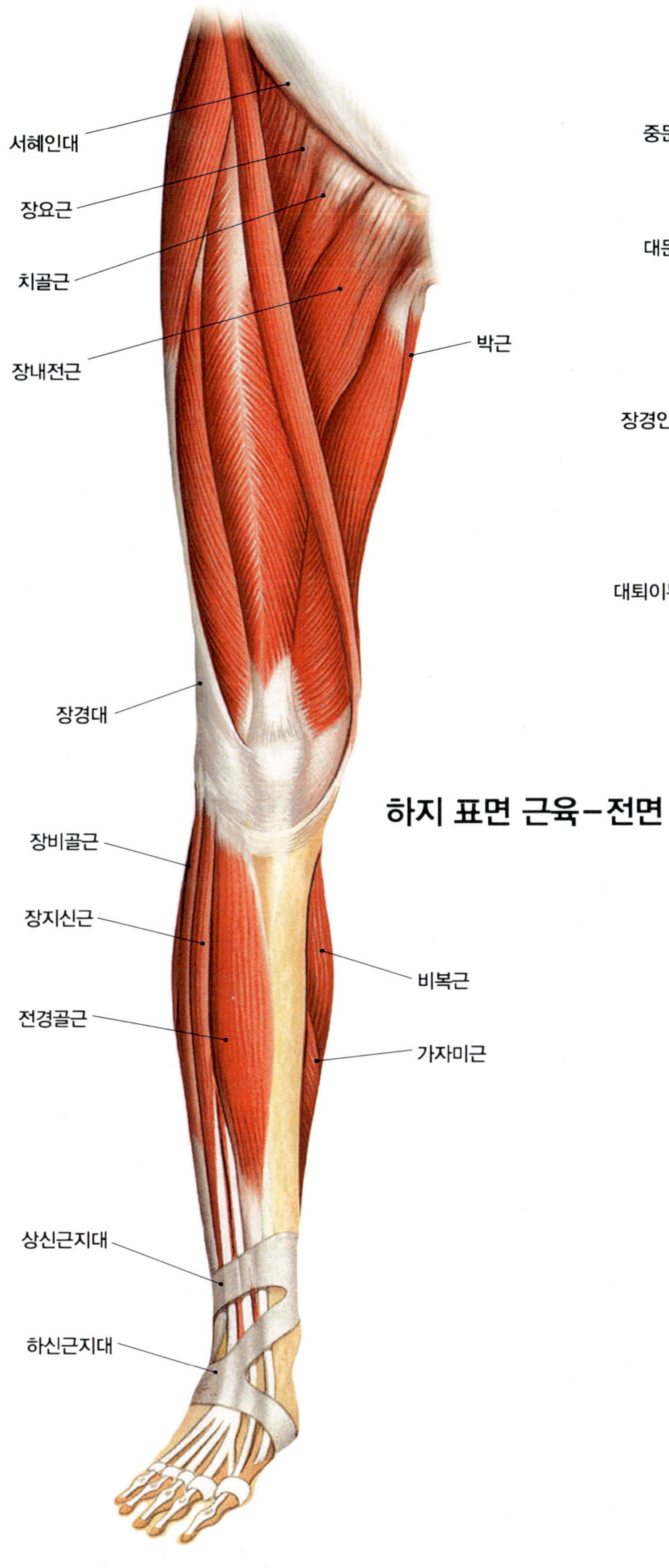

하지 표면 근육-전면

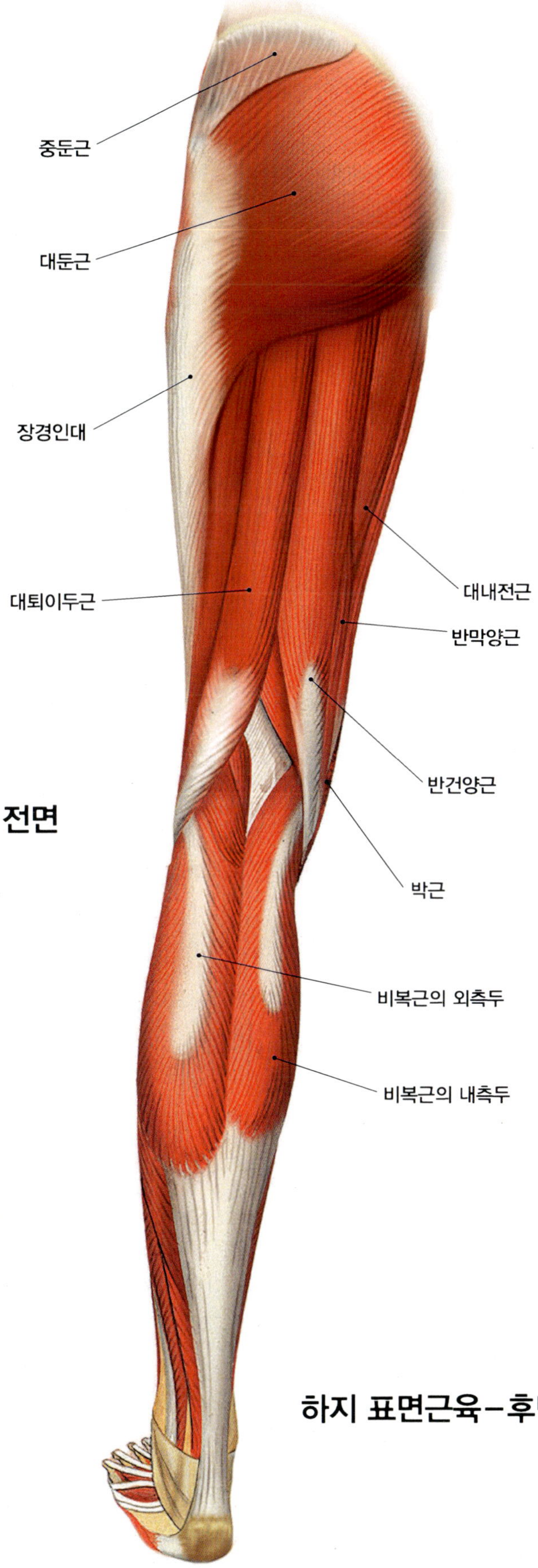

하지 표면근육-후면

신체의 골격 구조

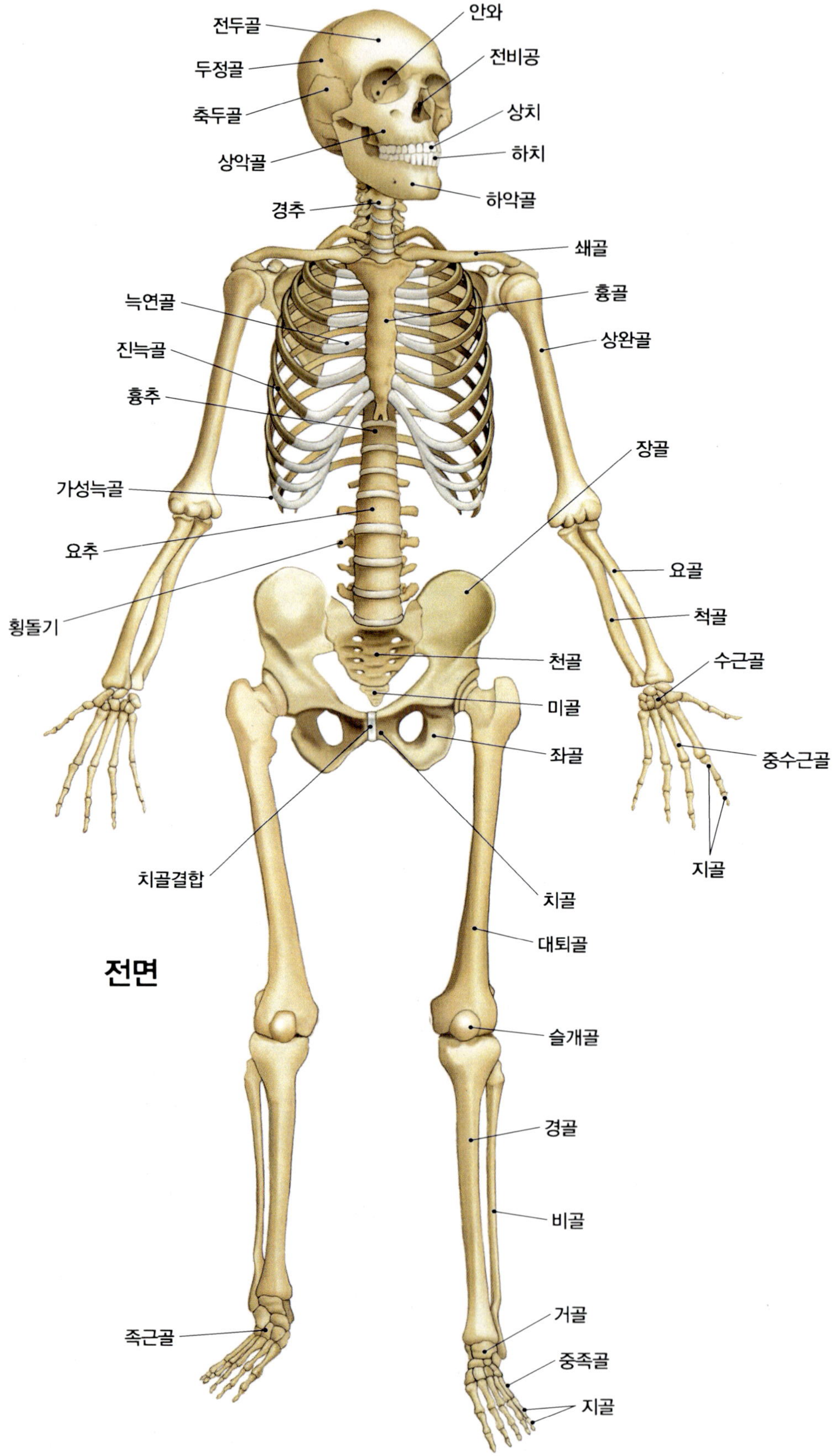
전두골
안와
두정골
전비공
축두골
상치
하치
상악골
하악골
경추
쇄골
늑연골
흉골
상완골
진늑골
흉추
장골
가성늑골
요추
요골
척골
횡돌기
천골
수근골
미골
좌골
중수근골
지골
치골결합
치골
대퇴골
전면
슬개골
경골
비골
거골
족근골
중족골
지골

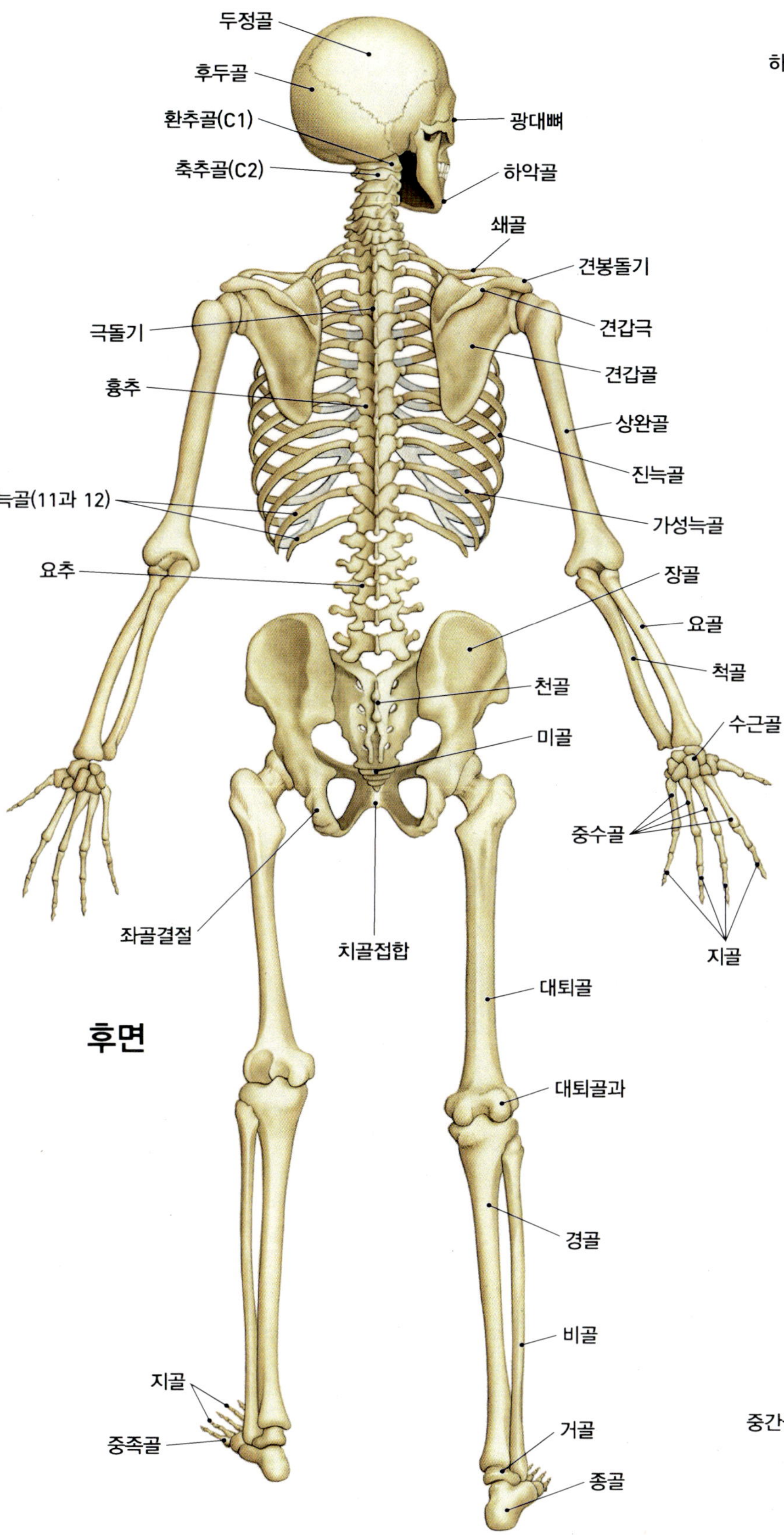
두정골
후두골
환추골(C1)
축추골(C2)
광대뼈
하악골
쇄골
견봉돌기
극돌기
견갑극
견갑골
흉추
상완골
진늑골
부유늑골(11과 12)
가성늑골
요추
장골
요골
척골
천골
수근골
미골
중수골
좌골결절
치골접합
지골
대퇴골
대퇴골과
경골
비골
지골
중족골
거골
종골

후면

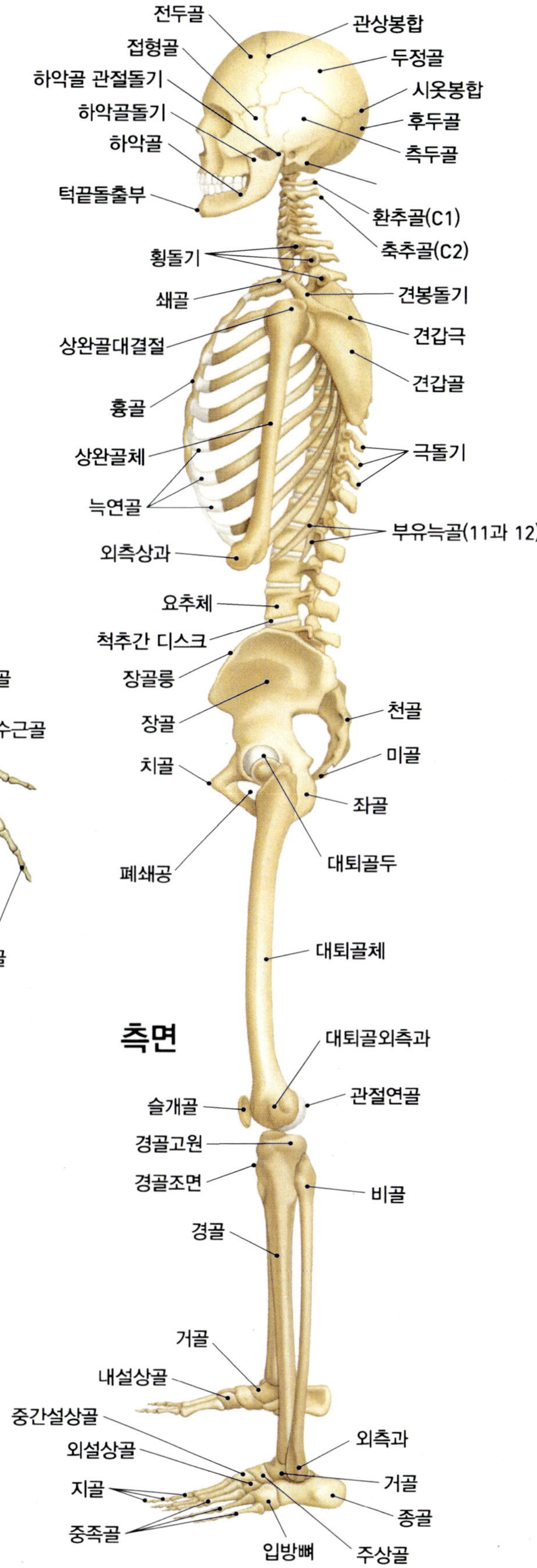
전두골
관상봉합
접형골
두정골
하악골 관절돌기
시옷봉합
하악골돌기
후두골
하악골
측두골
턱끝돌출부
환추골(C1)
축추골(C2)
횡돌기
쇄골
견봉돌기
상완골대결절
견갑극
견갑골
흉골
상완골체
극돌기
늑연골
부유늑골(11과 12)
외측상과
요추체
척추간 디스크
장골릉
장골
천골
치골
미골
좌골
대퇴골두
폐쇄공
대퇴골체
대퇴골외측과
슬개골
관절연골
경골고원
경골조면
비골
경골
거골
내설상골
중간설상골
외측과
외설상골
거골
지골
종골
중족골
입방뼈
주상골

측면

척주

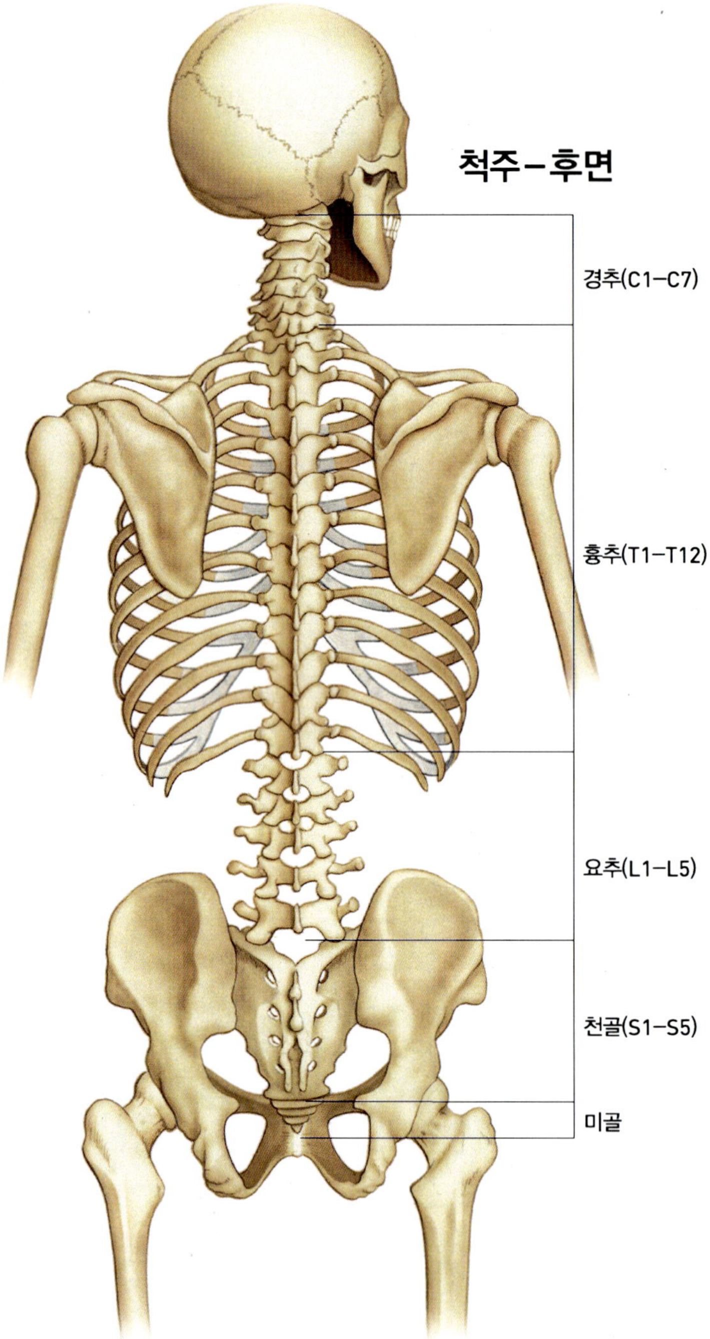
척주-후면
경추(C1–C7)
흉추(T1–T12)
요추(L1–L5)
천골(S1–S5)
미골

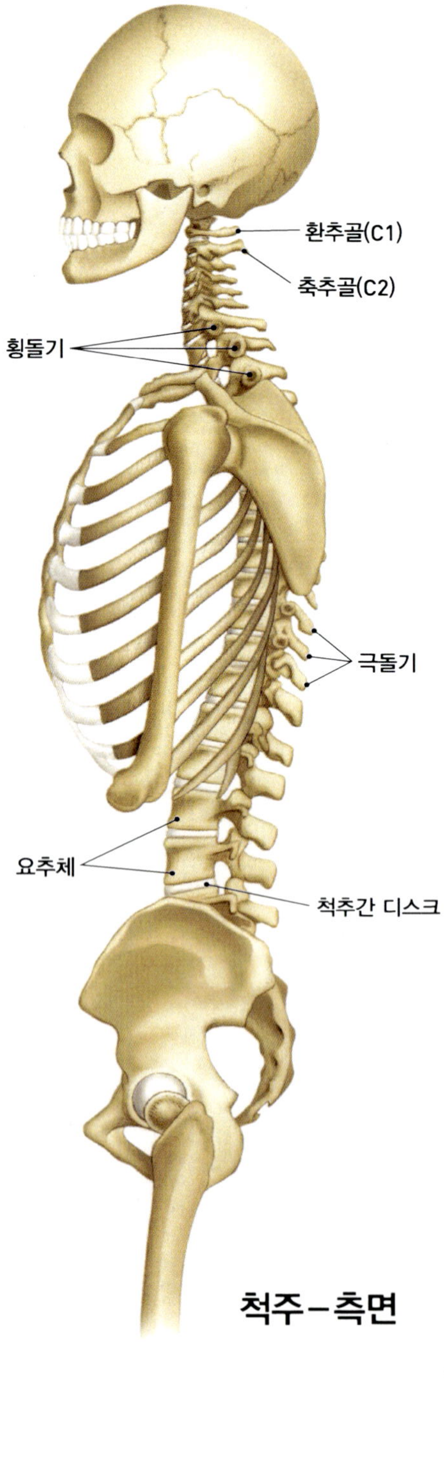
환추골(C1)
축추골(C2)
횡돌기
극돌기
요추체
척추간 디스크
척주-측면

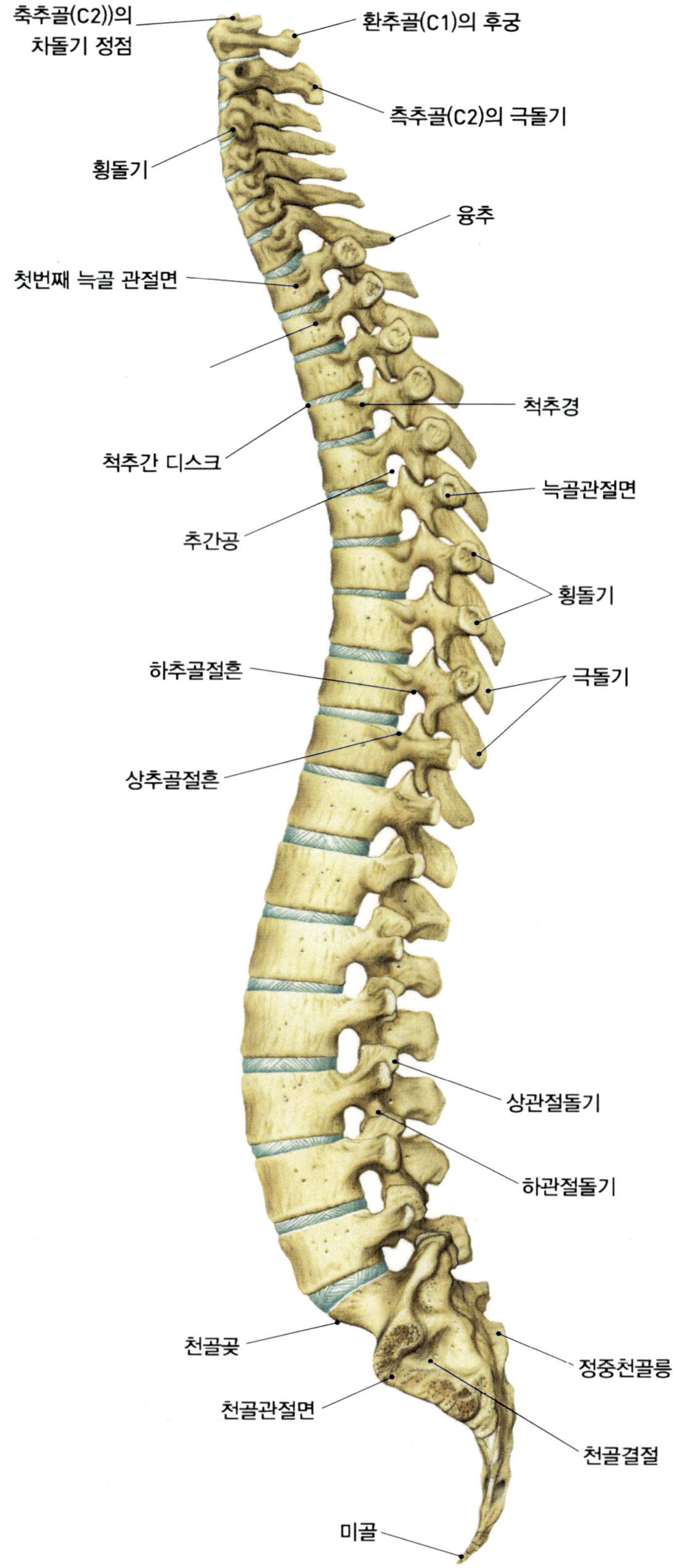
축추골(C2))의
차돌기 정점
환추골(C1)의 후궁
측추골(C2)의 극돌기
횡돌기
융추
첫번째 늑골 관절면
척추경
척추간 디스크
늑골관절면
추간공
횡돌기
하추골절흔
극돌기
상추골절흔
상관절돌기
하관절돌기
천골곶
정중천골릉
천골관절면
천골결절
미골

척주-측면

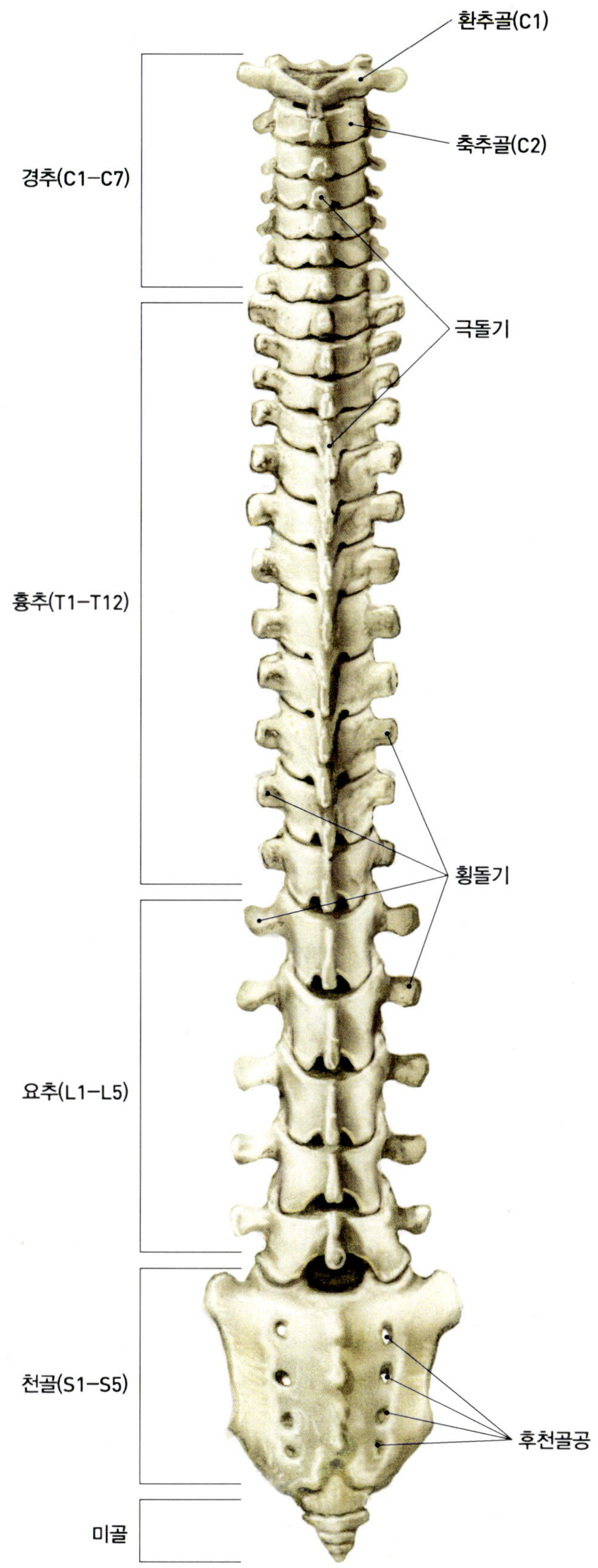
환추골(C1)
축추골(C2)
경추(C1-C7)
극돌기
흉추(T1-T12)
횡돌기
요추(L1-L5)
천골(S1-S5)
후천골공
미골

척주-후면

상지와 하지의 골격구조

어깨관절–후면

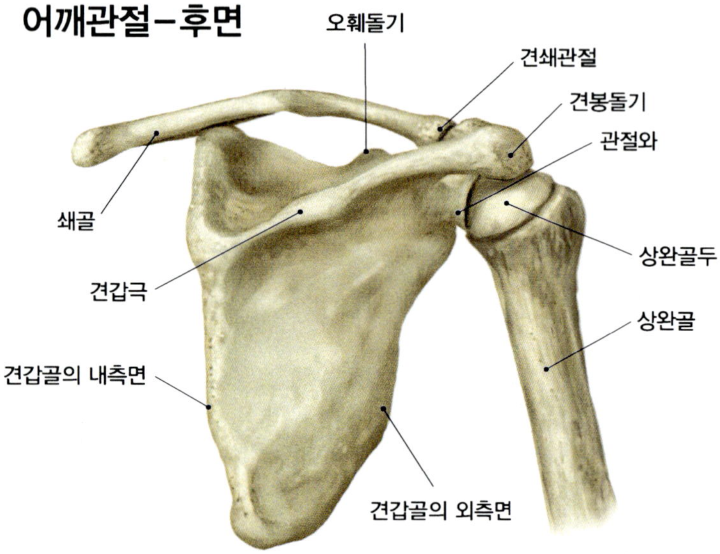

어깨인대–전면

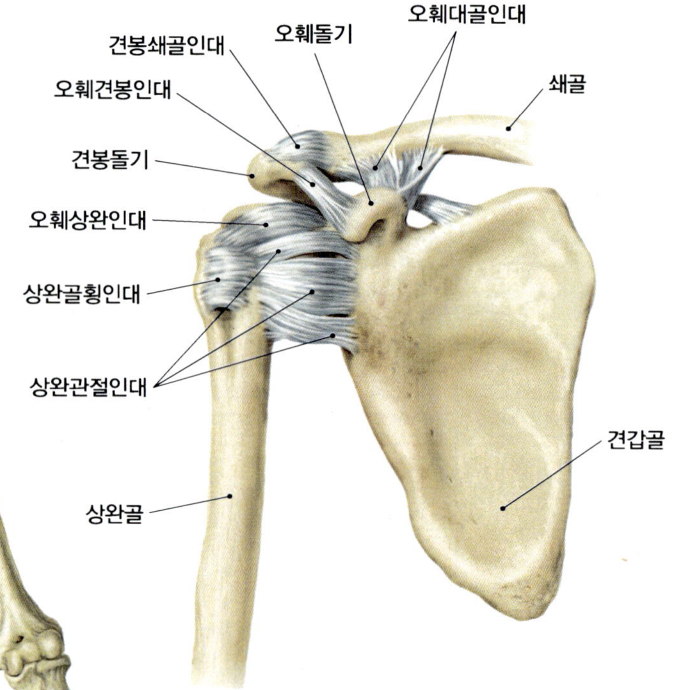

우측상지–후면

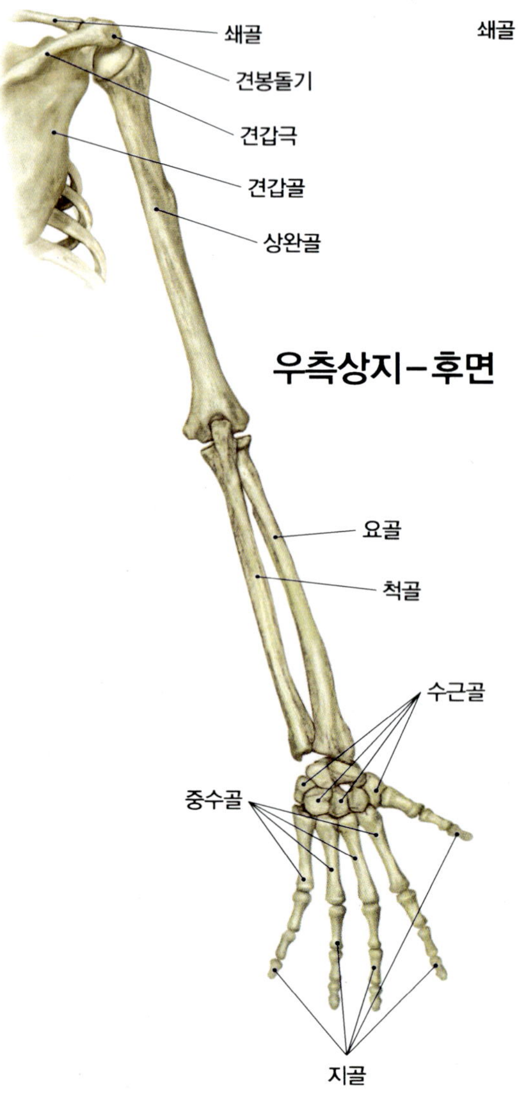

좌측상지–전면

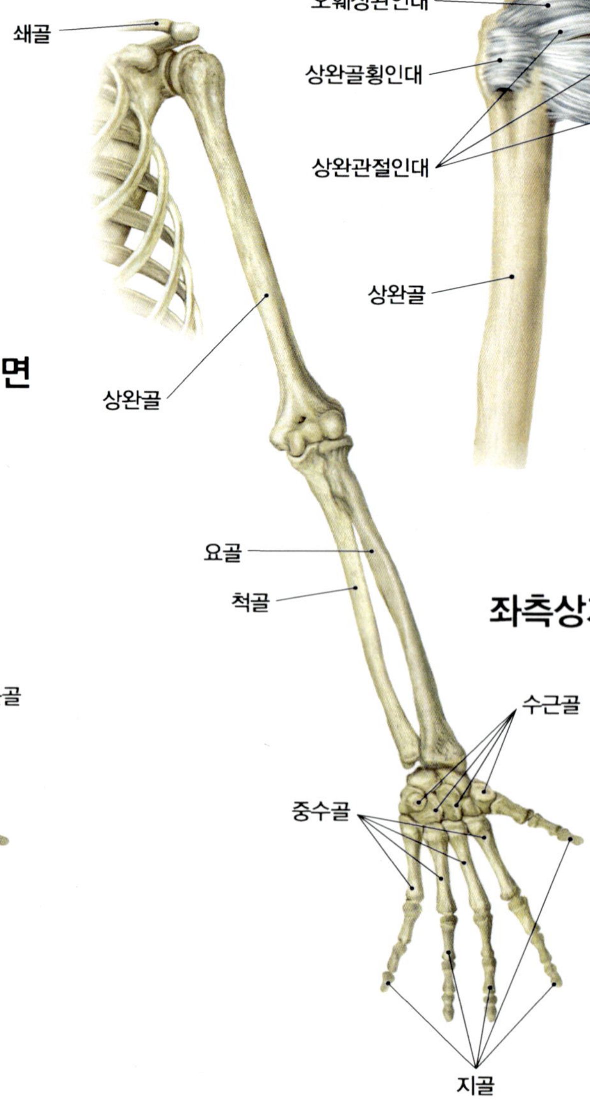

무릎의 뼈와 인대-전면

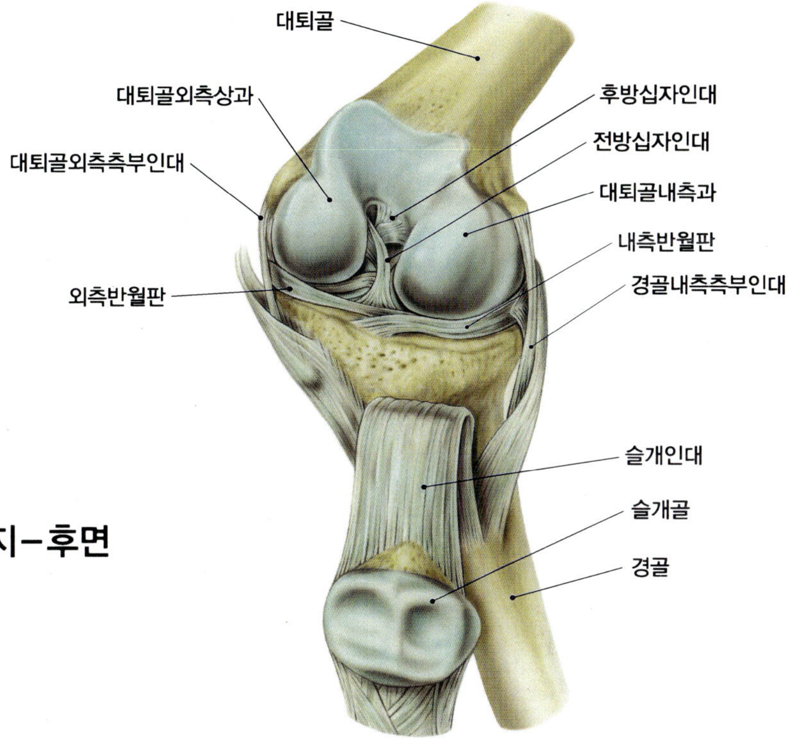

우측하지-전면

좌측하지-후면

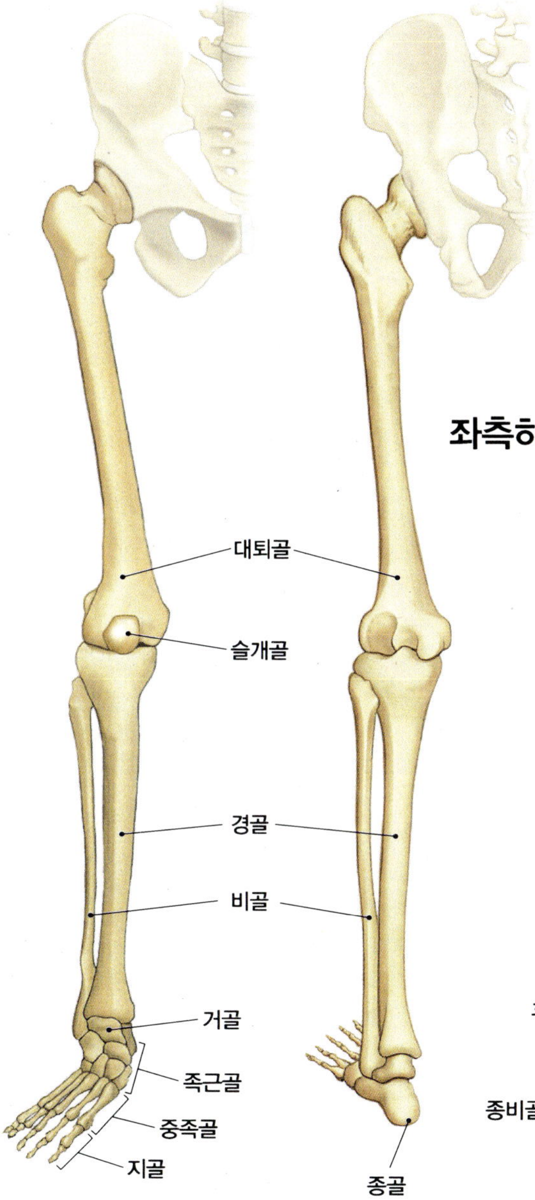

발목과 발의 인대-측면

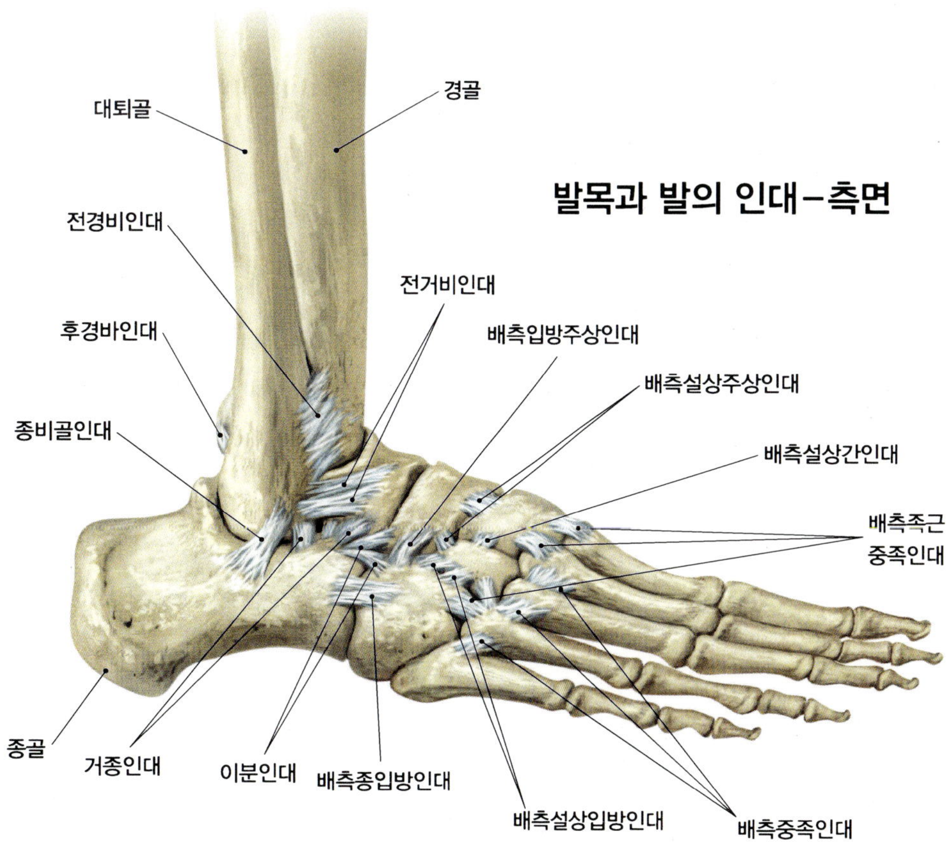

신경시스템

신경시스템–전면

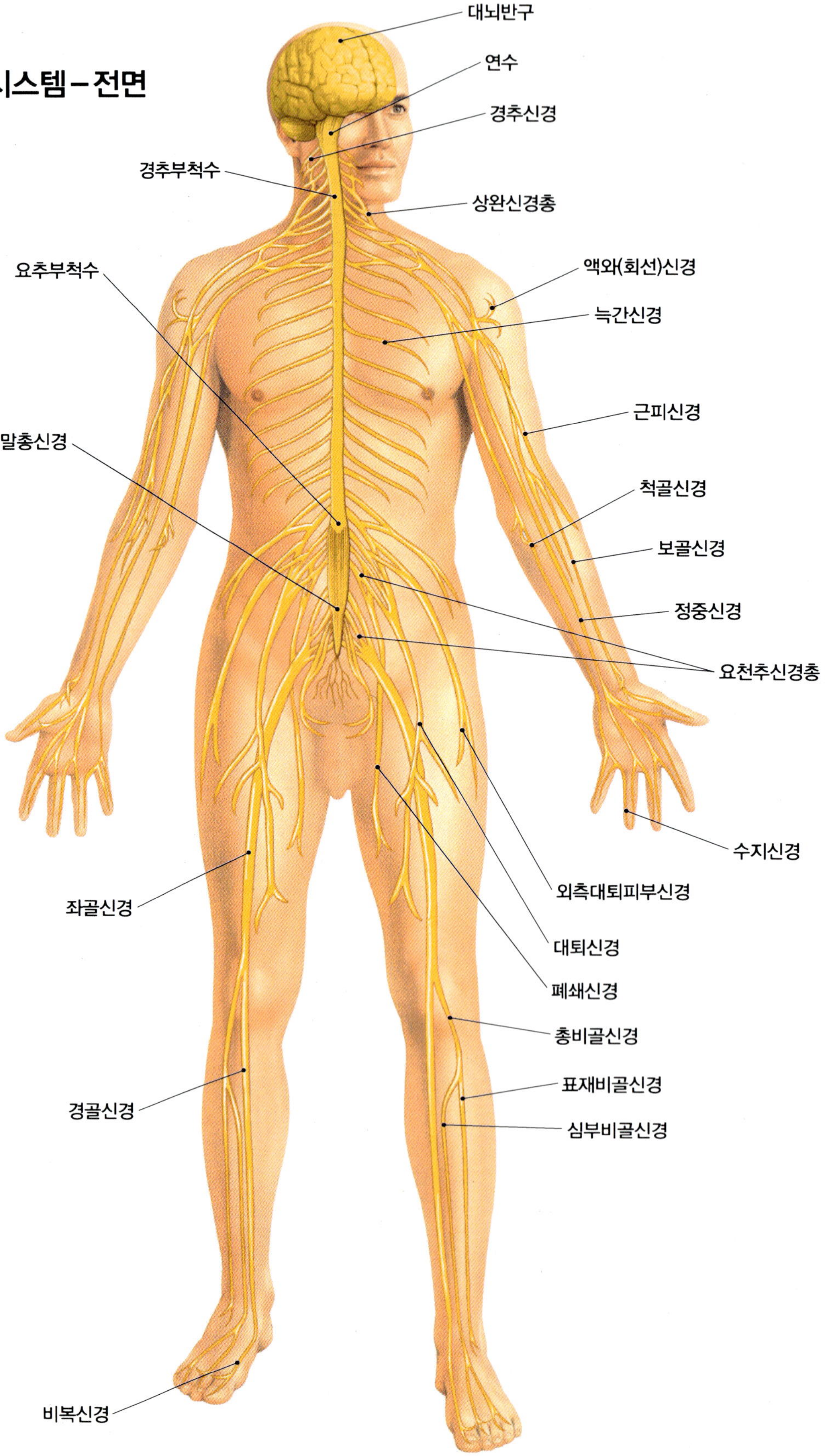

중추신경계

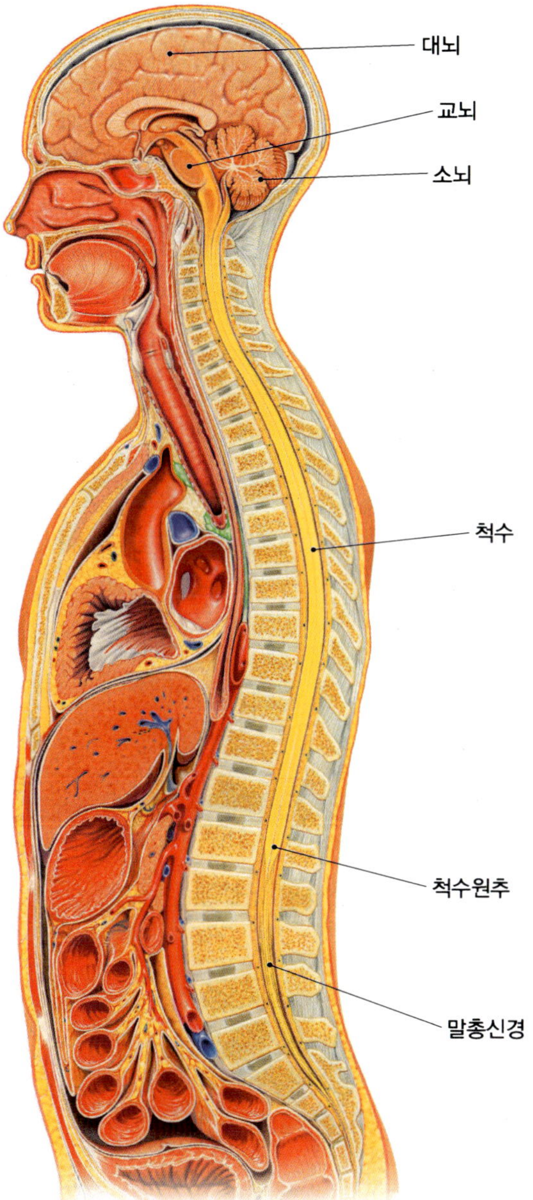

자율신경계

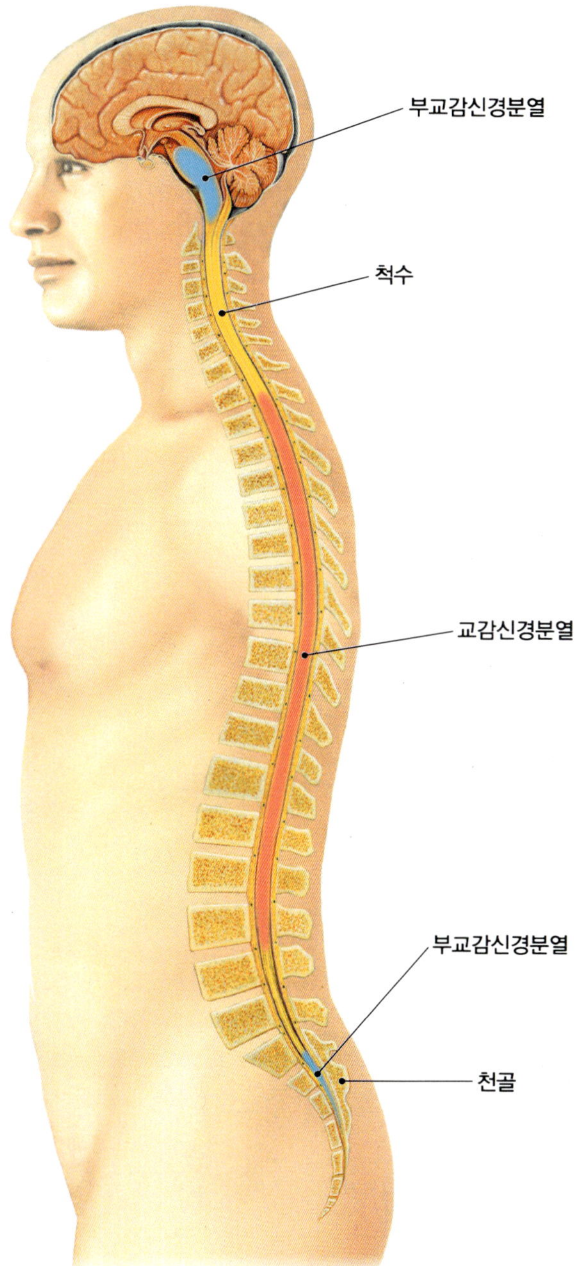

척수

척수–횡단면

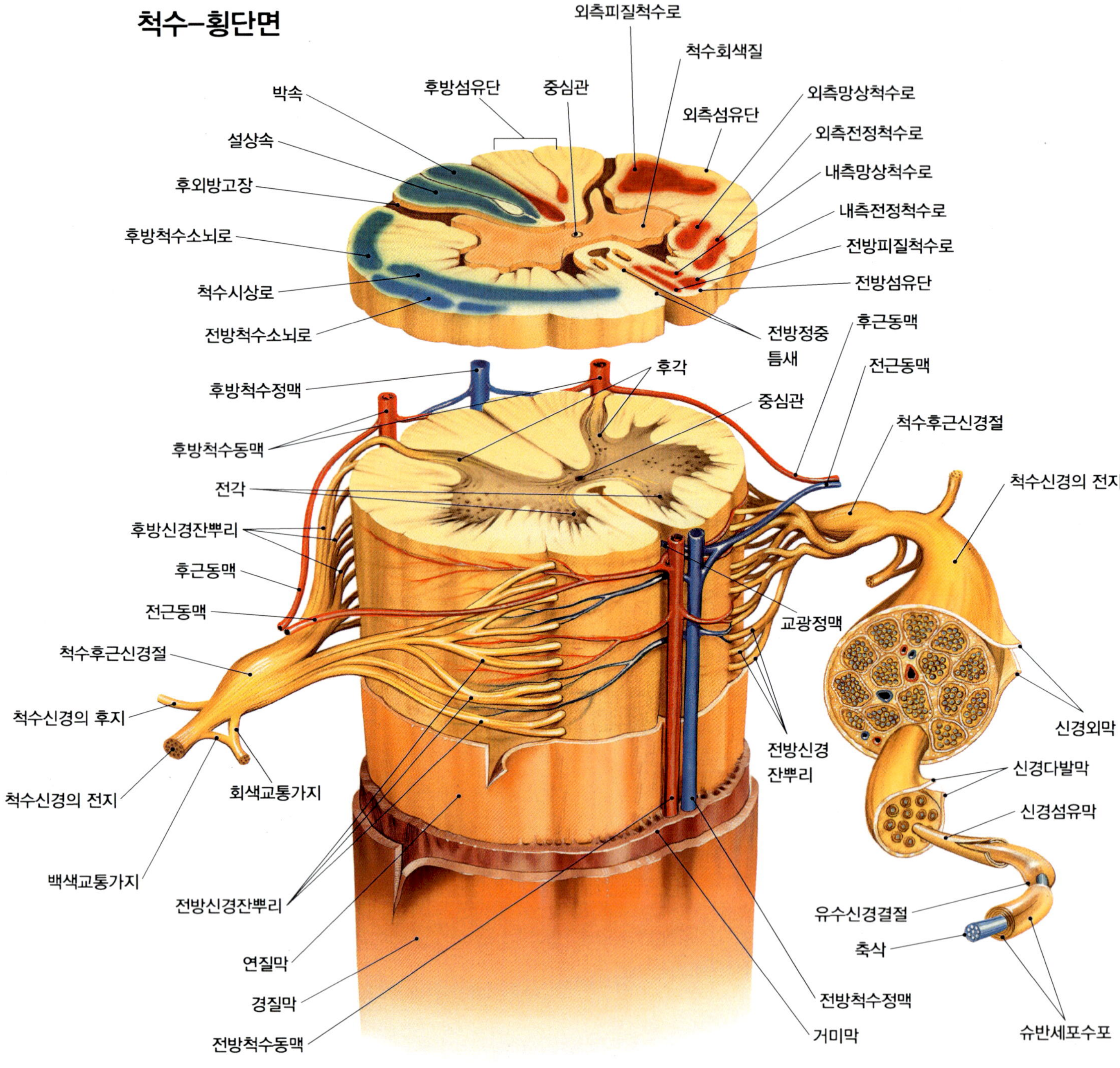
외측피질척수로
척수회색질
박속
후방섬유단
중심관
외측망상척수로
외측섬유단
설상속
외측전정척수로
후외방고장
내측망상척수로
내측전정척수로
후방척수소뇌로
전방피질척수로
척수시상로
전방섬유단
전방척수소뇌로
전방정중
틈새
후근동맥
후각
후방척수정맥
전근동맥
중심관
척수후근신경절
후방척수동맥
척수신경의 전지
전각
후방신경잔뿌리
후근동맥
교광정맥
전근동맥
척수후근신경절
신경외막
척수신경의 후지
전방신경
잔뿌리
신경다발막
척수신경의 전지
회색교통가지
신경섬유막
백색교통가지
전방신경잔뿌리
유수신경결절
축삭
연질막
전방척수정맥
경질막
거미막
슈반세포수포
전방척수동맥

척수신경

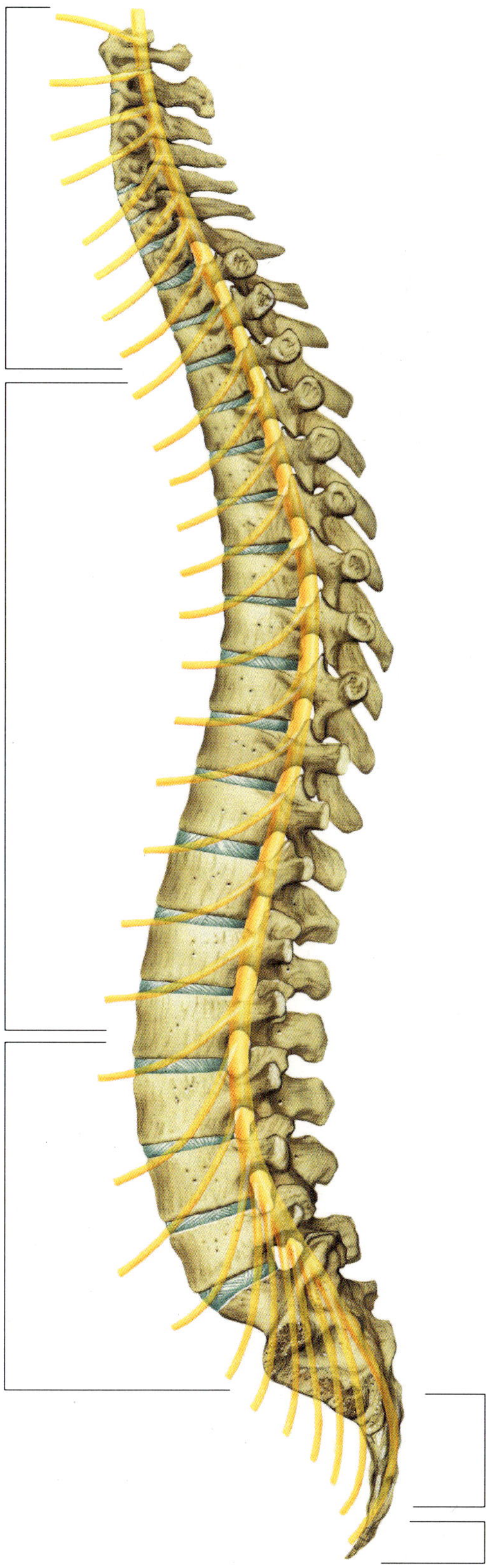
경추신경(C1–C8)
흉추신경(T1–T12)
요추신경(l1–L5)
천골척수신경(S1–S5)
미골척수신경

척수전면

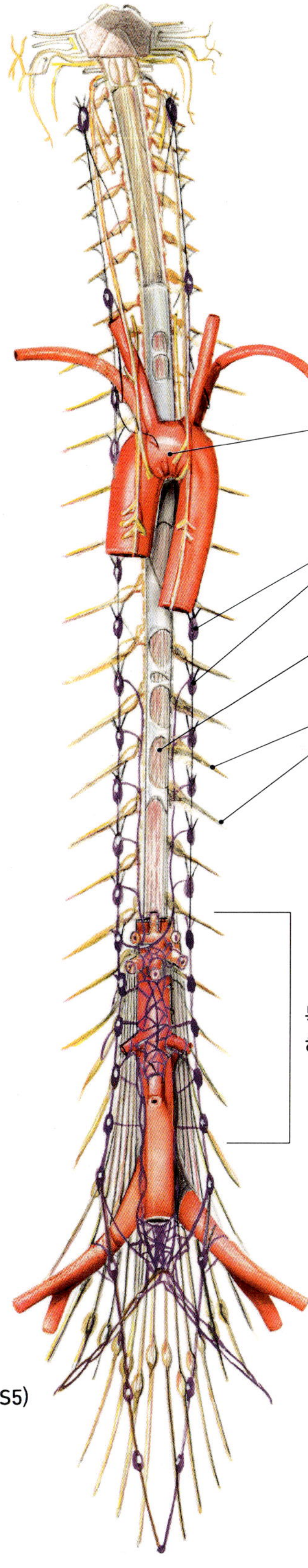
대동맥궁
교감신경절
척수
말초신경
복강, 상장간막, 대동맥신장,
하장간막 신경총

순환기 시스템

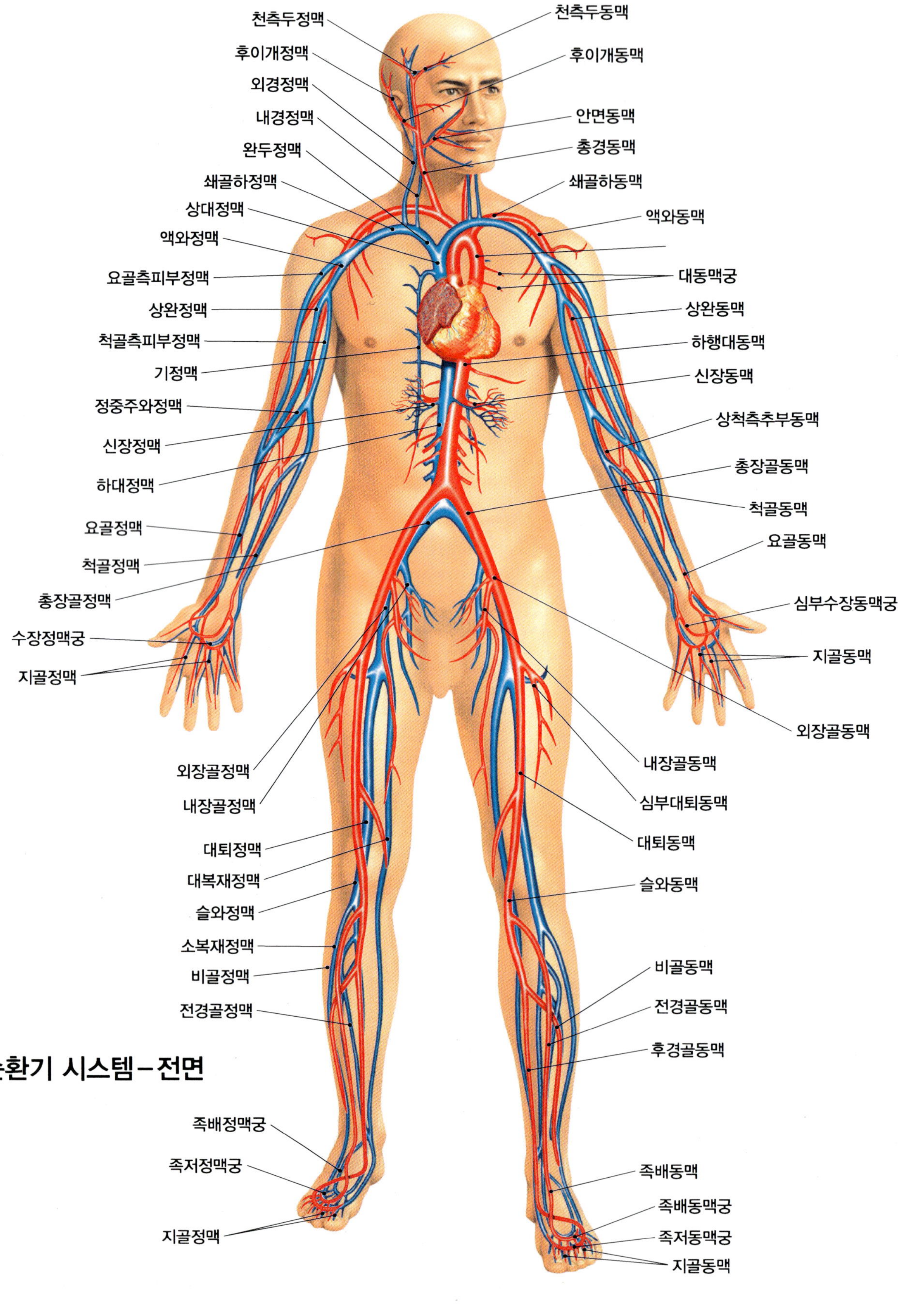

순환기 시스템–전면

심장-전면

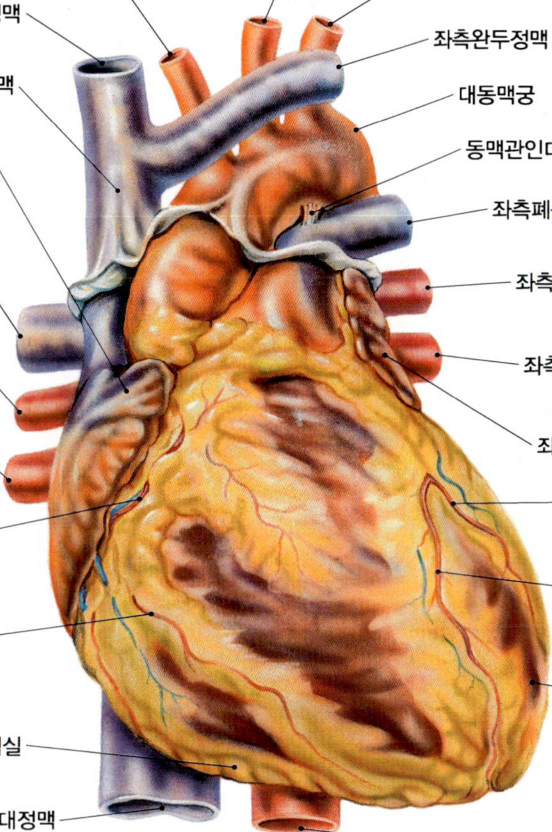
완두동맥간(trunk)
좌측총경동맥
좌측쇄골하동맥
우측완두정맥
좌측완두정맥
상대정맥
대동맥궁
우심방
동맥관인대
좌측폐동맥
우측폐동맥
좌측상폐정맥
우측상폐정맥
좌측하폐정맥
좌심방
우측하폐정맥
대각선가지
우측관상동맥
좌측관상동맥의 전하행지
우측관상동맥의 우연지
좌심실
우심실
하대정맥
하행대동맥

심장-후면

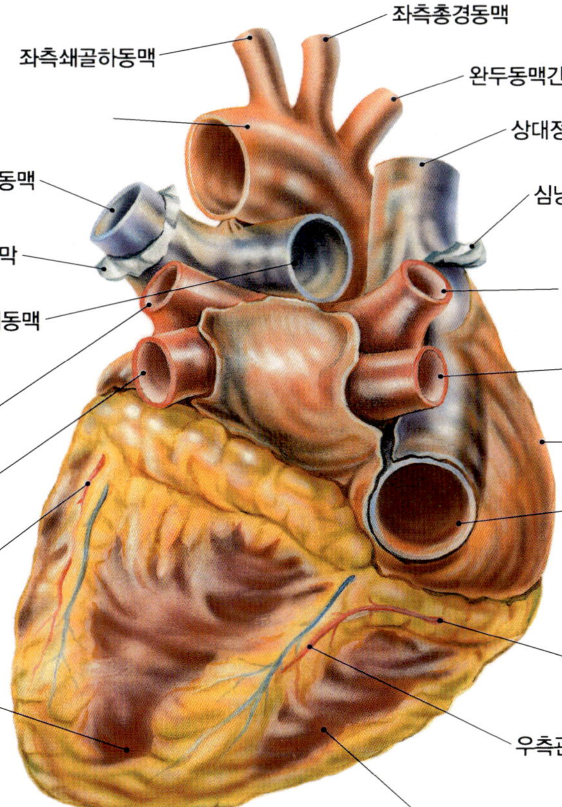
좌측총경동맥
좌측쇄골하동맥
완두동맥간(trunk)
상대정맥
좌측폐동맥
심낭막
심낭막
우측상폐정맥
우측폐동맥
우측하폐정맥
좌측상폐정맥
우심방
좌측하폐정맥
하대정맥
좌측관상동맥의 후심실지
우측관상동맥
좌심실
우측관상동맥의 후하행지
우심실

상지와 하지의 혈관

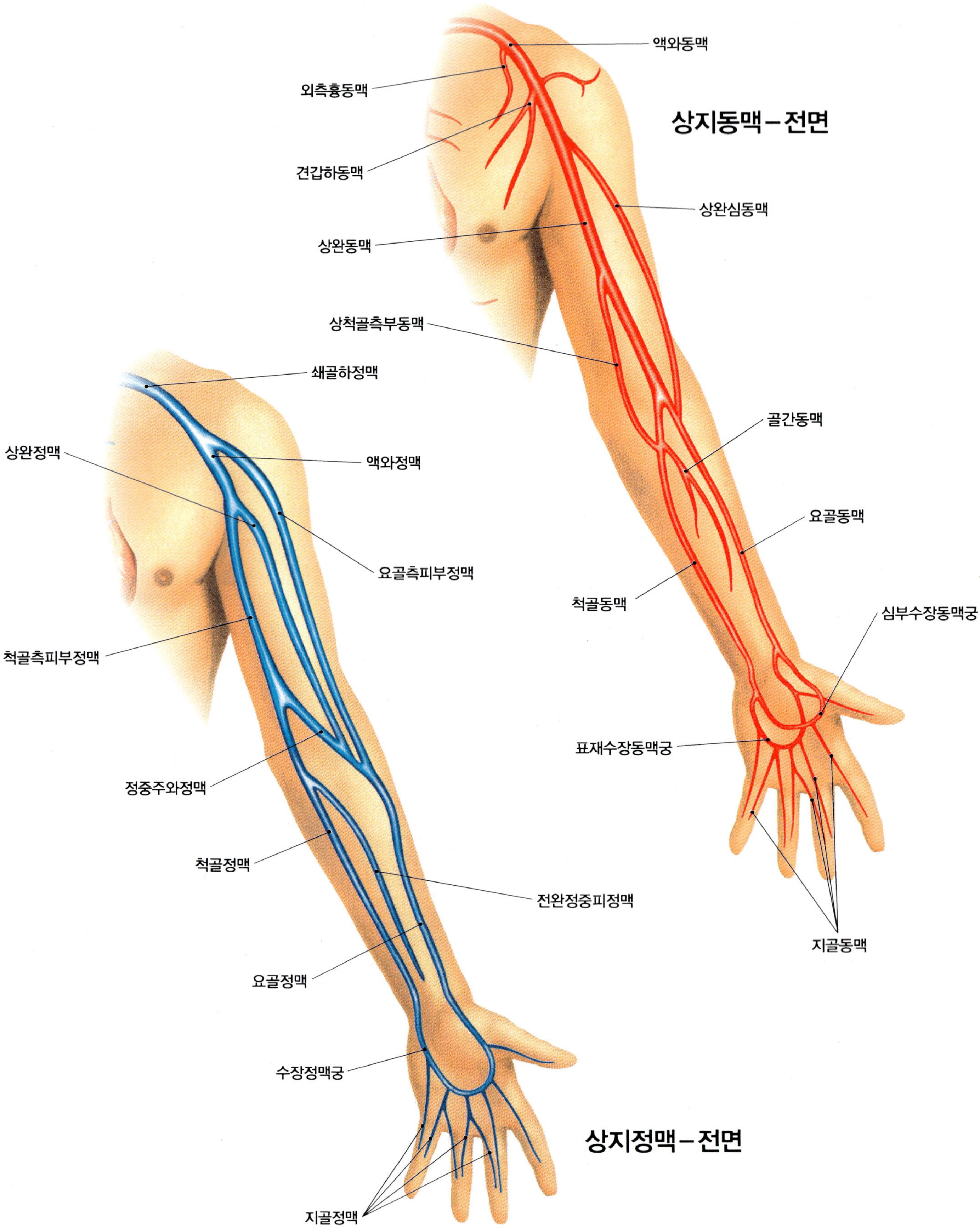
상지동맥-전면
액와동맥
외측흉동맥
견갑하동맥
상완심동맥
상완동맥
상척골측부동맥
골간동맥
요골동맥
척골동맥
심부수장동맥궁
표재수장동맥궁
지골동맥
상지정맥-전면
쇄골하정맥
상완정맥
액와정맥
요골측피부정맥
척골측피부정맥
정중주와정맥
척골정맥
전완정중피정맥
요골정맥
수장정맥궁
지골정맥

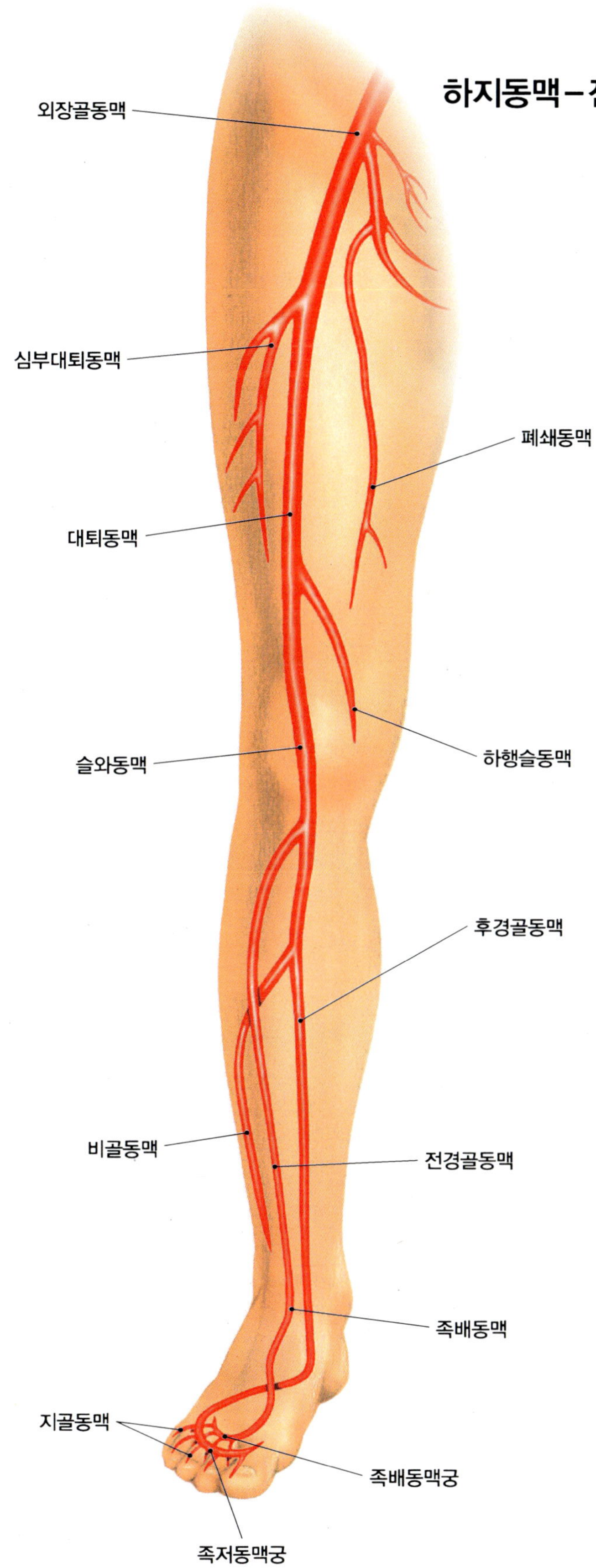
하지동맥–전면
외장골동맥
심부대퇴동맥
폐쇄동맥
대퇴동맥
슬와동맥
하행슬동맥
후경골동맥
비골동맥
전경골동맥
족배동맥
지골동맥
족배동맥궁
족저동맥궁

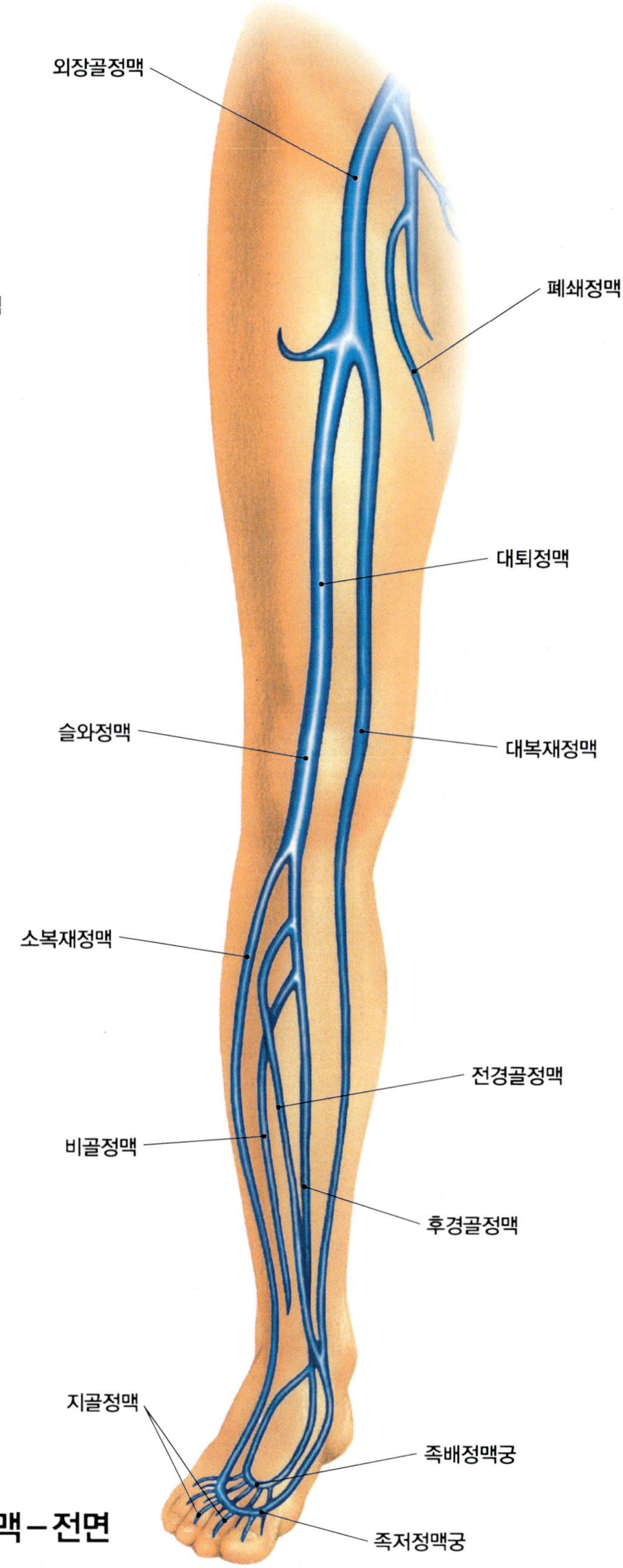
외장골정맥
폐쇄정맥
대퇴정맥
슬와정맥
대복재정맥
소복재정맥
전경골정맥
비골정맥
후경골정맥
지골정맥
족배정맥궁
족저정맥궁
하지정맥–전면

호흡기 시스템

폐 – 전면

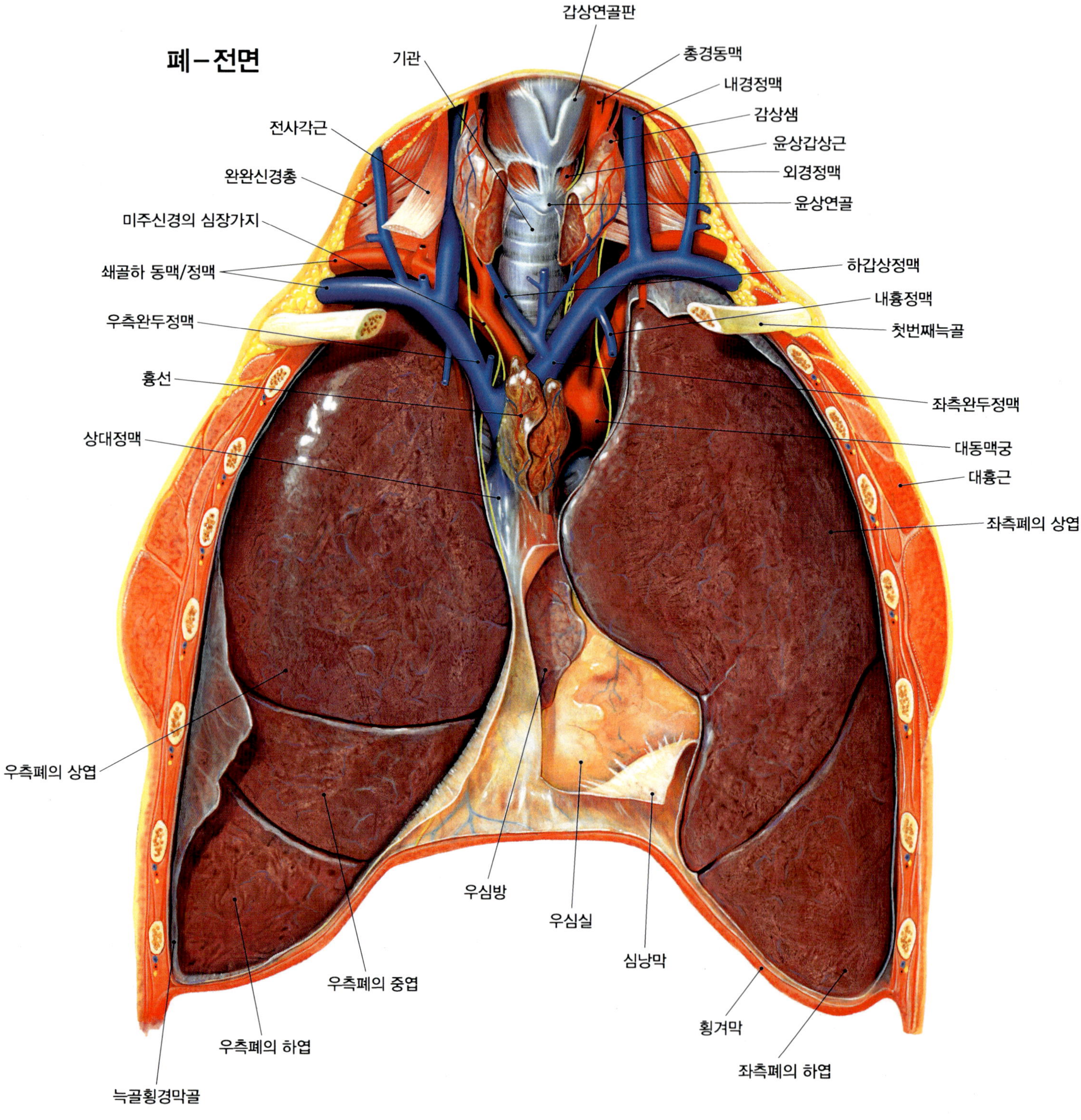
갑상연골판
기관
총경동맥
내경정맥
감상샘
전사각근
윤상갑상근
완완신경총
외경정맥
윤상연골
미주신경의 심장가지
쇄골하 동맥/정맥
하갑상정맥
내흉정맥
우측완두정맥
첫번째늑골
흉선
좌측완두정맥
대동맥궁
상대정맥
대흉근
좌측폐의 상엽
우측폐의 상엽
우심방
우심실
심낭막
우측폐의 중엽
횡격막
우측폐의 하엽
좌측폐의 하엽
늑골횡경막골

호흡기 시스템–전면

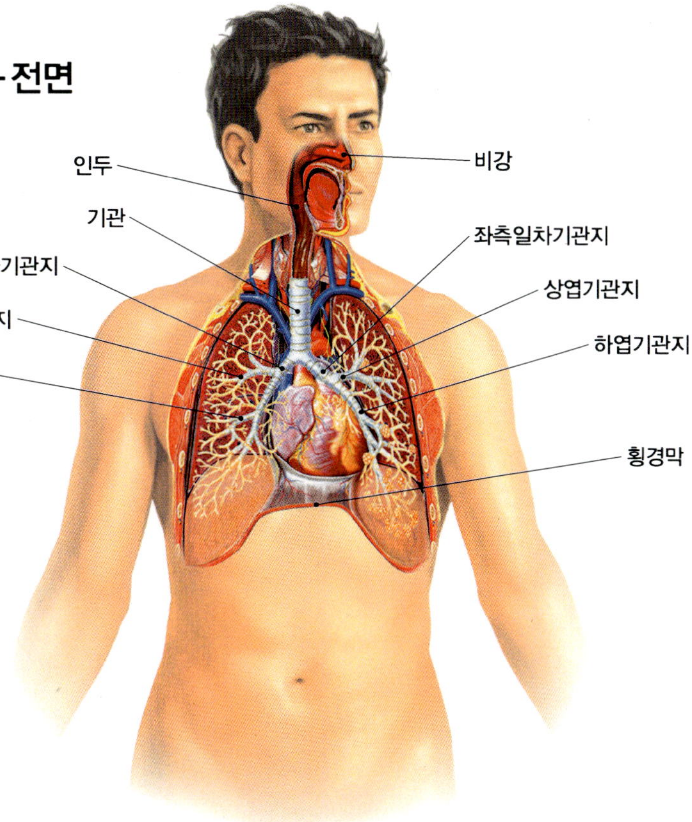

주목: 폐의 상부 2/3는 심장과 기관지 나무를 나타내기 위해 절단된 상태임.

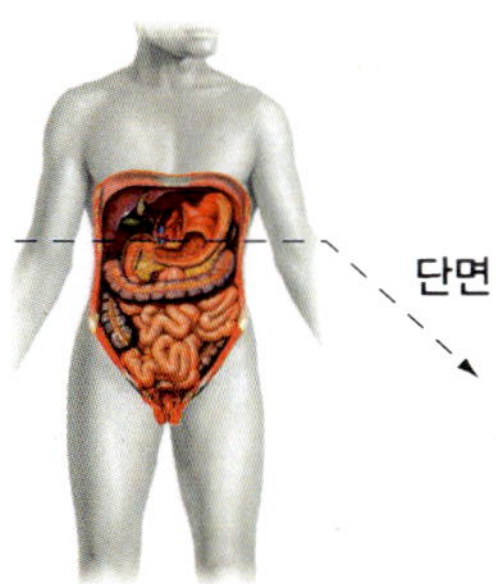

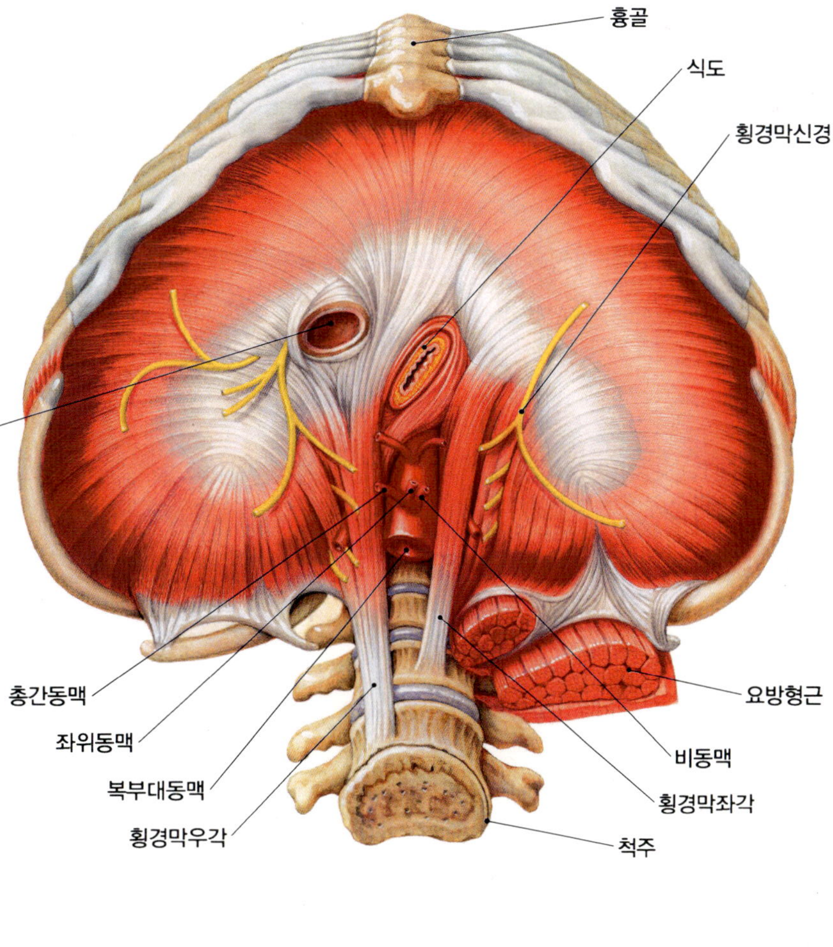

횡경막–하면

신체의 움직임

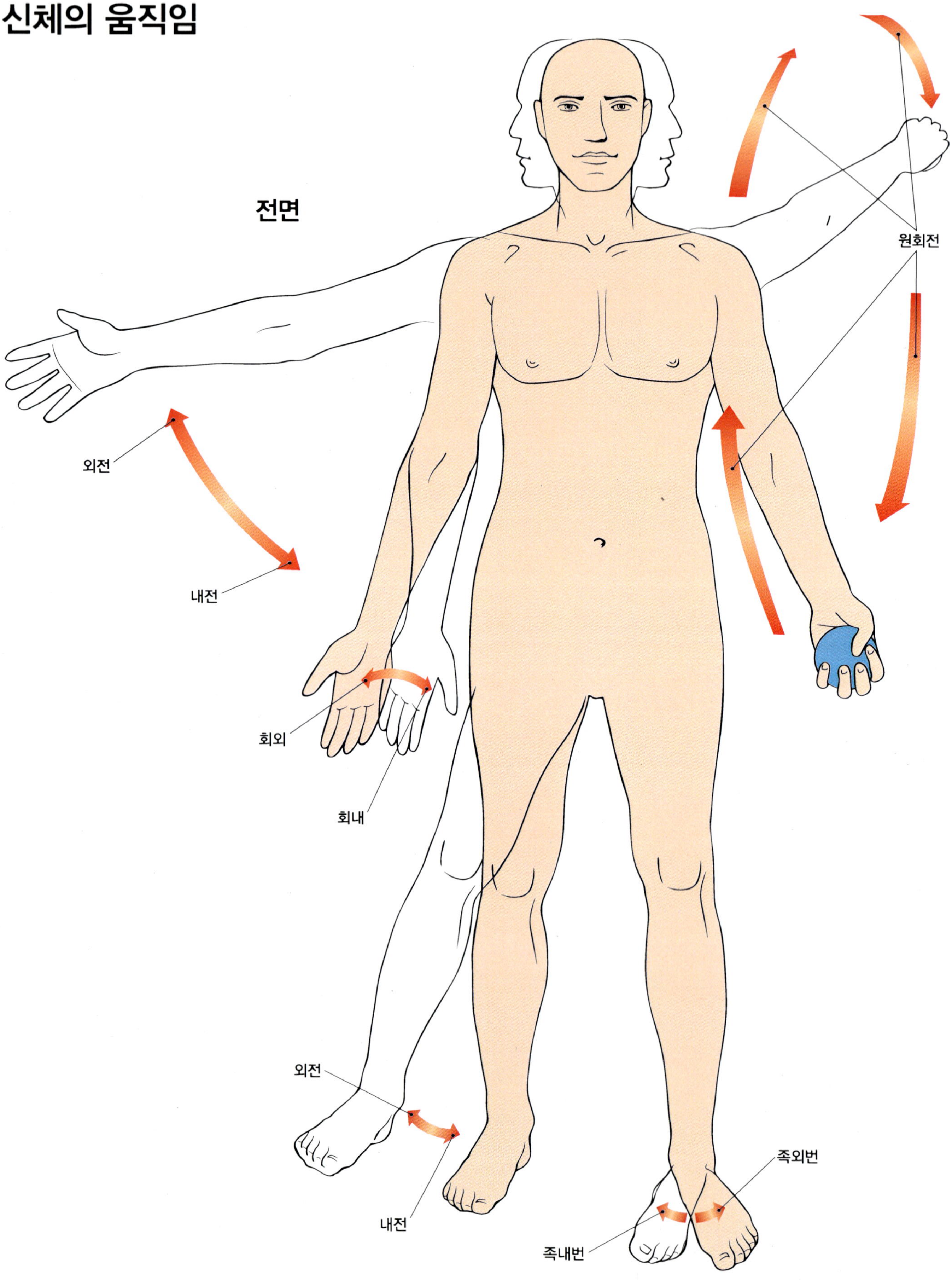

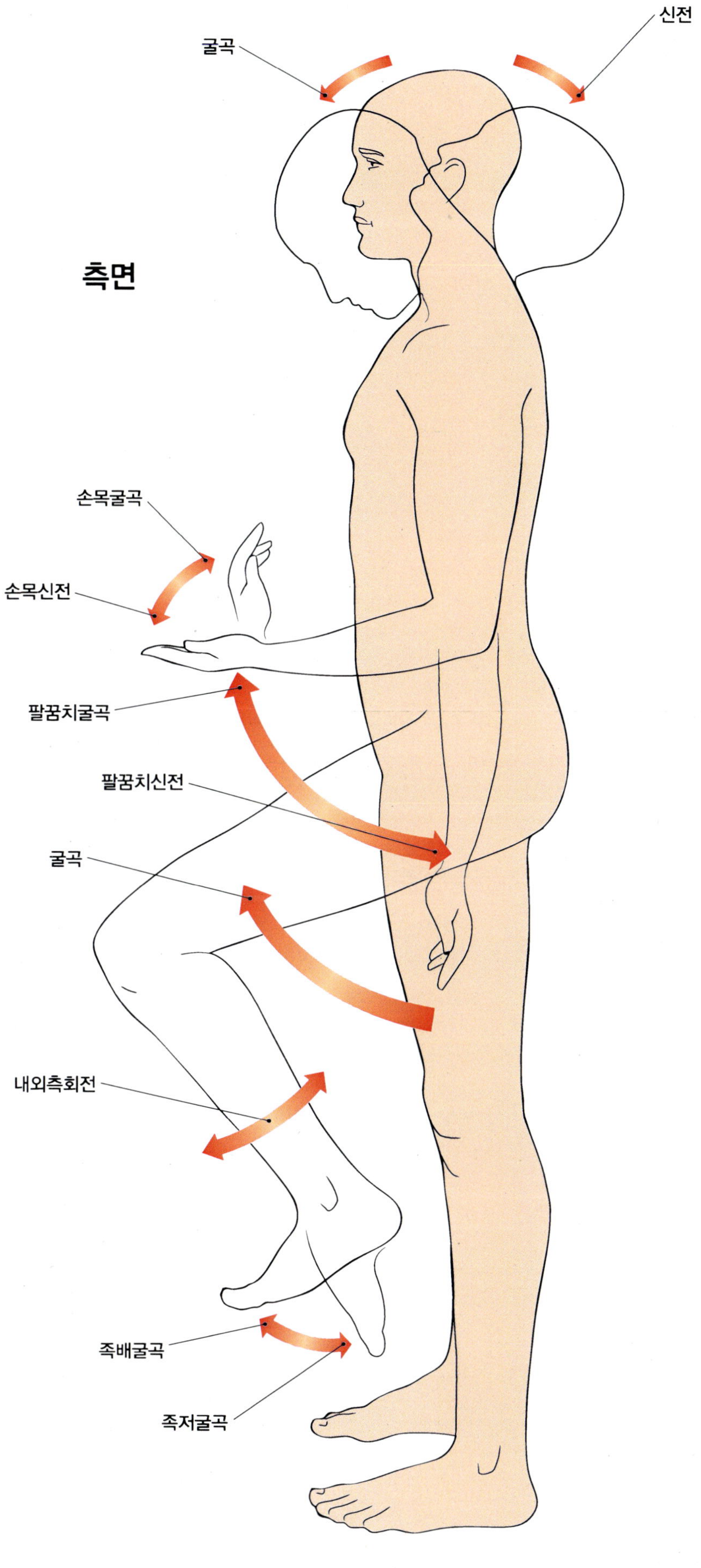
굴곡
신전
측면
손목굴곡
손목신전
팔꿈치굴곡
팔꿈치신전
굴곡
내외측회전
족배굴곡
족저굴곡

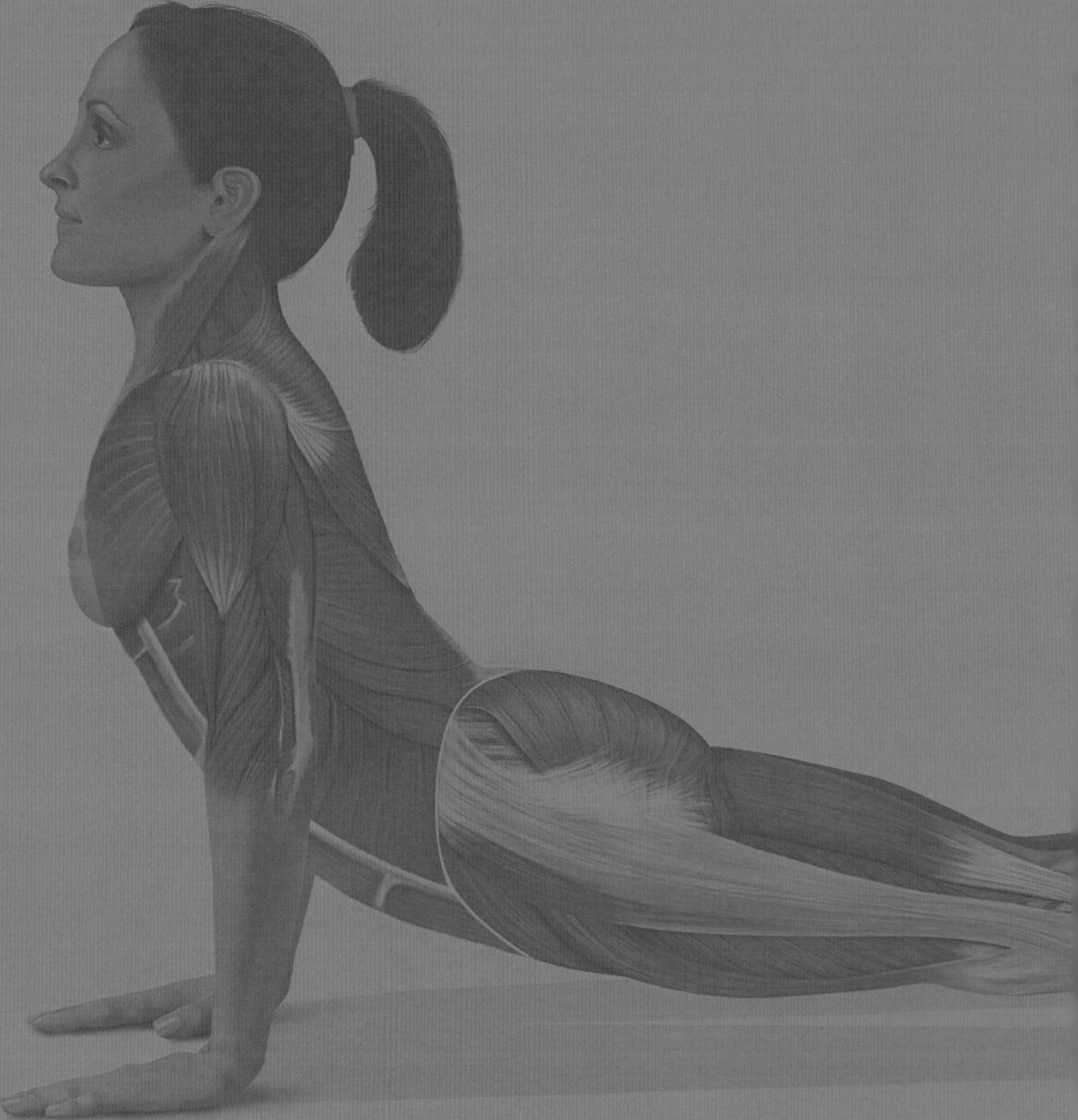

요가의 기본원리
The Principles Of Yoga

요가는 우리에게 비정상적인 상태를 더욱 건강하게 해 주며 그 삶의 길을 알려 주는 접근법이다. 요가는 신체의 발달을 위해 디자인되어 있을 뿐만 아니라 정신적 능력까지 광범위하게 다루고 있는 육체적 학습과 정신적인 학습이 서로 밀접한 관련을 가지고 있는 아주 오래전부터 내려오고 있는 고대의 시스템이다. 이 시스템에서 학습하는 원리는 호흡, 명상, 이완, 그리고 건강 다이어트를 포함하고 있으나, 물론 아사나(asana)와 같은 형태의 운동과 자세 학습도 이 책의 주요 내용으로 되어 있다.

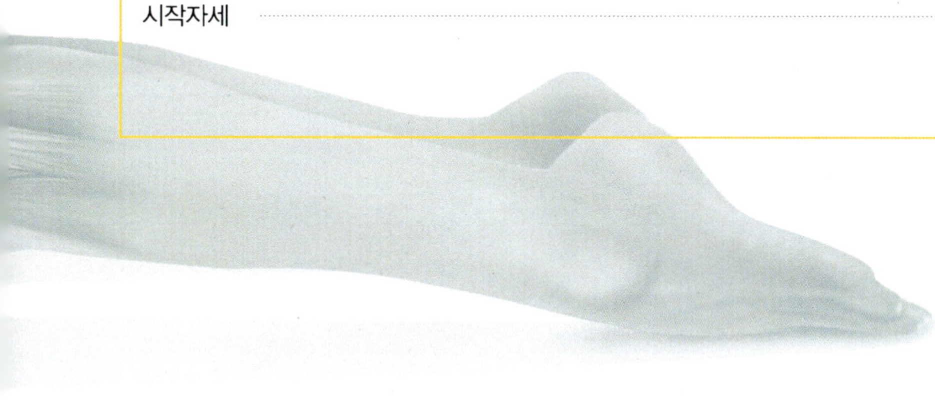

요가란 무엇인가(What is Yoga)?

"요가"란 단어는 결합한다는 어원(語源)인 유즈(yuj)에서 유래했으며, 이것의 학술적인 의미는 "결합" "연합" "멍에"를 의미하고 있으며 이 경우에 있어서 연합이라는 것은 정신, 육체, 영혼 사이에 있는 것이다. 이 연합은 요가의 육체적 정신적 학습을 철저히 수련함으로서 이루어질 수 있으며 여기에는 요가 자세와 명상 그리고 프라나야마(Pranayama; 요기들이 하는 호흡 운동)가 포함되어 있다. 요가에 완전히 몰두하게 되면 육체와 정신 사이에 있는 이 연결 고리가 궁극적으로 "사마디(samadhi)"에 빠지거나 더 없이 행복한 무아지경에 이르게 된다.

요가 철학–요가의 여덟 분야 (The eight Limbs of Yoga)

요가 수행은 단지 신체를 향상시키기 위한 육체적인 자세에만 초점을 맞추고 있는 것이 아니라 우리의 모든 존재 가치의 면을 다루고 있다. 요가의 여덟 가지의 분야는 몸과 마음 그리고 영혼의 하모니를 위한 인간의 여정의 단계를 담고 있다.

여기에는

1. **야마(YAMA)**: 우리의 도덕과 윤리 관념 그리고 그 외에 대한 행동 강령을 말한다.
2. **니야마(NIYAMA)**: 우리 자신의 치료와 우리 자신에 대한 태도
3. **아사나(ASANA)**: 하타(hatha) 요가 자세의 수행을 통해 건강한 육체와 맑은 정신 확립
4. **프라나야마(PRANAYAMA)**: 더 효과적인 호흡을 하게 해주는 호흡-컨트롤 테크닉 시리즈의 일종으로서, 호흡과 육체 그리고 정신과의 연결에 그 주안점을 두고 있다.
5. **프라띠야하라(PRATYAHARA)**: 정신 집중력을 증가시키고, 외부 세계를 내면 세계로 전환시키는 감각을 일깨우는 수행 방법이다.
6. **다라나(DHARANA)**: 일상적인 수행에 있어서 내외적인 집중 방해 요소에 굴하지 않고 완전한 집중을 하게하는 정신 집중 예술을 일컫는다.
7. **디아나(DHYANA)**: 다라나(Dharana) (위)가 디아나(dhyana) 또는 명상으로 이어진다; 자아와 우주 사이의 자연스러운 에너지의 흐름.
8. **사마디(SAMADHI)**: 더 없이 행복한 삼매경의 상태로서, 요가의 여덟 분야 경로에서 절정 단계에 해당한다.

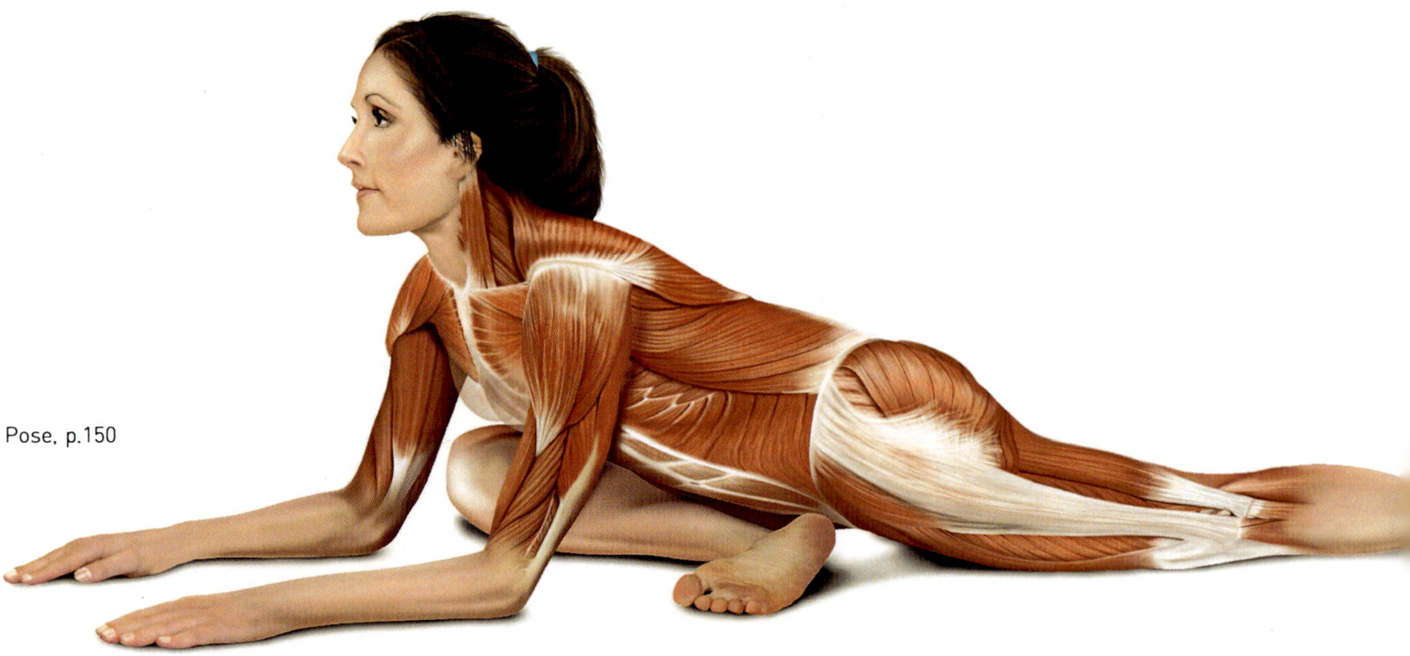

⊙ Pigeon Pose, p.150

차크라 시스템(The Chakras system)

우리가 요가의 여덟 분야를 수행함으로서, 우리의 "미세신(subtle body)"에 대한 균형을 이룰 수 있다. 신비 체는 우리가 보거나 느낄 수 있는 것이 아니라 에너지의 흐름 속에 존재해 있는 것이다. 차크라는 신비 체의 에너지 중앙에 있는 것으로서, 우리의 몸 속 척수와 그와 상응한 주요 신경 중앙부에 위치해 있다고 믿어지고 있다. 이 신경 계통은 신비 체와 육체 둘 모두에 영향을 미치며, 신비 에너지와 육체 에너지를 상호 전달하는 기능을 한다.

차크라에는 주요 일곱 개의 부위가 있는데, 우리의 차크라 시스템의 균형을 잡아주어 우리가 더 건강하고 행복한 삶을 영위케 해 준다.

일곱 개의 차크라는 다음과 같다:

1. **물라다라(MULADHARA)**: 뿌리 차크라; 척추의 맨 아래 부위에 위치해 있다.
2. **스와디스타나(SVADHISTHHANA)**: 천골 차크라; 난소/전립선에 위치해 있다.
3. **마니푸라(MANIPURA)**: 복강 신경총 차크라; 배꼽 부위에 위치해 있다.
4. **아나하타(ANAHATA)**: 심장 차크라; 심장 부위에 위치해 있다.
5. **비슛디(VISSUDHA)**: 인두 차크라; 인두와 목 부위에 위치해 있다.
6. **아갸(AJNA)**: 이마 차크라; 이마 혹은 심안(제3의 눈) 차크라; 뇌 속의 송과 샘(pineal gland)에 위치해 있다.
7. **사하스라라(SAHASRARA)**: 크라운 차크라; 머리의 크라운(머리 꼭대기)에 위치해 있다.

각 차크라(Chakra)는 척추를 따라 위치해 있으며, 맨 아래에서 시작하여 머리의 꼭대기까지 연이어져 있다. 이 일곱 개의 차크라는 제 각기 다른 특정의 색깔을 가지고 있고 그 영혼의 질도 다르지만 서로 합쳐지면 전인적인 인간의 발달을 위해 필요한 심리적, 육체적, 그리고 정서적 상태를 이루어 낸다. 심장 아래에 존재해 있는 세 개의 차크라는 주로 육체와 육체의 욕구를 담당하고 있으며; 심장 위에 존재해 있는 차크라는 정신적 본성에 해당하는 것이다.

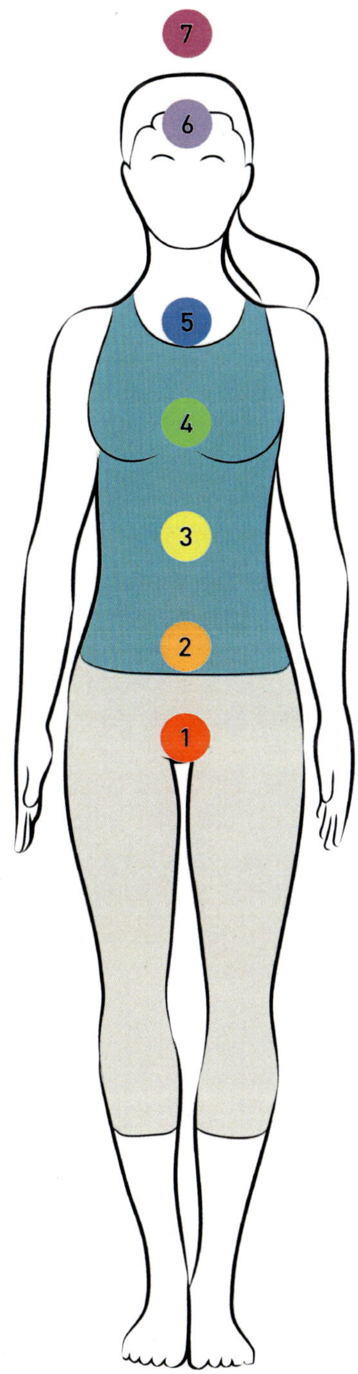

Ⓐ The seven chakras, and their position on the body.

요가의 기원과 역사(Origins and Histort of Yoga)

최근까지, 서구의 많은 학자들은 요가의 기원을 고타마 부처(Gautama Buddha) 시대인 BC 500년으로 보고 있다. 그러나 멸망한 인도의 두 개 도시에서 발견된 판화에 의하면 그 기원은 훨씬 더 이전인 5000년 전으로 볼 수 있다. 요가는 그 기원을 시점으로 계속 발전해 왔으며, 다섯 개의 기간별로 나누어지고 있는데, 베다 요가(Vedic yoga), 프리클레식 요가(preclassical yaga), 클래식 요가(classic yoga), 포스트클래식 요가(postclassical yoga), 그리고 모던 요가(modern yoga)가 그것이다.

베다 요가(Vedic Yoga)

산스크리트 어로 "베다(Veda)"라는 용어는 지식을 의미한다. 이 시기에 나온 성전 베다(The veda)는 베다의 사제에 의해 작성된 텍스트, 노래, 주문, 그리고 의례에 대한 모음집으로 구성되어 있다. 고대 요가의 텍스트인 리그베다(Rig Veda)는 보다 높은 힘에 대한 찬양과 오늘날 힌두 종교의 기원에 대한 교육을 담고 있다.

프리클래식 요가(Preclassic Yoga)

이 요가는 BC 2000년경부터 2세기에 걸쳐 이룩된 것으로서, 우파니샤드(Upanishad)를 탄생시킨 것이다. 이 철학적 텍스트는 자기인식, 행동, 그리고 지혜를 통한 자존심의 희생과 이 모든 것의 숨겨진 통합을 가르치고 있다. 또한 여기에서는 요가를 수행자가 고통으로부터 자유로워지게 해 주며, 어떻게 이룩할 수 있는가에 대한 몇 가지 지침을 제공하고 있다.

클래식 요가(Classic Yoga)

이 요가는 세이지 파탄잘리(Sage Patanjali)의 요가의 여덟 분야로서 이 책에서 가르치고 있는 요가 수트라(The Yoga Sutra)이다. 요가 수트라는 처음으로 요가를 체계적으로 나타낸 것으로 발간된 이래 수 세기를 거치면서 세밀히 검토되었고, 번역이 이루어 졌으며, 논평되어 왔다. 파탄잘리는 "여덟 분야 경로"를 깨우침을 얻기 위한 여정으로 나타내고 있다. 이 텍스트는 2세기경에 저술된 것으로 추정하고 있으며, 요가의 많은 현대 스타일에 강력한 영향력을 미치고 있다.

포스트클래식 요가(Postclassic Yoga)

포스트클래식 요가는 그 목적이 현실에서 해방되는 것이 아니라 그들 자신의 현실을 받아들이고 그 순간을 살기 위해 시도한다는 점에서 다른 시대의 요가와는 차이점이 있다. 그것의 가르침은 "베단타(vedanta)"에 비유될 수 있는데, 베다(veda) 특히 우파니샤드(Upanishads)의 가르침에 철학적 접근을 묘사한 것이다.

이 시대의 요가 전문가는 몸에 활기를 되찾고 활력을 불어 넣어 주기도 하며 또 장수할 수 있도록 잘 고안된 요가 수행 방법을 창조하였다. 이러한 일부 수행의 궁극적인 목적은 육체에 에너지를 북돋우어 주어 신체의 구조에 변화가 일어나고, 몸이 죽지 않고 영원해지는 것이다. 이것이 모던 요가(modern yoga)와 하타 요가(hatha yoga)의 기원이 된 것이다.

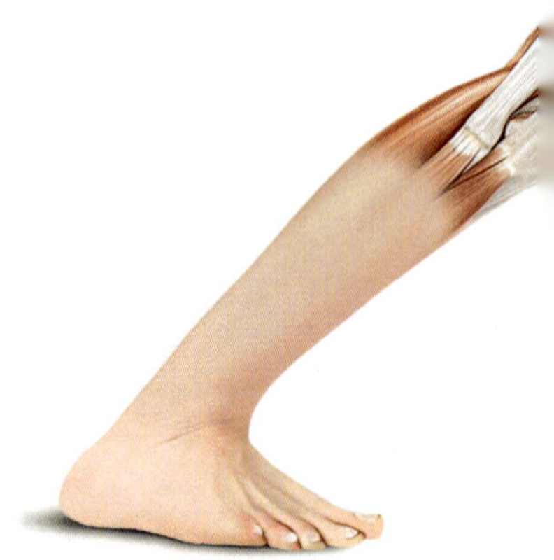

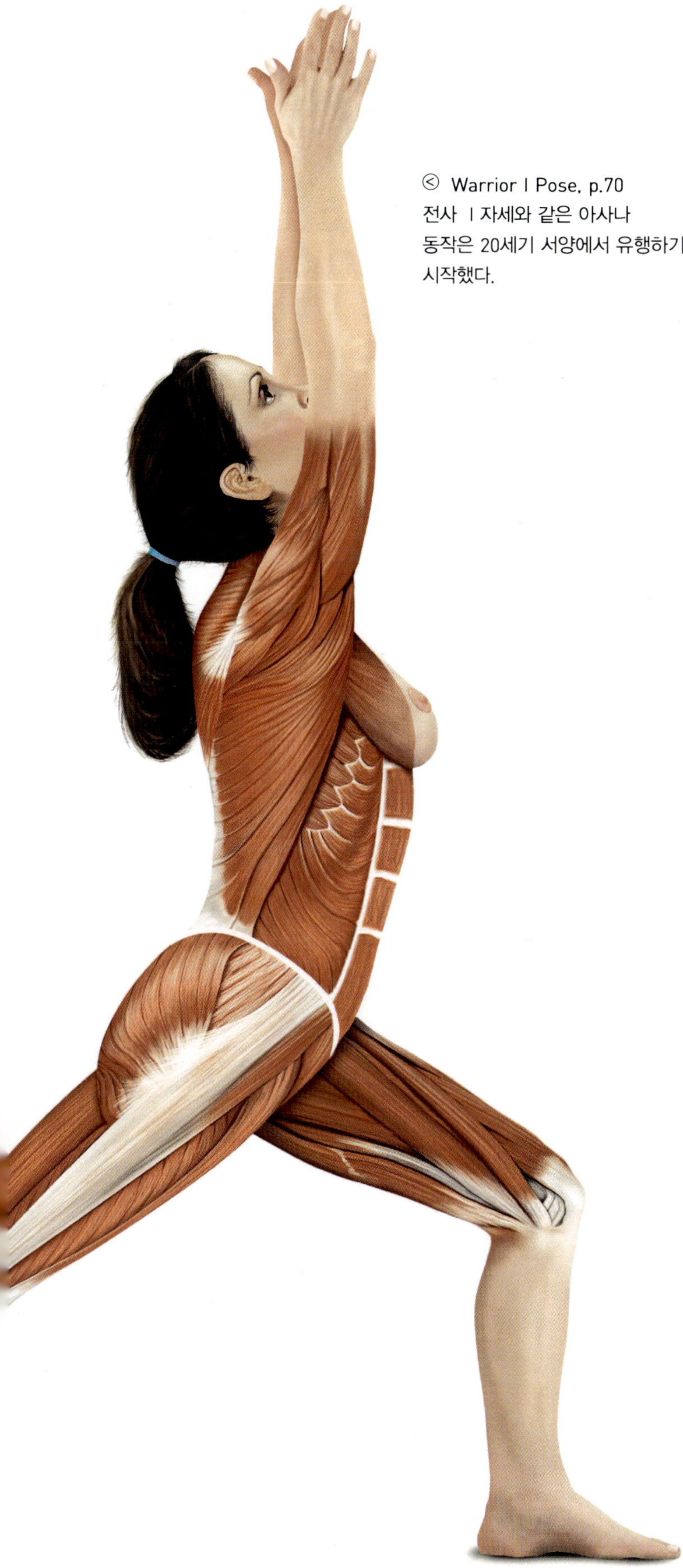

⊗ Warrior I Pose, p.70
전사 I 자세와 같은 아사나 동작은 20세기 서양에서 유행하기 시작했다.

모던 요가(Modern Yoga)

모던 요가는 19세기 미국과 유럽에서 많은 요가 지도자들이 가르치던 요가 타입이다. 이것은 미국에서 인도의 힌두교 승려에 의해 1893년에 세계종교의회를 묘사하기 위해 스와미 비베카난다(Swami Vivekananda)로 전래된 것으로서 요가에 신체적 접근을 더한 것인데, 하타요가(Hatha yoga)로 알려지면서 서구에서 아주 흥미롭게 받아들여지기 시작하였다.

거의 30년 후인 1920년에 파라마한사 요가난다(Paramahansa Yogananda)가 메사추세츠 주 보스톤 시에 나타나 자아실현단체(Self-realization fellowship)를 설립하였고, 그것은 오늘날까지 지속적으로 많은 추종자들이 생겨났다. 또 다른 수 많은 모던 요가 지도자 중 스리 크리쉬나마차리아(Sri Krishnamacharya)는 1989년 101세로 별세를 하였다. 그의 아들을 포함해 그의 제자에는 T.K.V. Desikachar, B.K.S. Iyengar, Indra Devi, 그리고 Sri K. Pattabhi Jois가 있다. 이 모든 제자들은 후에 20세기 동안에 그들의 하타 요가 지식을 널리 전파하는데 많은 영향을 미쳤다. 그들이 가르친 교육은 오늘날 아직까지도 전 세계를 통해 수행되어지고 있다.

하타 요가(Hatha Yoga)

하타 요가는 아사나를 실행하는 것이다(요가 자세). "하타(Hatha):라는 용어는 하("태양"을 의미)와 타("달"을 의미)라는 두 개의 단어가 합쳐진 것으로 우리 몸 안에 있는 다른 두 개의 영역의 균형을 뜻하는 것이다. 이 균형은 아사나를 정기적으로 수행함으로서 얻어 질 수 있고, 몸을 강하게도 할 수 있고 유연하게도 할 수 있으며 몸속의 많은 에너지 채널을 정렬시킬 수 있다. 이러한 방법으로, 하타 요가는 모든 영역에서 균형을 이루기 위한 하나의 통로인 것이다.

오늘날 여러 많은 스타일의 하타 요가가 수행되고 있다. 서구에서는 이러한 것 중 아쉬탕가 요가(ashtanga yoga)와 아이엥가 요가(Iyengar yoga)가 특별히 더 유명하게 알려져 있다. 이 스타일은 Sri K. Pattabhi Joris와 B.K.S. Iyengar에 의해 주로 널리 알려지게 되었으며, 이 두 스타일이 이 책의 기본 형태를 이루고 있다.

요가와 호흡

호흡은 우리의 의식으로부터 지시 없이 일어나는 불수의적인 물리적 기능임에도 불구하고 통제될 수가 있다. 우리가 숨을 생각하지 않을 때에는, 호흡은 산소를 들이 쉬고 이산화탄소를 내뱉는 생존적인 기능들을 행하는 것이 된다.

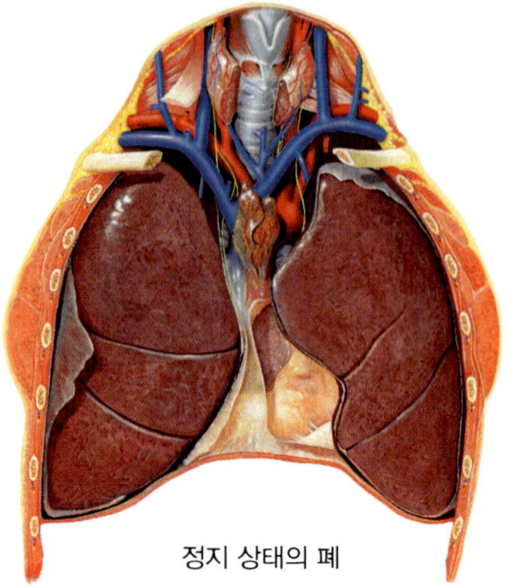
정지 상태의 폐

신경기관은 호흡을 통제하는 책임이 있고, 그것을 가능하게끔 하는 근육의 수축을 통제한다. 호흡과정은 뇌 줄기에 집합적으로 알려져 있는 호흡 중추의 세포 무리에서부터 시작하는데, 그것은 포함되어있는 근육에 충격을 보낸다. 주로 쓰여 지는 근육들은 늑간(갈비뼈사이)근과 횡격막이다.

프라나야마(Pranayama)

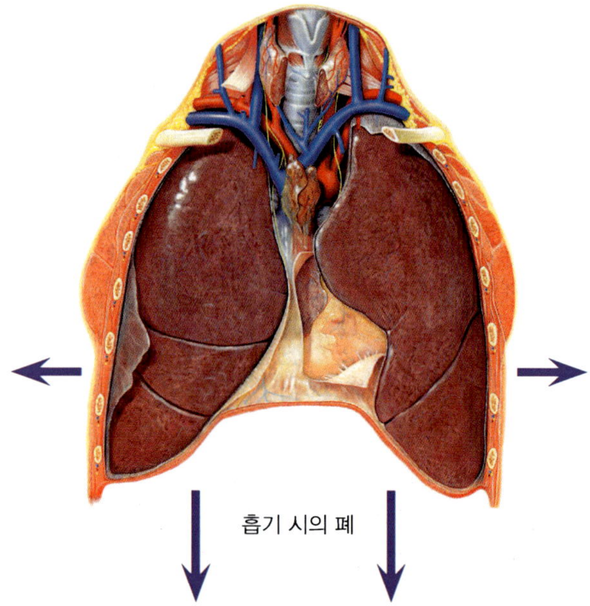
흡기 시의 폐

프라나야마는 호흡이 관련된 신체적 과정들에 경각심을 높이는 요가 수행법인데, 이것을 함으로써 우리가 더 많은 통제력을 가지게끔 하는 것이다. 일정한 호흡조절 수행은, 우리의 폐에 가져가는 공기의 양을 늘릴 수 있고, 이것은 혈액에 상승된 산소의 처리를 초래하게 된다. 이것은 세포수준에 있는 몸을 바로잡는데 도움이 될 것이라고 여겨졌었다. 프라나야마를 통해 호흡을 조절하는 것은 심장박동수와 혈압을 낮추고 공기를 사용하는 데에 몸의 효율성을 더 향상시켜 준다고 알려져 있다. 몸이 이렇게 효율적으로 움직여 질 때에, 거기에 가해지는 신체적 스트레스는 더 적어지게 되는 것이다. 이것은 요가의 주된 목표인 마음을 차분히 하며 쉽게 조절하는데 도움이 된다.

요가 아사나를 수행하는 중, 우리는 몸을 활발하게 만들어 주는 들숨과 날숨, 둘 다 길게 하는 데에 초점을 맞추어야 한다. 요가를 하는 동안 하는 호흡 또한 우리가 너무 강렬히 운동하는지 혹은 몸에 지나친 압력을 가하는 것은 아닌지에 대한 암시를 줄 수 있다. 만약 숨이 얕고 불규칙하다면, 몸은 지나치게 사용되었다는 것이며 긴장해질 것이다. 이것은 숨이 다시 느리고 변동 없이 되기 위해 요가 수행이 순화해 져야 한다는 신호이다.

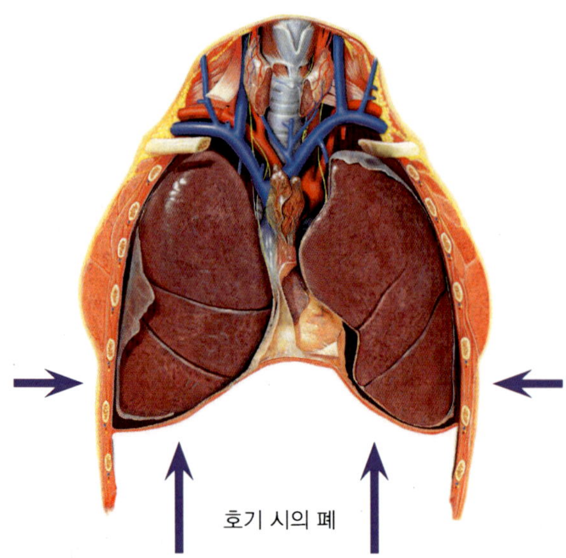
호기 시의 폐

호흡-조절 기법

요가 수행으로 쓰일 수 있는 몇몇의 프라나야마 테크닉이 있다. 가장 흔하고 이해하기 쉬운 두개의 테크닉이 아래에 설명되어 있다.

웃자이 호흡(ujjayi breathing)

이 기법은 활기차며 또한 마음을 느긋하게 하고, 이것으로부터 만들어지는 소리는 바다의 소리와 유사하다. 평상시보다 약간 더 깊이 숨을 들이쉬고, 입이 닫힌 상태로 코로 숨을 내쉬는 호흡을 연습하도록 하라. 목 근육이 약간 수축된 상태로 남을 것이며, 이 목의 행동은 '하아아아' 라는 소리를 만들어낸다. Ujjayi 호흡은 앉은 자세에서 행해 질 수 있으며 아사나 수행 중에 행해지면 더 효율적일 수 있다.

나디 정화(교호 호흡) (Nadi Shodhan)

이것은 호흡과 순환을 향상시키기 위해 치료목적으로 사용되어지는 간단한 호흡 기법으로서 몸과 마음에 쌓여진 스트레스를 완화시켜 준다.

허리를 바로 편 상태에서 편안히 앉은 자세에서 손바닥이 위를 향한 채 왼손을 좌측 무릎위에 올려놓고 숨 쉬는 것을 연습해라. T우측 손의 검지와 중지를 굽혀서 그 손가락 끝이 손바닥을 향하게 한다. ; 만약 이 동작이 불가능하다면, 손가락을 펴 그 끝을 양 눈썹 사이의 미간인 "제3의 눈(third eye)"에 가볍게 댄다. 엄지로 우측 콧구멍을 막고, 좌측 콧구멍으로 숨을 들이 쉰다. 그리고 나서 검지와 소지로 좌측 콧구멍을 막고 우측의 엄지는 제거한 상태에서 우측 콧구멍을 통해 숨을 내 쉰다. 우측 콧구멍을 통해 숨을 들이 쉰다. 이제는 엄지로 우측 콧구멍을 다시 막고 좌측 콧구멍의 검지와 소지를 들어 올려 좌측 콧구멍을 통해 호흡을 부드럽게 한다. 이것이 좌우 코로 하는 호흡의 한 사이클이다.

이 기법은 처음에는 2분 동안 시행하다가 점차적으로 5분까지 증가시켜 나가도록 한다.

ⓥ 어깨로 선 자세를 취하는 동안에 (172페이지) 목에서는 "턱이 잠긴 상태(chin-lock)"가 되고 체중으로 인해 횡격막이 아래로 처지면서 심부 복식 호흡이 이루어지게 된다.

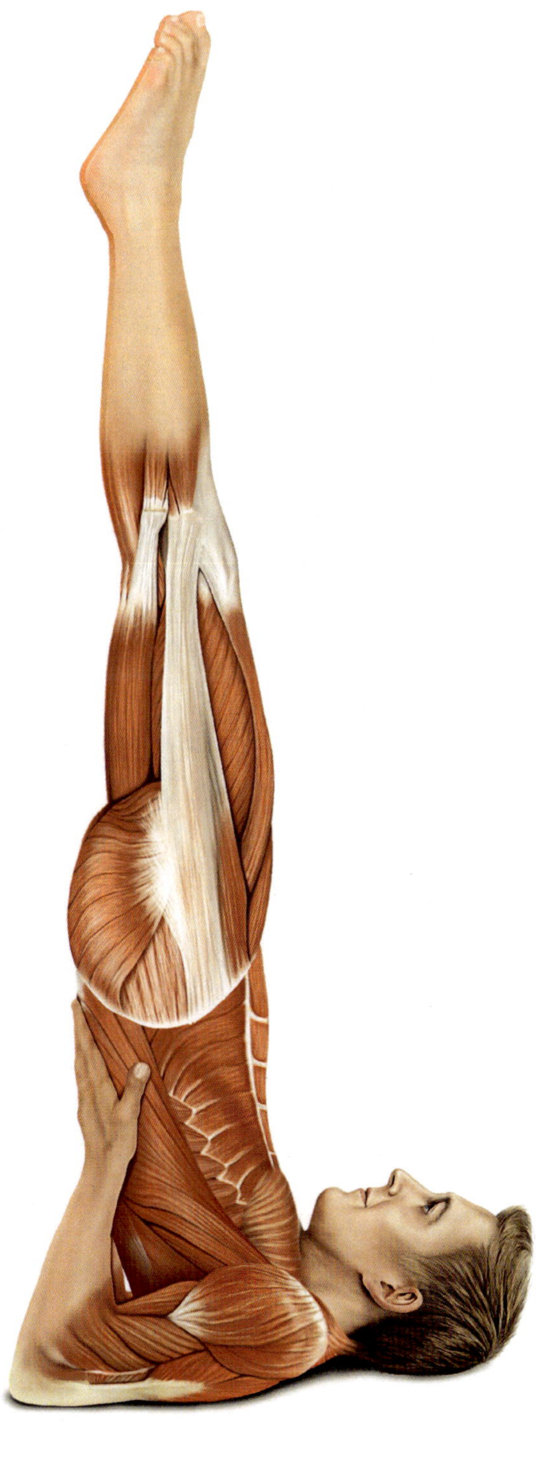

ⓒ **호흡**
우리가 숨을 들이 쉴 때에, 늑간근은 늑골을 위로 그리고 바깥쪽으로 움직이게 하고 횡격막을 아래로 밀어 내리는 기능을 한다. 이 그림은 공기가 확장된 폐에 차 있는 상태를 보여 주고 있다.

요가와 척추

옆에서 바라볼 때, 성인의 척추는 자연스러운 S자(굴곡) 모양을 하고 있다. 목과 등 아래 부분은 약간의 오목한 굴곡 형태를 하고 있으며, 가슴과 천골 부분은 약간 볼록한 굴곡 형태를 하고 있다. 이러한 만곡의 목적은 충격을 흡수하고, 균형을 유지하며, 척추 도처에 관절가동범위를 허용하기 위해서이다.

척추가 건강하게 유지되기 위해서는, 이러한 자연적인 척추 만곡들을 유지시키는 것이 중요하다. 이것은 척추를 전체적으로 늘리고 강화시키는 요가 프로그램을 규칙적으로 실행하면서 성취할 수 있다.

요가는 척추와 척추간 간 디스크에 유연성을 제공해 주며 근육, 인대, 그리고 힘줄의 지지망을 강화시켜 주고, 척추와 척추 사이의 공간을 확보해 주기 때문에 디스크에 가해지는 압박을 줄여 주며 혈행이 증가하게 되면서 세포층에서 재생이 이루어지게 된다. 골밀도 또한 증가하게 되고 뼈가 퇴행되는 것을 최소화시켜 준다.

균형 잡힌 요가 프로그램에는 척추를 회전과 외측 굴곡, 전방 굴곡, 그리고 신전시키는 아사나 동작이 포함되어 있어야 한다. 이 모든 동작들이 규칙적으로 연습되었을 때, 척추는 중립적인 가지런함을 취할 것이고 부정적인 자세 패턴을 방지할 수 있을 것이다. 올바른 자세는 우리가 더 자유롭게 숨을 쉴 수 있게 도와주며 요통의 원인일 수 있는 근육긴장과 근력저하를 방지하는 것을 도와줌으로써 우리의 행복을 향상시켜 준다.

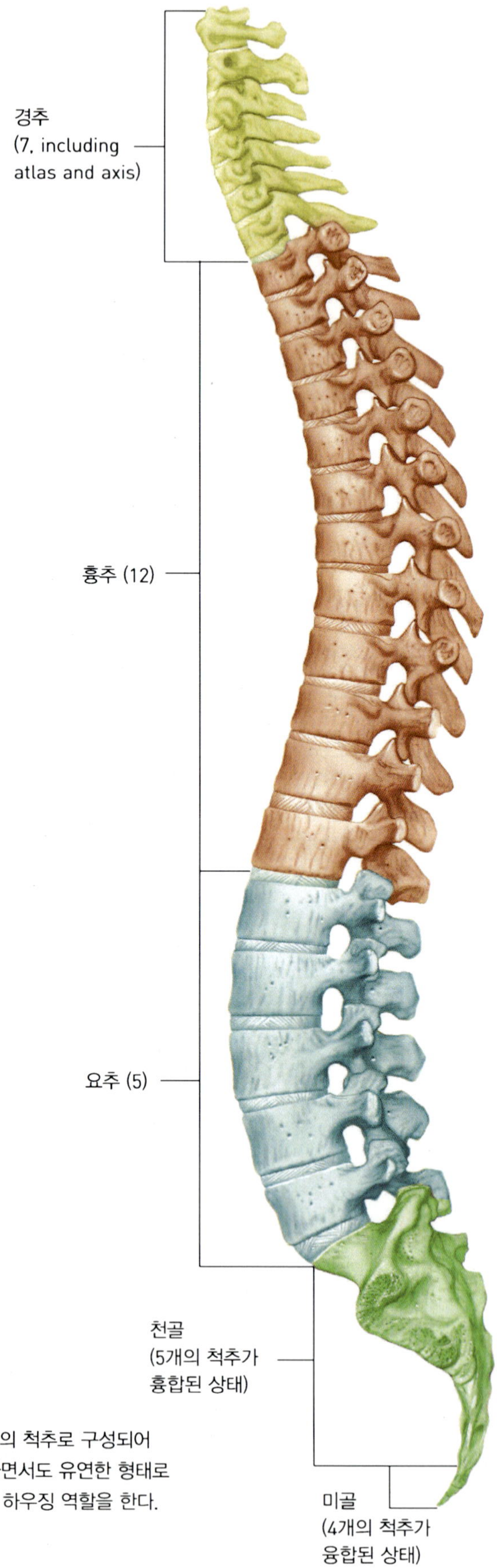

척추 ⊳
척추는 33개의 척추로 구성되어 있으며, 강하면서도 유연한 형태로 척수를 위한 하우징 역할을 한다.

관절과 움직임

균형 잡힌 요가 프로그램은 각각의 관절들이 기능을 잘 하는 것을 유지하기 위해 가능한 다른 범위의 동작들을 포함할 수 있어야한다. 뼈대 안에는 각각 허락하는 동작의 범위에 따라 분류되어있는 세 가지의 관절들이 있다.

관절의 타입

섬유관절의 뼈는 움직임을 허용하지 않는 섬유조직으로 연결되어있다(두개골을 예로 들 수 있다). **연골조직의 뼈**는 연골로 이어져있다. 이러한 관절들은 많은 움직임을 허용하지 않고 안정을 제공해야한다. 예로는 척추와 골반이 만나는 천장관절과 늑골이 흉골에 부착하는 흉늑골 관절이 포함된다. **윤활관절** 뼈는 캡슐관절에서 만나 볼 수 있다. 예로는 대퇴골과 경골이 만나는 무릎관절과 상완골이 요골 척골과 및 만나는 팔꿈치 관절이 포함된다. 이 관절들은 가장 통상적이고 제일 움직임이 자유로운 관절이며, 우리가 이 책에서 자주 참조하게 될 것이다. 몸은 6개 종류의 윤활관절들을 가지고 있으며 그것들의 움직임 범위는 규칙적인 하타 요가의 연습으로 증가될 수 있다.

ⓥ 인체 해부학을 기술할 때 종종 사용되는 세 가지 기본 면

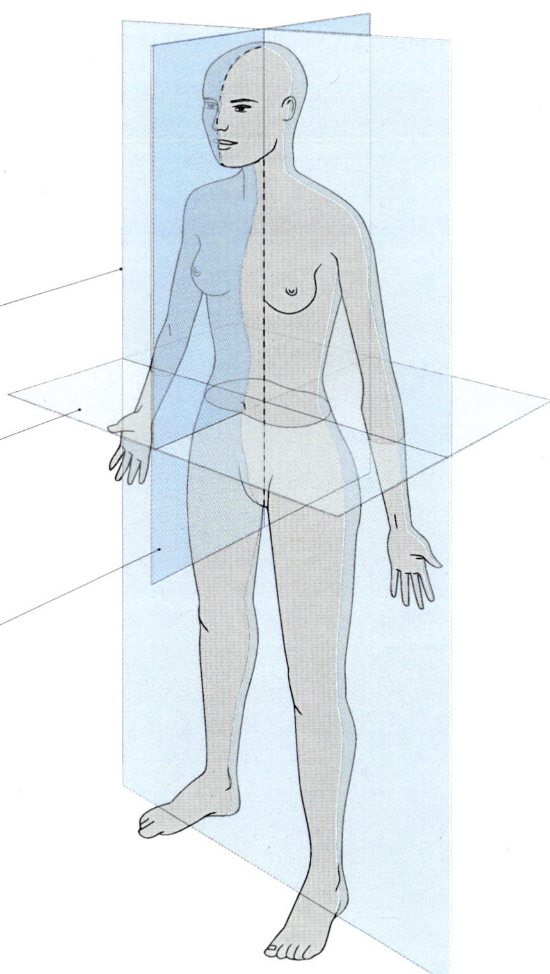

움직임의 면

몸의 움직임은 그들의 발생하는 방향에 따라 종류가 나누어질 수 있다(36쪽 참고). 이러한 종류의 움직임들은 평면 움직임에서 또한 보여 진다. 해부학상의 평면은 효율적으로 몸을 통해 가로와 세로로 그려진 가상선 이다.

사람해부에 쓰이는 세 가지 기본적인 평면이 있다.

전두면(Frontal plane)은 세로이며 몸을 뒤와 앞부분으로 나누는 면이다.

횡단면(Transverse plane)은 땅과 평행하며 몸을 위와 아래 부분으로 반으로 분리시키는 것이다.

시상면(Sagittal plane)은 세로이며 몸을 좌측과 우측 부분으로 나눈다.

이것들은 움직임을 묘사하는데 도움이 되게 쓰일 수 있다. 예를 들어, 전사 I 자세를 보면(70쪽), 뒷다리가 늘어지는 동안 앞다리는 엉덩이관절과 무릎관절 둘 모두에 굴곡이 있다. 이 두 움직임은 시상면에서 일어난다. 양 팔은 모두 외측으로 뻗었다가 전두면에서 머리 위로 뻗어 올려져 있다. 만약 몸 윗부분이 이후 측면상체회전시킨 자세 (Revolved Side-Angle Pose) (82쪽)로 넘어갔다면 척추와 몸통은 정면 축을 중심으로 횡단면으로 넘어가는 것이다.

근육활동 종류

몸의 근육은 주로 골격근, 평활근, 그리고 심근 이렇게 세 가지로 나누어진다. 골격근은 뼈에 붙어있으며 힘줄을 단축시키거나 잡아당겨 동작을 일으킨다. 이러한 것들이 우리가 이 책에서 집중적으로 다룰 내용들이다.

대부분의 근육들은 관절에 능동적인 신전과 굴곡들은 가능하게 하기 위해서 길항적으로 작용된다. 하나가 수축되고 단축될 때 다른 것은 그것에 반응하여 길어지면서 반대로도 된다. 우리가 하타 요가로 스트레칭할 때, 우리는 다른 근육이 단축되는 결과로 길어진 근육에 주로 집중을 한다. 하타 요가의 목적으로 근육 수축은 등장성과 등척성 이렇게 두 가지로 나누어질 수 있다.

등장성 수축

근육이 움직임을 만들기 위해 길이를 바꿀 때, 이것은 등장성 수축이라고 불린다. 등장성 수축은 구심성과 원심성으로 나누어질 수 있다.

구심성 동작은 움직임을 만들기 위해 근육이 단축되는 것이다. 이것의 예로는 무릎관절을 어깨 브리지 자세(Shoulder Bridge Pose)처럼 일직선에서 굴곡시키는 것인데(168쪽), 이것은 슬와부근의 구심성 수축을 일으킨다. 근육이 구심성 수축을 만들 때는 그것은 **원동기**(prime mover) 혹은 **협동근**으로 알려져 있다.

원심성 동작은 움직임을 허용하기 위해 근육이 길어지는 것이다. 위의 예시처럼, 무릎을 구부리기 위해서는, 사두근이라는 반대근육이 원심성 근육 수축을 통하여 늘려야한다. 원심성 근육은 **길항근**이라고 알려져 있다.

안정성을 이루기 위해서는 공동작용할 수 있는 움직임과 다른 근육들은 종종 수축되거나 원동기(prime mover)에 도움을 제공한다. 이러한 근육들은 **공력근**이라고 알려져 있다. 예를 들어, 만약 무릎관절을 굽힌다면 비복근(아래 다리 뒤에 위치함)은 무릎 굴곡 움직임과 함께 슬와부근을 도우기 위해 수축하게 되는데, 이러한 상황에는 비복근이 공력근으로써 이용되는 것이다.

등척성 수축

등척성 수축은 근육의 길이에는 아무런 변화를 일으키지 않지만, 근육은 몸을 한 자세로 유지시키거나 고착 상태로 만드는 것이다. 예를 들어, 보트 자세(Boat Pose)에서(128쪽) 복직근은 늘어나거나 단축되지 않지만 몸이 움직였을 때에 척추를 고정시키기 위해 **수축**한다. 이 경우에, 복직근은 굴곡근으로서 역할을 하는 것으로 알려져 있다.

Ⓥ Shoulder Bridge Pose, p.168
무릎의 굴곡을 이루기 위해서는 슬와부근이 구심성 수축이 되면서 원동기(prime mover)로 작용하여야 한다. 대퇴사두근은 이 동작이 나오기 위해 길항근으로 작용하면서 늘어나야만 한다.

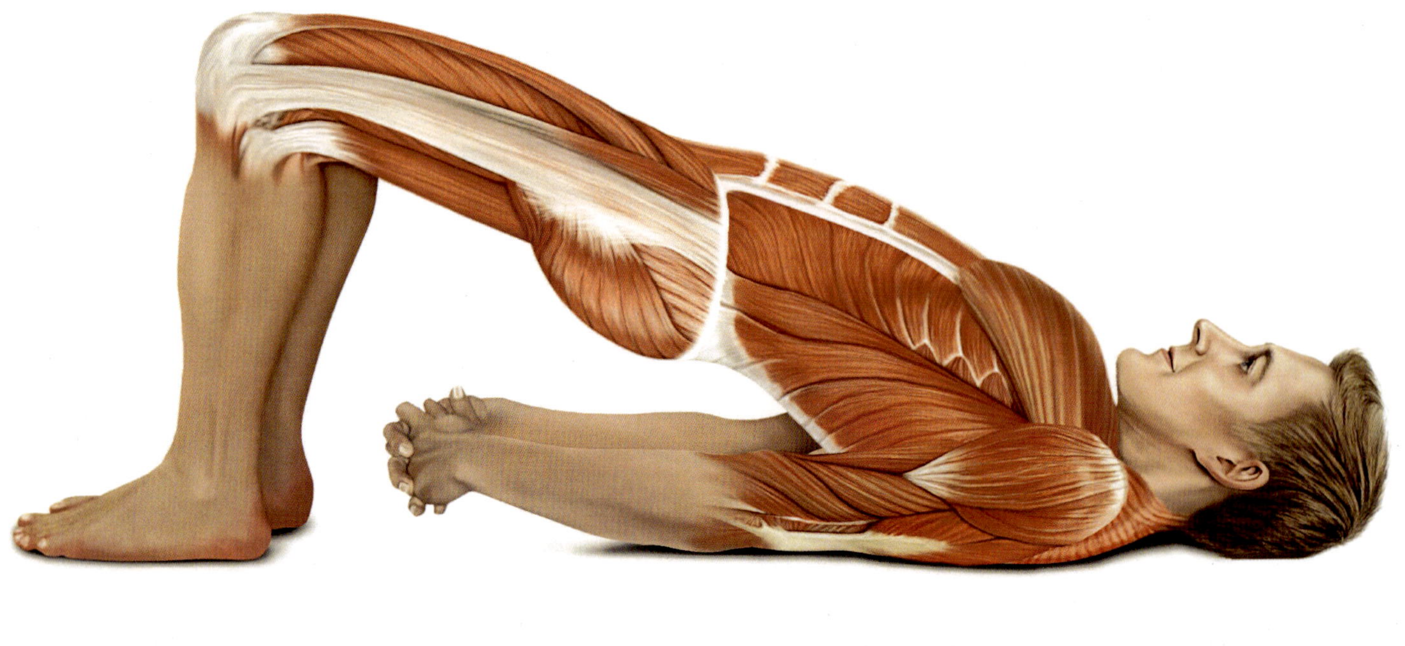

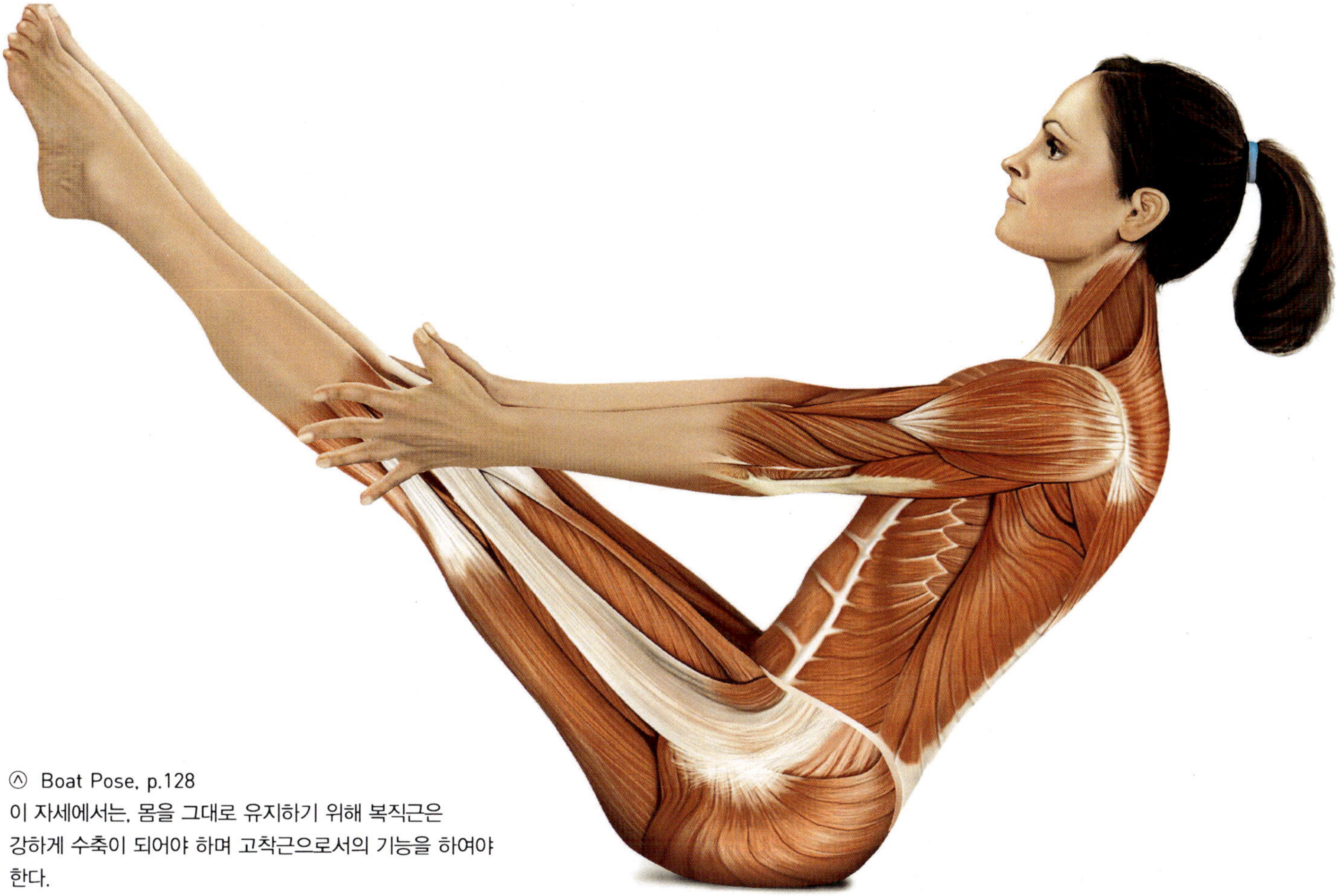

Ⓐ Boat Pose, p.128
이 자세에서는, 몸을 그대로 유지하기 위해 복직근은 강하게 수축이 되어야 하며 고착근으로서의 기능을 하여야 한다.

요약

- 원동기는 관절의 **초기 움직임**을 만들어낸다. 이것은 협동근으로 알려져 있으며 구심성 수축을 통해 움직임을 만든다.
- **길항근**은 원동기와 협동근의 단축을 허용하기 위해 늘어난다. 이것은 원심성 수축에 해당된다.
- **구심성 근육 동작**은 움직임을 만들기 위해 근육이 단축되는 것이다.
- **원심성 근육은 동작**의 움직임을 허용하기 위해 근육이 늘어난다. 길항근이라고도 불린다.
- **공력근**은 원동기를 도우기 위해 수축한다.
- **고착근**은 움직임이 일어난 후, 그 자세를 유지하기 위해 정적으로 수축된다.

이 책에서 평가된 근육활동의 목적들은 줄어 들면서 **근육을 초기화**하는 원동기와 늘어 나면서 움직임을 허용하는 **길항근**으로 나누어져있다.

레버와 긴장성

레버 시스템은 물리학에서 잘 인정받고 있으며, 요가에서는 아주 중요한 요인이 된다 - 레버 없이는 움직임은 일어날 수 없으며, 각 움직임의 격렬함을 결정하는 요인이 된다.

레버는 무엇인가?

모든 레버들은 세 가지의 요소로 이루어져 있다.

- 받침점이라고도 알려져 있는 수직 축
- 저항 또는 무게라고도 알려져 있는 하중
- 힘이라고도 알려져 있는 노력

총체적으로, 인체의 뼈, 인대, 힘줄, 그리고 근육들은 움직임을 만들어 내기 위한 레버를 형성한다. 관절은 수직축을 형성하며 관절을 가로지르는 근육들은 노력을 제공하며, 그렇게 되면 레버는 움직이고, 차례로 하중이 작용하게 된다.

만약 우리가 하중을 변화시키거나 수직축을 움직인다면, 우리는 하중을 작용시키기 위해 근육이 그만큼 많은 노력을 하게 된다. 이것은 우리가 레버의 긴장도 정도를 바꿀 수 있다는 뜻이며, 특정한 몸 움직임을 성취하고 유지하기에 어렵게 되는 것이다. 이 인체 해부학과 관련해 외부에서 찾아볼 수 있는 예로는 아이들 놀이터에 있는 시소를 들 수 있다. 이것은 판자의 중간 부분에 수평점이 있으며, 이것으로 인하여 판자는 각 끝 위에(중력) 동일한 하중이 위치하게 될 것이다. 이것은 판자가 땅으로부터 평행하게 된다는 뜻이다. 만약, 우리가 수직축을 왼쪽으로 옮긴다면, 예를 들어, 오른쪽의 판자를 길게 함으로써, 우리는 이 끝에 있는 하중을 증가시킨다면 오른쪽 판자는 땅 아래쪽으로 내려앉을 것이다. 이것은 수평 위치를 어떻게 움직임에 따라 레버의 행동이 바뀌는가의 간단한 예시이다.

레버의 종류

인체 몸에는 세 가지의 다른 레버 종류가 있다: 일차 레버(first-class levers), 이차 레버(second-class levers), 그리고 삼차 레버(third-class levers)이다.

일차 레버(First-class lever)

일차 레버는 그 수직축이 하중과 노력의 중간에 놓여 있는 것이다. 인체에는 일차 레버가 그리 많이 존재해 있지는 않다. 하지만 그 하나의 예로는 목에서 머리와 1번 척추 사이에 있는 관절을 들 수 있다. 하중은 머리에 해당하고, 수직축은 관절이며 근육의 작동은 승모근과 같은 두개골에 부착해 있는 후방 근육으로부터 나온다. 그러므로 만약 상승모근이 수축하고 단축이 되면, 머리의 무게와 중력에 대항하여 작용하게 될 것이고 턱은 들어 올려지고 뒤로 기울어지게 될 것이다. 이것에 관한 한 예로 위로 향한 개 자세(Upward-Facing Dog) (146쪽)에서 찾아 볼 수 있다.

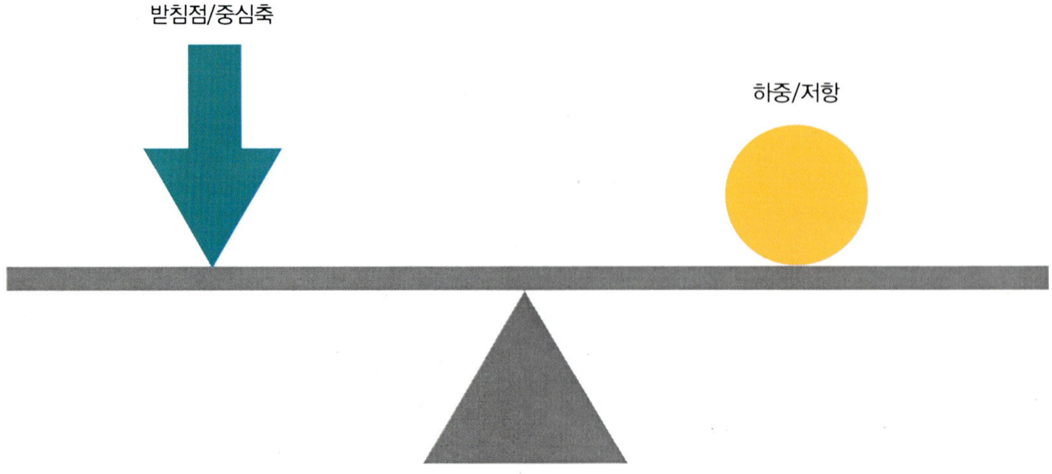

이 도해는 하중과 노력 사이에 존재해 있는 수직축과 함께 기본적인 일차 레버를 나타내 보이고 있다.

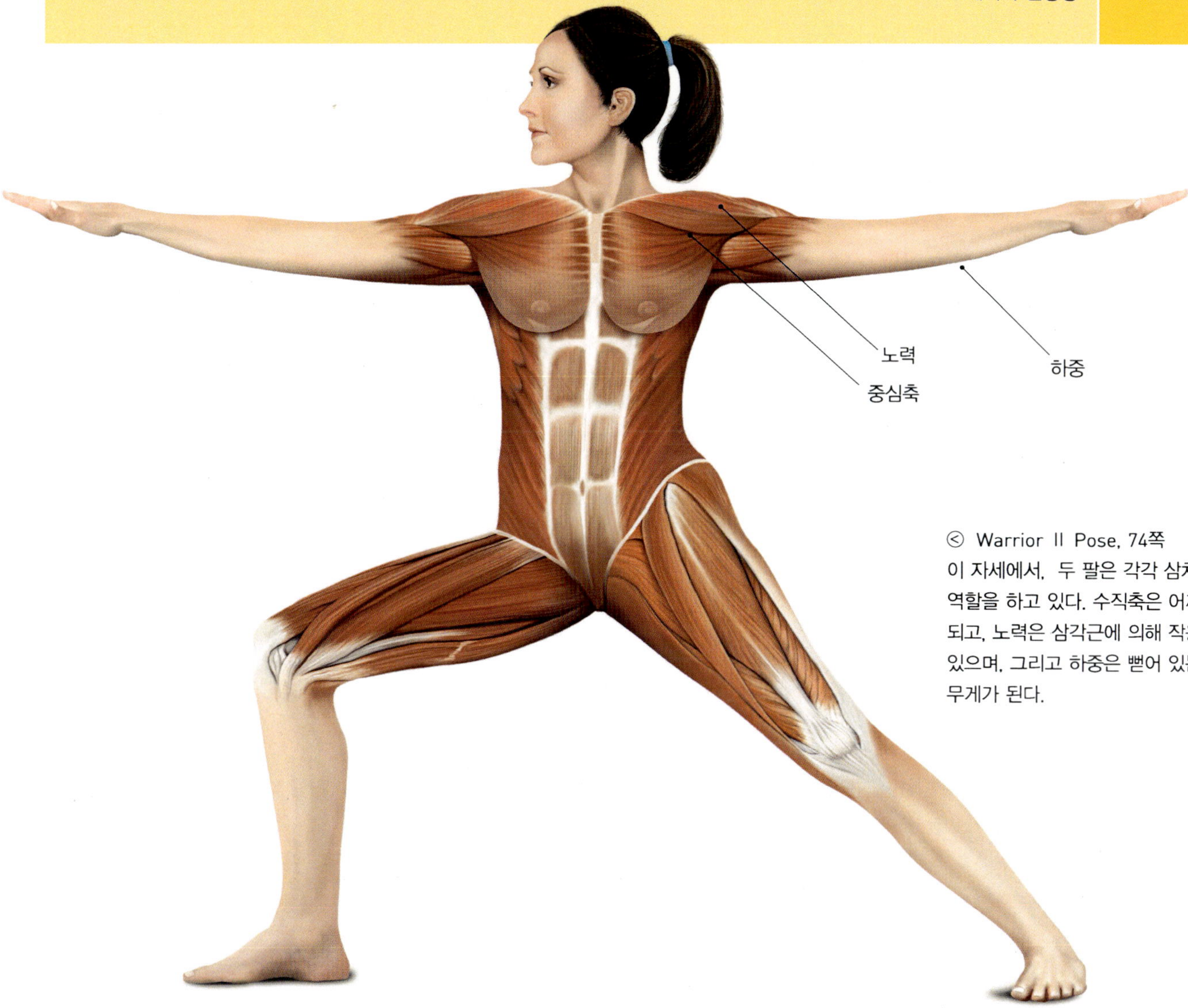

⧀ Warrior II Pose, 74쪽
이 자세에서, 두 팔은 각각 삼차 레버의 역할을 하고 있다. 수직축은 어깨 관절이 되고, 노력은 삼각근에 의해 작용하고 있으며, 그리고 하중은 뻗어 있는 두 팔의 무게가 된다.

이차 레버(Second-class lever)

이차 레버에서, 하중은 수직축과 노력 사이에 위치해 있다. 완전한 팔굽혀펴기와 플랭크 자세는 이것의 한 예가 된다. 발목이 수직축이 되고, 하중은 인체 중심의 가장 강력한 중력이 되며, 그리고 노력은 어깨에 있는 삼각근에서 현저하게 작동하게 된다.

삼차 레버(Third-class lever)

삼차 레버에서, 노력은 하중과 수직축 사이에서 작용하게 된다. 팔을 전사 II 자세(Warrior II Pose) (74쪽) 형태로 양 옆으로 벌리면 수직축은 어깨가 된다. 우리가 무게가 나가는 물체를 들고 유지하는 것이 아니기 때문에 하중은 체중과 팔의 무게에 의해 이루어진다. 그래서 양 삼각근은 두 팔을 들어 올려 유지하기 위해서 노력을 기울이게 된다.

이것에 관한 또 다른 예로는 전사 III 자세(Warrior III Pose) (104쪽)를 들 수 있다. 척추는 전방 굴곡되어 있고 수직축은 척추의 가장 아래 바닥인 천장관절이 된다. 왜냐하면 양 팔은 완전히 펼쳐져 있고 레버는 아주 길기 때문이다. 이것은 몸에 실리는 하중(중력)은 기도 자세(Prayer Pose)에서 두 팔이 가슴 앞에 위치해 있을 때보다 더 크다는 것을 의미한다. 수직축(천장관절)과 두 팔 사이에 있는 척추를 지지하는 근육은 척추의 위치를 유지하기 위해 노력을 기울이게 된다.

변형된 요가와 도구(Modifications and Props)

요가는 근본적으로 접근 가능한 동작임과 동시에 다양하게 구사할 수 있으며, 다른 특정한 도구를 많이 이용하는 것이 아니다. 그러나 요가에서 도움을 받기 위해 사용할 수 있는 수많은 기본 도구들이 있다. 이러한 것들은 또한 일부 아사나 자세에서 제한된 동작에 도움을 줄 수 있다. 이 책 전반을 통해서 우리는 도구를 사용한 것과 사용하지 않은 여러 가능한 변형된 아사나 자세를 제시해 놓고 있다.

요가 매트(Yoga Mat)

미끄러지지 않는 요가 매트는 다리를 넓게 벌리고 서 있는 자세에서 미끄러지지 않게 하기 위해서 특히 필요한 유용한 도구이다. 또한 앉거나 눕는 자세에서 바닥의 패드로 사용될 수도 있으며, 매트를 사용함으로서 공간 인식 감각을 증대시킬 수 있다.

요가 블록(Yoga Block)

요가 블록은 앉은 자세에서 힙을 들어 올리고 허리를 중립 상태로 맞추기 위해 종종 사용되고 있다. 예를 들면, 앉은 자세에서의 전방 굴곡(Seated Forward Bend) (124쪽) 자세를 취할 때 허리나 슬와부근이 경직되어 있으면 골반은 뒤로 기울어지는 경우가 흔히 발생하게 된다. 요가 블록을 힙 아래에 받쳐 두게 되면, 힙은 약간 앞으로 기울어지게 됨으로서 체중이 좌골에 직접 실리게 되면서 척추가 똑바로 서게 된다.

요가 브릭(Yoga Brick)

요가 브릭은 손이 바닥에 닿지 않을 때 그 아래에 두는 용도로 종종 사용된다. 예를 들면, 회전된 삼각 자세(Revolved Triangle Pose) (66쪽)에서 우측으로 몸을 돌릴 때 몸의 안정성을 유지하기 위해서 좌측 손으로 바닥이나 요가 브릭을 짚어야 한다. 요가 브릭은 또한 지지하기 위한 좀 더 넓은 용도로 Shoulder Bridge Pose(168쪽)에서 척추 하부를 지지하기 위해 천골 아래에 둘 수 있고, 혹은 Wide Leg Forward Bend(114쪽) 자세에서 목을 지지하기 위해 머리 꼭대기 아래에 둘 수도 있다.

요가 스트랩(Yoga Strap)

요가 스트랩은 그것을 어떻게 사용하느냐에 달려 있는데, 근육을 좀 더 스트레칭 시키는데 도움을 줄 수도 있고, 몸을 지지하는데도 활용할 수가 있다. Seated Forward Bend(124쪽) 자세에서 근육을 더욱 스트레칭 시키기 위해서는 요가 스트랩을 발바닥 앞부분에 둘러놓고 저항을 증가시켜 발목에 자극을 가해 준다. 이 경우 슬와부근과 비복근 또한 스트레칭이 된다. 역으로, 나비(구두 수선공) 자세(Cobbler's Pose) (136쪽)에서 요가 스트랩을 허리, 허벅지 내측, 그리고 발목에 감은 경우에는 이 스트랩에 의해 지지되어지는 한 두 다리와 힙 부위에서는 이완이 일어나게 된다.

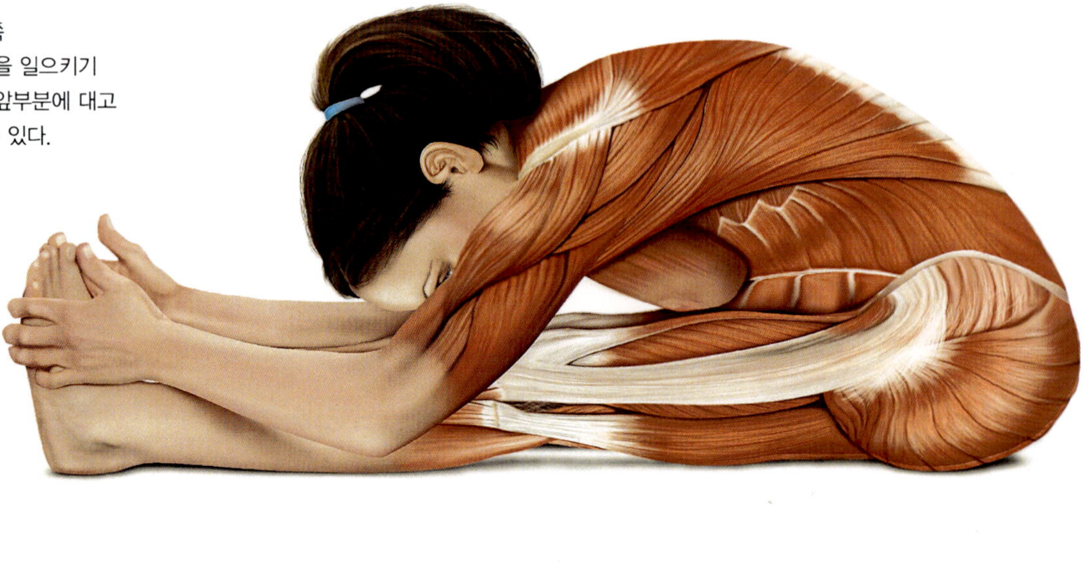

⊙ Seated Forward Bend, 124쪽
이 자세에서 더욱 강력한 스트레칭을 일으키기 위해서는 요가 스트랩을 발바닥의 앞부분에 대고 도움을 받는 변형된 방법으로 할 수 있다.

담요(Blanket)

담요는 몸에 완충장치를 해 주기 위해 사용되어진다. 예를 들면, 보트 자세(Boat Pose) (128쪽)에서 힙 아래에 둘 수도 있고, 나비(구두 수선공) 자세(Cobbler's Pose) (136쪽)에서 두 발과 발목 아래에 둘 수도 있다. 또한 몸을 이완시키고자 할 때 온기를 제공하기 위해 덮개로 활용할 수도 있다.

벽(Wall)

직접적인 도구는 아니지만, 벽은 기대는 자세에서 균형을 잡기 위해 활용할 수 있는데, 그 예로 물구나무서기 자세(Headstand Pose) (180쪽)나 반달 자세(Half Moon Pose) (100쪽)를 들 수 있는데 그 이유는 벽은 몸을 지지 해 주고 정확한 정렬 상태에 대한 감각을 제공해 줄 수 있기 때문이다. 다리를 넓게 벌리고 앞으로 굽히는 몇 가지의 동작에서 두 손을 바닥에 대는 대신에 벽에다 대고 척추를 바닥과 평행하게 하여 연습을 할 수 있다.

의자(Chair)

가동성이 제한되어 있는 경우에 의자를 활용하면 많은 도움이 된다. 예를 들면, 만약 바닥에 앉은 자세에서 움직임이 불가능하다면 두 발을 바닥에 붙이고 의자에 앉은 자세에서 몸을 비트는 동작을 실시해 볼 수 있는데, 이 때 좌측 손은 우측 무릎에 대고 우측 손은 의자의 바닥에 댄 상태에서 상체를 돌리면 그 방향으로 쉽게 회전시킬 수 있다.

ⓥ 아래 그림에서는 요가 매트, 브릭, 그리고 스트랩을 보여 주고 있다. 요가 브릭은 요가 블록보다는 좀 더 작으면서 종종 손을 편안하게 놓는데 사용되고 있는데, 앉은 자세에서 하는 요가 동작 중 힙 아래에 둔다.

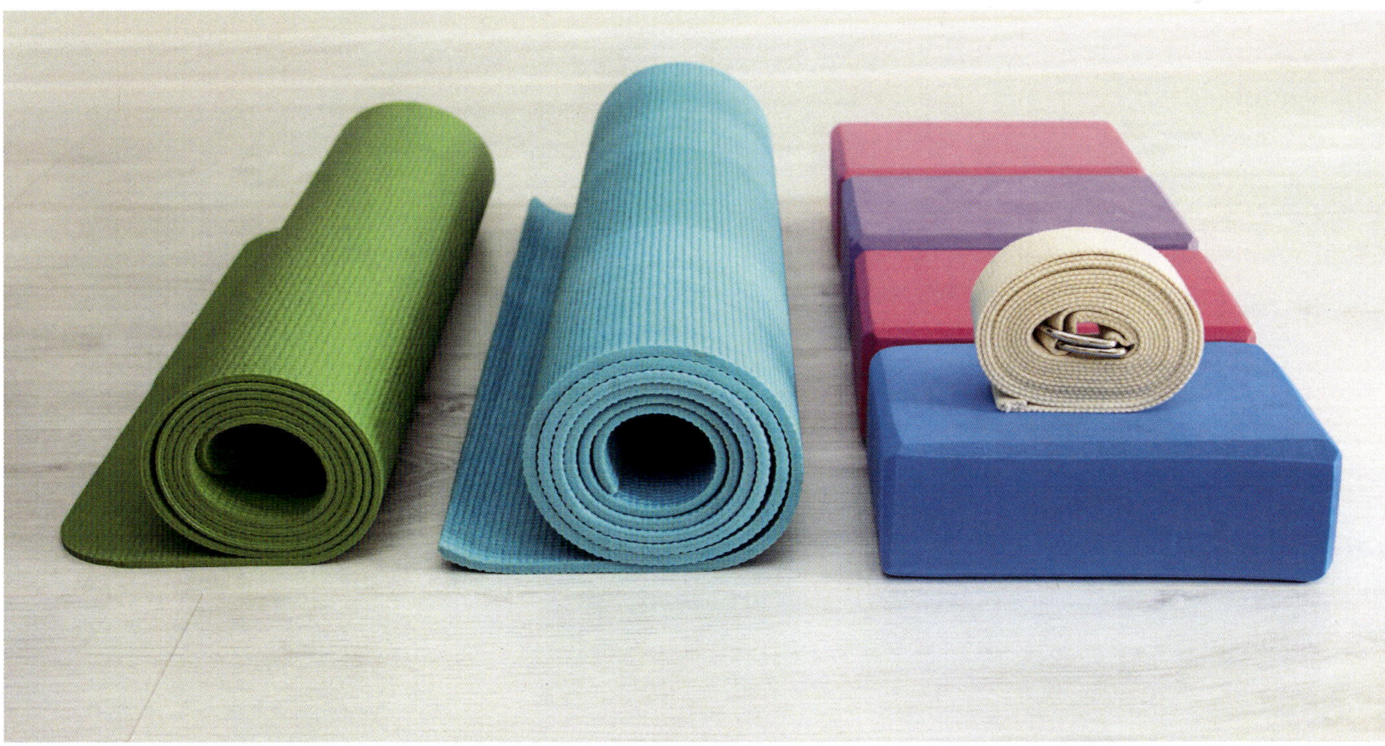

시작 자세(Starting Poses)

네 가지의 자세가 이 책 전반을 통해 사용되어지고 있으며, 아래에서 잘 설명되어 있다. 여러분은 대부분의 아사나 시작 자세에서 이 중의 한 동작이 사용되어지게 될 것이다.

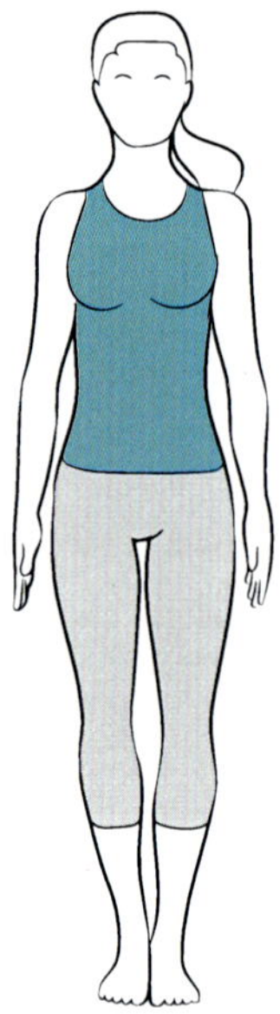

산 자세(Mountain Pose)

Tadasana

이것은 모든 서서 하는 자세에 기본 동작이다. 정상적인 호흡을 하면서 두 손은 몸 옆에 두고, 두 발은 서로 붙인 채 바로 선 자세이다. 발가락을 약간 들어 올리고 벌려서 좀 더 넓고 견고한 바닥을 형성하도록 한다. 허벅지 근육을 수축시켜서 무릎 캡이 약간 당겨 올려지고, 꼬리뼈가 바닥으로 당겨 내려지게 하여 골반과 요추가 중립의 위치에서 잘 정렬되도록 한다. 가슴을 위로 살짝 들어 올려 쇄골을 넓혀 주고, 어깨는 아래로 당겨 내린다. 목을 길게 당겨 올려 머리의 꼭대기(크라운)가 하늘로 향해 들려지도록 하고, 턱은 바닥과 평행을 이루도록 한다.

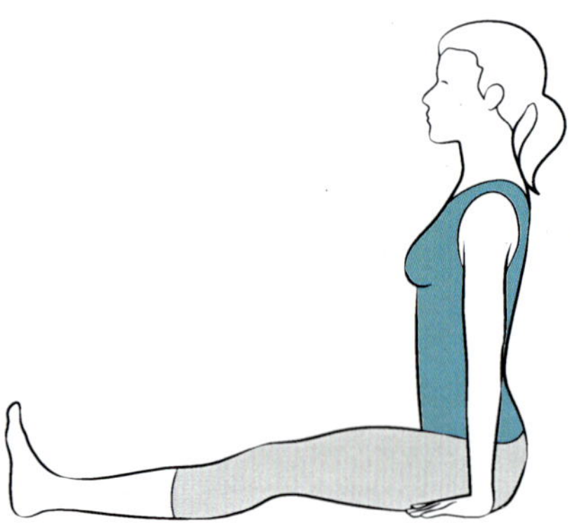

스텝 자세(Staff Pose)

Dandasana

두 다리를 몸 앞으로 뻗고 앉은 자세에서 시작하는데, 척추는 바닥과 수직을 이루게 하고 상체는 머리의 크라운을 향해 위로 뻗쳐 있는 자세를 취한다. 양 손바닥은 몸 양쪽에서 힙과 라인을 맞추어 바닥을 향하게 하고 어깨는 뒤로 당겨 아래로 내린다. 두 다리는 바닥 아래로 누르고, 발가락은 발목이 중립된 상태에서 천장을 향하게 한다. 척추를 지지하기 위해 복근을 가볍게 수축시키고 턱을 바닥과 수평을 이루게 한다.

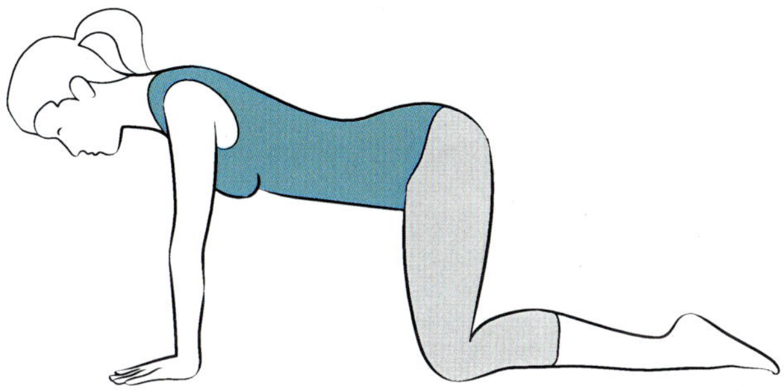

박스 자세(Box Pose)

두 손과 무릎을 이용해서 시작하는데, 허벅지는 등과 일직선을 이루고, 두 팔은 바닥과 수직을 이루게 하고 엎드려 기는 자세를 취한다. 무릎은 힙과 수직을 이루어야 하며, 두 무릎 사이는 서로 약간의 간격을 유지되어 있어야 한다. 어깨 또한 팔꿈치, 손목과 수직을 이루어야 하며 손가락은 펼쳐 놓도록 한다. 목을 포함해 전 척추는 바닥과 수평을 이루도록 한다. 시선은 바닥을 주시하도록 하고, 머리의 크라운은 정면을 향하게 한다.

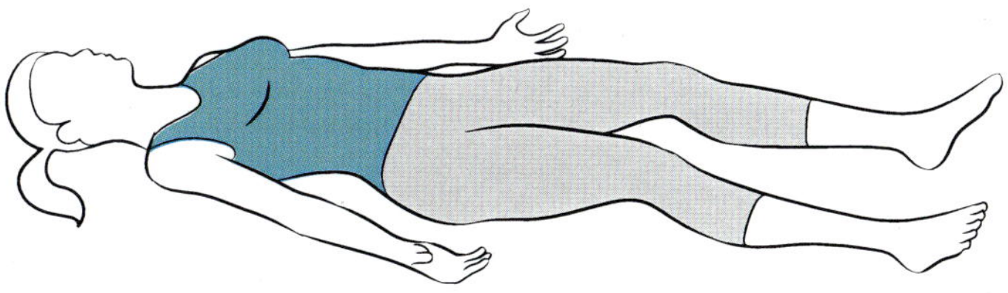

송장 자세(Corpse Pose)

Savasana

이것은 아주 간단한 이완 자세로서, 아사나가 끝난 뒤 혹은 그 중간에 하는 동작이나 실습의 연속성을 가져다주는 상당한 집중이 요구되는 자세이다. 바닥에 등을 대고 누운 자세에서 두 다리를 쭉 뻗되 힙 너비만큼 벌려 놓은 상태에서 양 발은 바닥에 가볍게 내려놓고 양 팔은 손바닥을 천장을 향하게 한 채 몸 옆에 붙이지 않고 가지런히 내려놓는다. 몸을 스트레칭 시키면서 양 어깨를 서로 부드럽게 잡아 당겨 흉골이 약간 당겨 올려 지게 한다. 심 호흡을 하면서 시작하고 천천히 호흡을 지켜보도록 한다. 만약 이 아사나가 최종 이완 동작으로 활용하고 있는 상태라면, 몇 분간을 그대로 유지하도록 한다.

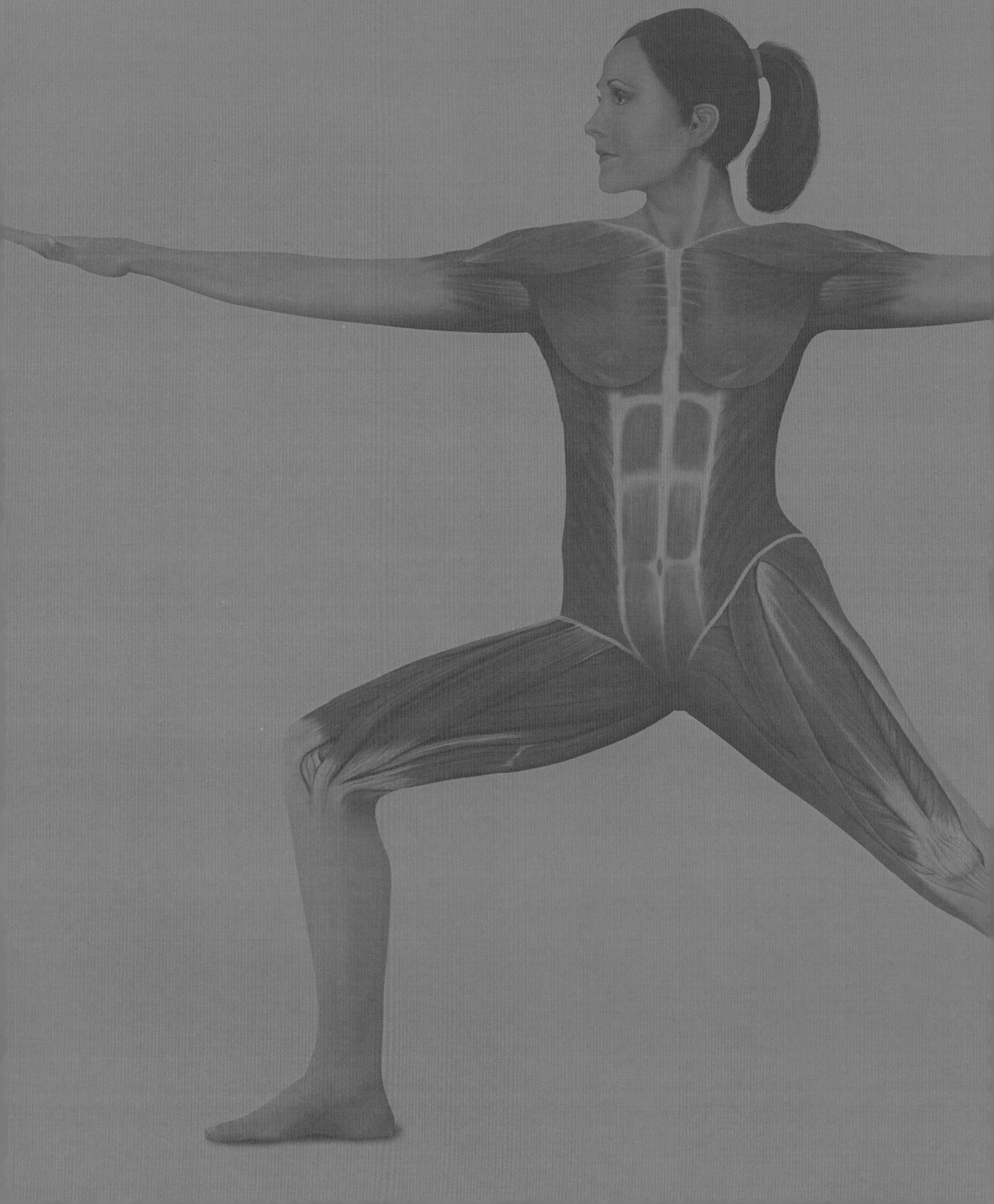

선 자세
Standing Poses

대부분의 요가 동작들에는 선 자세들이 많이 포함되어 있는데, 이러한 자세들은 상당한 균형을 요하는 하타 요가 실습의 한 부분을 차지하고 있다. 이것은 주로 몸의 근육과 관절의 인대와 건을 워밍업 시키는 효과가 있으며, 부상의 위험성을 줄이면서 좀 더 심도 있게 스트레칭을 시키기 위한 아사나 동작을 준비하는데 많은 도움이 된다. 좀 더 긴 안목으로 내다보면, 구체적으로는 발목과 힙 그리고 무릎에 튼튼함과 유연성 그리고 안정성을 증대시켜준다.

요가를 처음 시작하는 초보자는 주로 선 자세의 요가 아사나 동작에 많은 초점을 맞추어야 하는데, 그 이유는 좀 더 도전적인 아사나 동작에 들어가기 전에 몸에 아주 적절한 기초를 확립하기 위하여 척추의 유연성과 자세를 이루기 위해서이다.

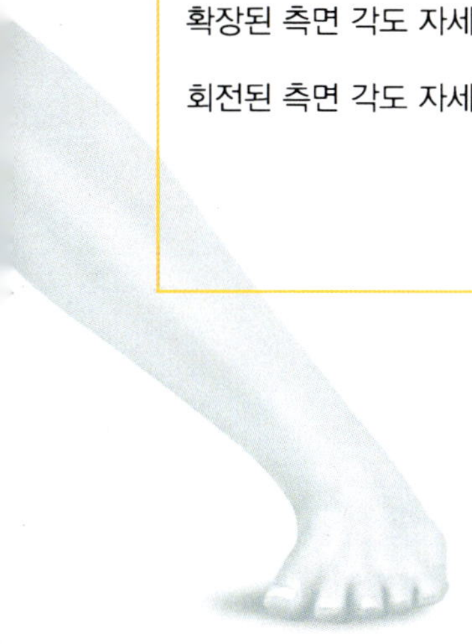

의자 자세(Chair Poses)

웃카타아사나(Utkatasana)

사나운 자세(Fierce Pose)로도 알려져 있는 의자 자세는 아주 강렬한 동작으로서 의자에 앉아 있는 듯한 자세이다. 이것은 몸 전체를 강하게 만들어 주는데, 특히 등과 다리 그리고 신체의 모든 주요 관절들이 적용된다. 이 자세를 취하기 위해서는 대퇴사두근을 늘리는 반면에 고관절 굴곡근을 수축시키고 단축시켜 골반을 약간 전방으로 기울여야 한다. 어깨와 등 상부 근육은 팔을 들어 올리고 어깨를 당겨 내리기 위해 작동하며, 등에 있는 더 큰 근육들은 신전되어 있는 두 팔과 척추를 유지하는데 도움이 된다.

스쿼트와 유사한 이 자세에서, 어깨, 힙, 무릎, 그리고 발목 모두가 강해진다. 이러한 이유에 의해, 의자 자세는 더 강렬한 선 자세의 아사나 동작을 실행하기 전에 이 관절들을 강하게 할 필요성이 있는 사람에게 유용한 것이기도 하나, 이 동작이 이러한 관절들을 안정화시켜 주기 때문에 무릎과 발목 부상의 회복을 위해서도 필요한 자세가 될 수 있다. 나아가, 의자 자세는 동시에 여러 근육들을 활용할 수 있고, 심장 박동이 증가하게 되면서 혈액 순환의 증가와 스태미나 증대의 결과를 가져 오기도 한다.

레벨

초급

효과

이 아사나 동작은 어깨와 힙 그리고 무릎과 발목 관절을 포함한 모든 주요 관절들을 강하게 해 주며, 또한 스태미나와 근육의 지구력을 증대시켜 준다.

주의사항

요통환자나 고혈압 환자는 이 자세를 취할 때 주의하도록 한다.

⊕ 수정 보완

자세의 강도를 낮추기 위해서는 팔을 위로 더 뻗어 올리는 대신에 무릎은 좀 더 덜 굽히고, 두 손은 기도하는 형태로 가슴 앞쪽에 위치시켜 두도록 한다.

만약 여기서 균형이 이슈가 된다면 발은 엉덩이 너비로 벌려 두되, 발목 관절이 양 무릎과 라인이 맞추어져야 한다.

⊘ 시도

요추 전반을 중립 상태를 유지하고 체중을 양 발에 균등하게 실은 상태에서 무릎을 굽히면서 골반을 아래로 당겨 내린다.

하체가 강해짐을 느끼기 위해 두 다리에 압박을 가한다.

양 어깨 간의 공간을 확보하기 위하여 양 어깨를 머리로부터 아래로 당겨 내린다.

⊗ 주목사항

이 동작의 전 과정 동안에 모든 척추가 굽혀지지 않도록 주의하며, 미골을 바닥을 향해 당겨 내리도록 한다.

양 팔을 들어 올릴 때에 척추가 굽어진다면, 팔을 어깨 너비만큼 벌려 주도록 한다. 이렇게 하면 척추를 중립 상태로 유지하는데 도움이 된다.

시행 방법

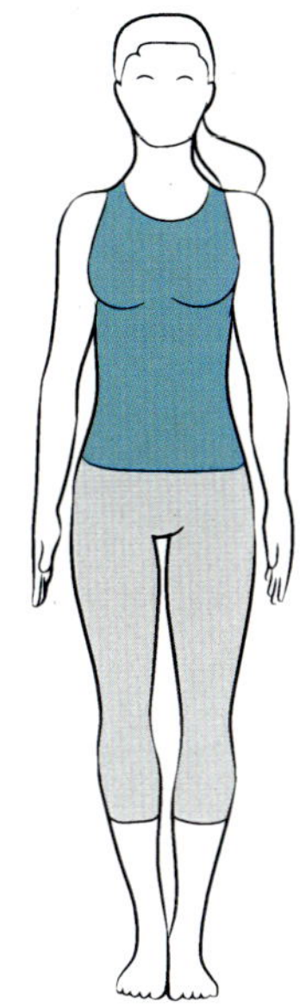

ⓢ 스탭 1

산 자세(Mountain Pose)에서 시작한다(54쪽).

스탭 2 ⓢ

두 다리와 발에 동시에 압박을 가한 상태에서, 숨을 내쉬면서 무릎을 굽혀서 스쿼트 자세를 만든다. 발가락을 벌리고 발뒤꿈치가 바닥에 견고하게 지지되어지도록 하고, 체중은 양 발에 균등하게 배분되도록 한다.

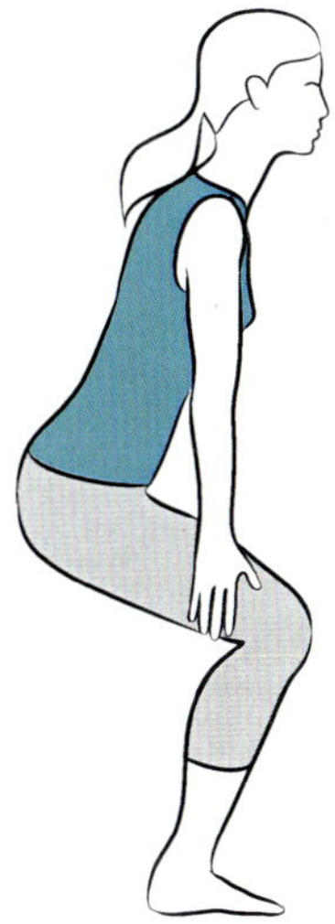

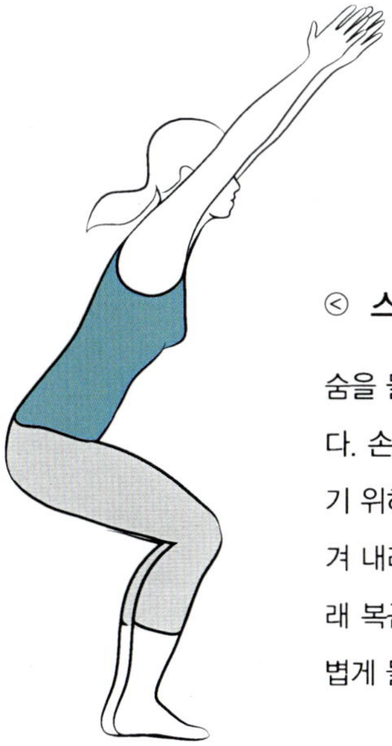

ⓢ 스탭 3

숨을 들이 쉬면서, 양 팔을 어깨 너비만큼 벌려 귀 옆 머리 위로 들어 올린다. 손가락은 벌리지 않고 서로 부쳐 놓는다. 양 어깨 간의 공간을 확보하기 위하여 양 어깨를 머리로부터 아래로 당겨 내린다. 미골을 바닥으로 당겨 내려 요추가 좀 더 늘려질 수 있도록 하고 허리가 지지될 수 있도록 아래 복근을 수축시킨다. 흉골(sternum)과 턱을 약간 들어 올려 상체를 가볍게 들어 올린다는 느낌을 가지면서 호흡을 안정되게 한다.

의자 자세(Chair Pose)

웃카타아사나(Utkatasana)

의자 자세에서, 수많은 근육들이 고정 작용의 기능으로 구심성과 원심성 작용을 하게 된다. 대퇴직근과 장요근은 구심성 수축을 하면서 골반을 안정화시켜 주는데 도움을 준다. 척추기립근과 요방형근은 척추가 신전된 상태에서 고착이 되기 전에 원심성으로 늘어나면서 척추의 굴곡을 일으킨다. 무릎은 약간 굽혀지며 햄스트링이 단축되게 된다. 삼각근은 양팔을 귀 옆 머리 위에 안착시키고 상완삼두근은 뻗어 있는 두 팔의 신전 상태를 유지시켜 준다. 발목 전경골근이 구심성 수축을 일으키고, 비복근과 가자미근이 원심성 수축을 일으키면서 족배굴곡된 상태가 된다. 복근 중 특히 복직근과 복횡근은 몸통을 안정화시켜 주는 역할을 한다.

근육 작동(muscle activity)

주동근(prime mover)

1 대퇴직근
2 장요근
3 장내전근
4 대흉근/소흉근
5 전삼각근
6 하승모근
7 척추기립근
8 상완삼두근
9 광배근

길항근(antagonist)

10 능형근
11 요방형근
12 복직근
13 외측광근
14 중간광근
15 내측광근
16 대둔근

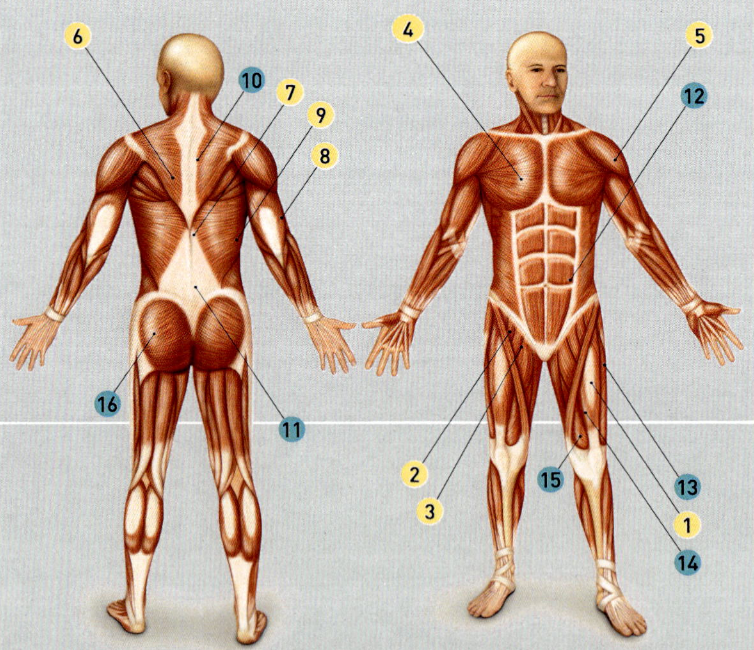

(7은 흉요추근막 아래에 위치해 있고, 14는 대퇴직근 아래에 위치해 있다.)

척추(spine)

아사나의 마지막 단계에서 골반은 전방으로 기울어져 있고 척추는 신전된 상태에서 움직인다.
척추는 내 외측 축을 중심으로 시상면에서 전방으로 움직인다.

자세의 해부학적 분석

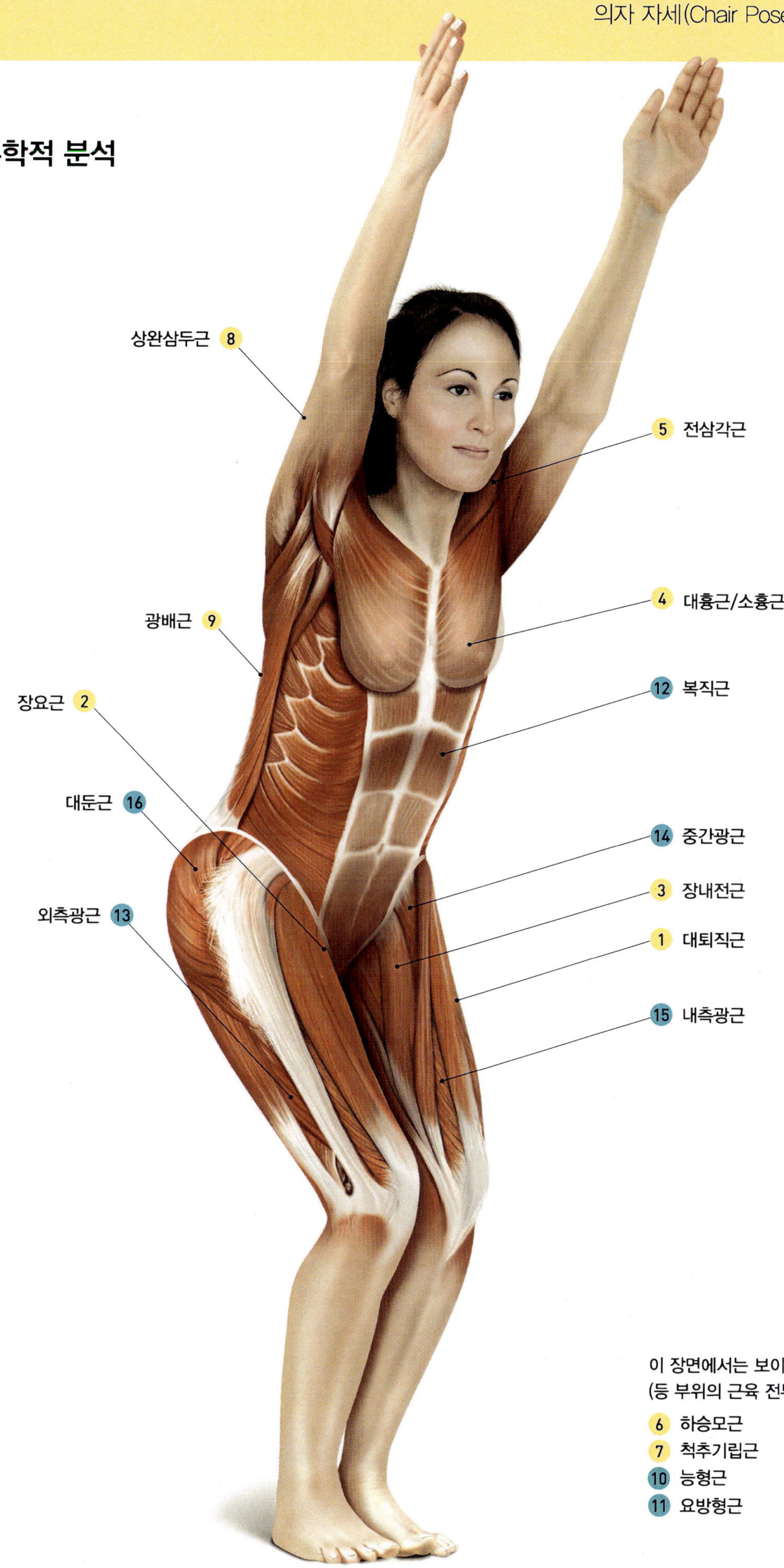

이 장면에서는 보이지 않는 근육:
(등 부위의 근육 전부)

- 6 하승모근
- 7 척추기립근
- 10 능형근
- 11 요방형근

삼각 자세(Triangle Pose)

트리코나아사나(Trikonasana)

삼각 자세는 기본 요가자세로서 모든 스타일의 요가에서 공통적으로 실습하고 있는 자세이다. 이 자세는 척추와 어깨 그리고 고관절을 포함한 모든 주요 관절들을 스트레칭시켜 준다. 척추는 다리를 벌린 상태의 몸 속 깊숙한 곳에서 굴곡이 될 것이며, 따라서 몸에서는 여러 형태의 삼각형이 만들어 지게 되고 그 선은 아주 강하고 직선적이다. 이 자세는 여러 주요 근육 그룹들을 강렬하게 스트레칭시켜 주는 결과를 가져오게 되는데, 앞쪽에 위치해 있는 다리는 내측 허벅지 근육, 뒤 다리는 외측 허벅지 근육이 스트레칭 될 것이고 햄스트링은 양쪽 다리 모두에서 스트레칭이 되게 된다. 상체의 체중은 거의 대부분 앞쪽 다리에 실리게 되고 따라서 뒤 다리와 발 그리고 허리 근육들은 몸의 균형을 유지하기 위하여 최대한 활용된다. 몸속 깊숙한 곳에서 굴곡되어 있기 때문에 우측 복사근은 단축되고, 좌측 복사근은 늘어나게 되지만 모든 코어 근육은 강화된다. 두 팔은 몸 양 옆 서로 반대 방향으로 뻗은 상태에서 우측 손은 다리의 중간 부위 후방 바닥에 가볍게 내려 놓는다.

레벨

초급

효과

이 아사나 동작은 다리 근육을 스트레칭시켜 주는데 특히 힙과 서혜부, 무릎 그리고 발목 관절 주변 근육이며, 햄스트링은 전반적으로 작동하게 된다. 또한 어깨와 가슴이 펴지는 효과도 있다. 이 삼각자세는 척추 자체에 가동성을 개선시켜 주고 주변 근육을 스트레칭시켜 주기 때문에 허리 통증을 완화시켜 주는데 도움이 된다.

주의사항

요추를 외측으로 굴곡시켜야 하기 때문에, 요통환자는 이 자세를 취할 때 주의하도록 한다.
목통증 환자나 서혜부에 통증이 있는 환자가 이 삼각자세를 취할 때는 수정 보완된 자세를 취하여야 한다.

⊕ 수정 보완

허리 통증이 있는 환자는 우측 무릎을 가볍게 굽히고, 좌측 손은 허리에 올려놓은 자세를 취하도록 한다.

목통증이 있는 환자는 위로 쳐다보지 않고 턱을 가슴 가운데 뼈(흉골)와 그 선을 맞춘다.

✓ 시도

두 다리를 균등하게 작동시키기 위해서는 양 발바닥에 견고하게 압박을 가하도록 해야 한다.

특히 자세를 취하고 난 다음 그 자세를 풀기 위해 몸을 움직일 때 요추를 지지하기 위해 복근을 수축시켜야 한다.

좌측 힙과 어깨를 약간 뒤로 움직여서 좌측 어깨가 우측 어깨 위로 올라오게 하고 가슴은 열려지는 느낌이 나도록 한다.

⊗ 주목사항

척추가 상체의 수평선 보다 더 아래로 내려가지 않도록 해야 하는데, 머리에서 미골까지의 길이가 짧아질 수 있기 때문이다.

몸 앞뒤에 벽이 있다고 가정하고, 상상 속의 벽에 몸이 닿지 않도록 어깨와 힙을 서로 가지런히 잘 맞추도록 한다.

시행 방법

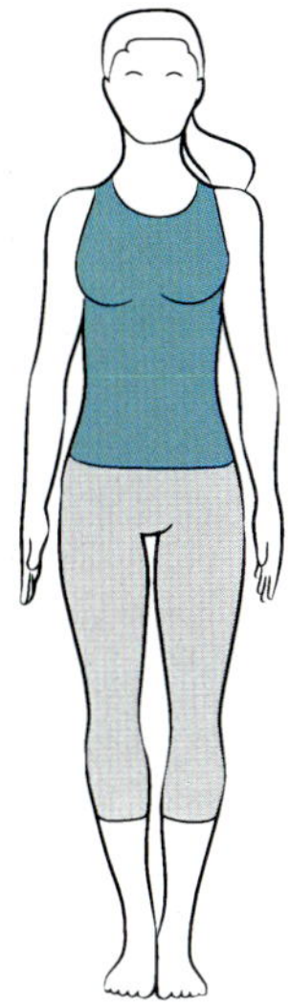

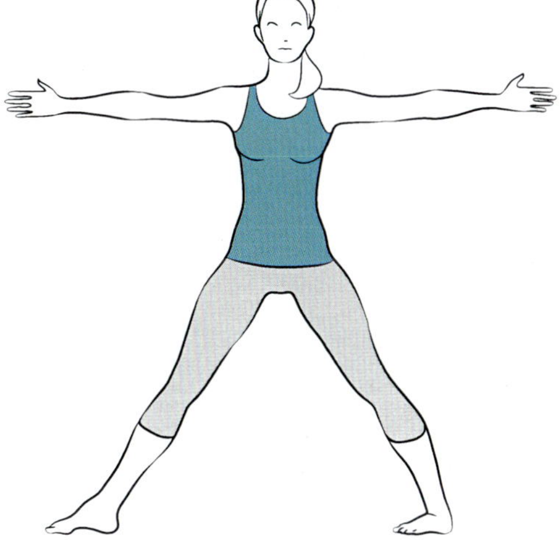

⊗ 스텝 1

산 자세에서 시작한다(54쪽).

⊗ 스텝 2

다리를 약 1.5 m 정도 벌리고 두 팔은 바닥과 평행하게 양쪽으로 벌린다. 어깨를 아래로 내릴 때 손가락은 편 상태를 유지하고 양 발은 손목과 정렬을 맞추도록 한다. 좌측 발가락은 45도 방향을 향하도록 하고, 우측 발은 90도 돌린다. 발뒤꿈치는 일직선상에 놓이게 한다.

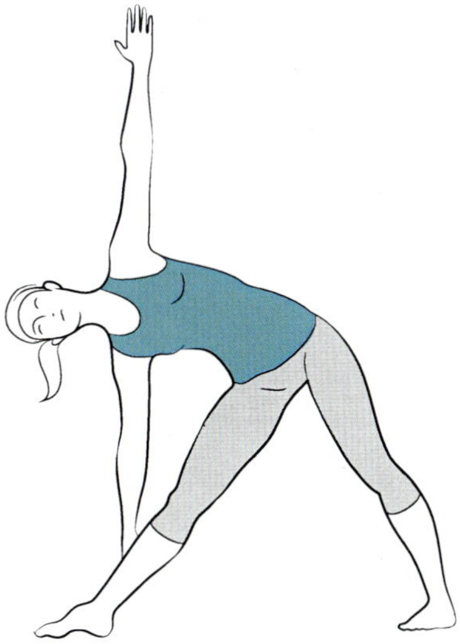

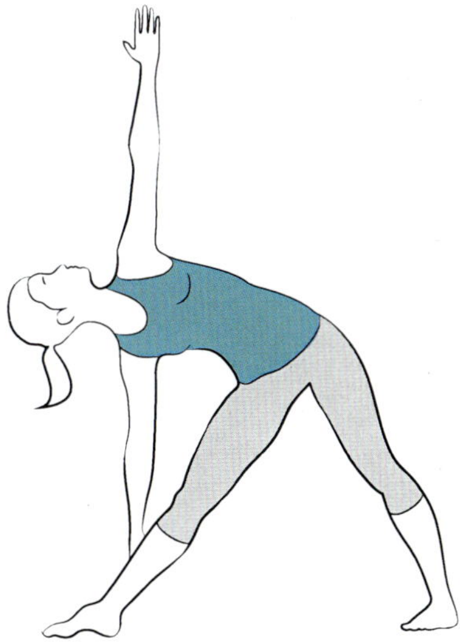

⊗ 스텝 3

양 팔이 여전히 바닥과 평행을 이루고 척추가 당겨 올려 진 상태에서, 척추를 외측으로 굴곡시켜 몸통의 중 상부 부위가 바닥과 평행을 이루게 한다. 여기서 양 팔은 바닥과 수직을 이루도록 해야 하는데, 우측 팔이 경골의 중간 부위 뒤편에서 바닥과 가볍게 닿게 하고, 좌측 팔은 천장을 향해 뻗어 올린다.

⊗ 스텝 4

이제 좌측 어깨와 힙을 뒤로 가볍게 빼면서 우측 힙은 아래로 약간 내린다. 이 자세는 몸통의 좌측 부위를 더욱 더 스트레칭시켜 주게 될 것이다. 시선은 머리를 좌측 손을 향해 천장 쪽으로 돌려 그 손끝을 응시하도록 한다.

삼각 자세(Triangle Pose)

트리코나아사나(Trikonasana)

삼각 자세에서 척추를 깊숙이 외측 굴곡시키기 위해서는 우측 장골이 외측으로 기울어져야 하는데, 그렇게 하기 위해서는 우측 다리의 장요근, 소둔근, 이상근, 그리고 요방형근이 대퇴골을 외회전 시켜 우측 힙의 공간을 확보해 주어야 한다. 이 동작은 햄스트링은 늘려 주면서 대둔근과 힙 굴곡근 그리고 대퇴사두근을 사용하여 다리를 신전시켜 주고 내전근과 외전근도 늘려 주어야 한다. 몸의 우측 근육 길이는 바깥쪽의 외측 발로 바닥을 견고하게 지지해 누를 때 중둔근과 장비골근은 원심성 수축이 발생하면서 더욱 늘어나게 된다. 우측 편의 복사근은 구심성 수축을 일으키는 반면에, 좌측은 원심성으로 늘어나게 된다. 삼두근이 팔꿈치를 신전시키는 반면에 팔을 외전시키는 중삼각근은 팔을 중앙선상에서 멀어지게 만든다. 양 견갑골은 척추 쪽으로 후인이 되면서 하승모근에 의해 머리 쪽에서 아래로 쳐지게 된다. 여기서 목은 흉쇄유돌근에 의해 반대편으로 회전을 일으키게 된다.

근육 작동(muscle activity)

주동근(prime mover)

1 내외 복사근
2 요방형근
3 소둔근
4 이상근
5 대퇴방형근
6 대퇴사두근
7 상완삼두근
8 삼각근(중간부위)
9 흉쇄유돌근

길항근(antagonist)

10 복직근
11 장요근
12 장비골근
13 승모근

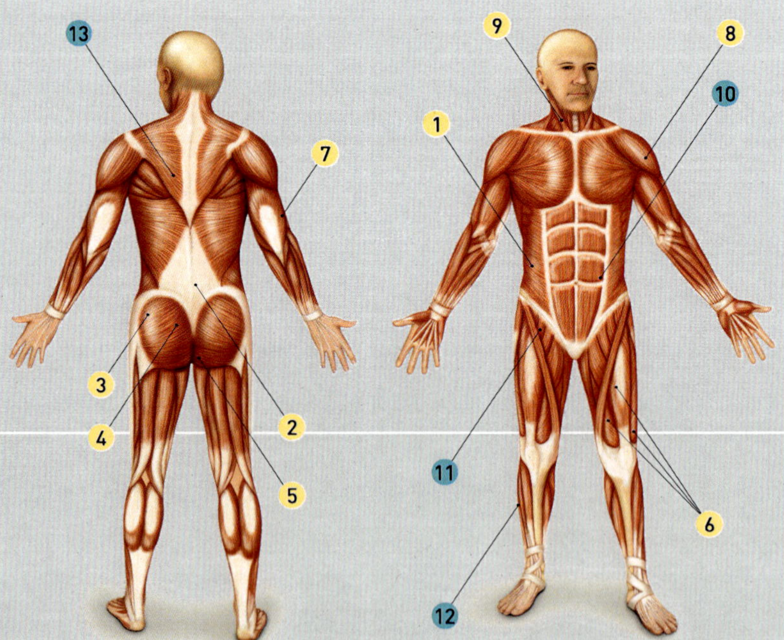

2는 흉요추근막 아래에 위치해 있으며, 대둔근 아래에 위치해 있다.

척추(spine)

척추는 시상축을 중심으로 관상면에서 외측 굴곡을 일으키고 있고, 골반은 우측으로 기울어져 있다.

자세의 해부학적 분석

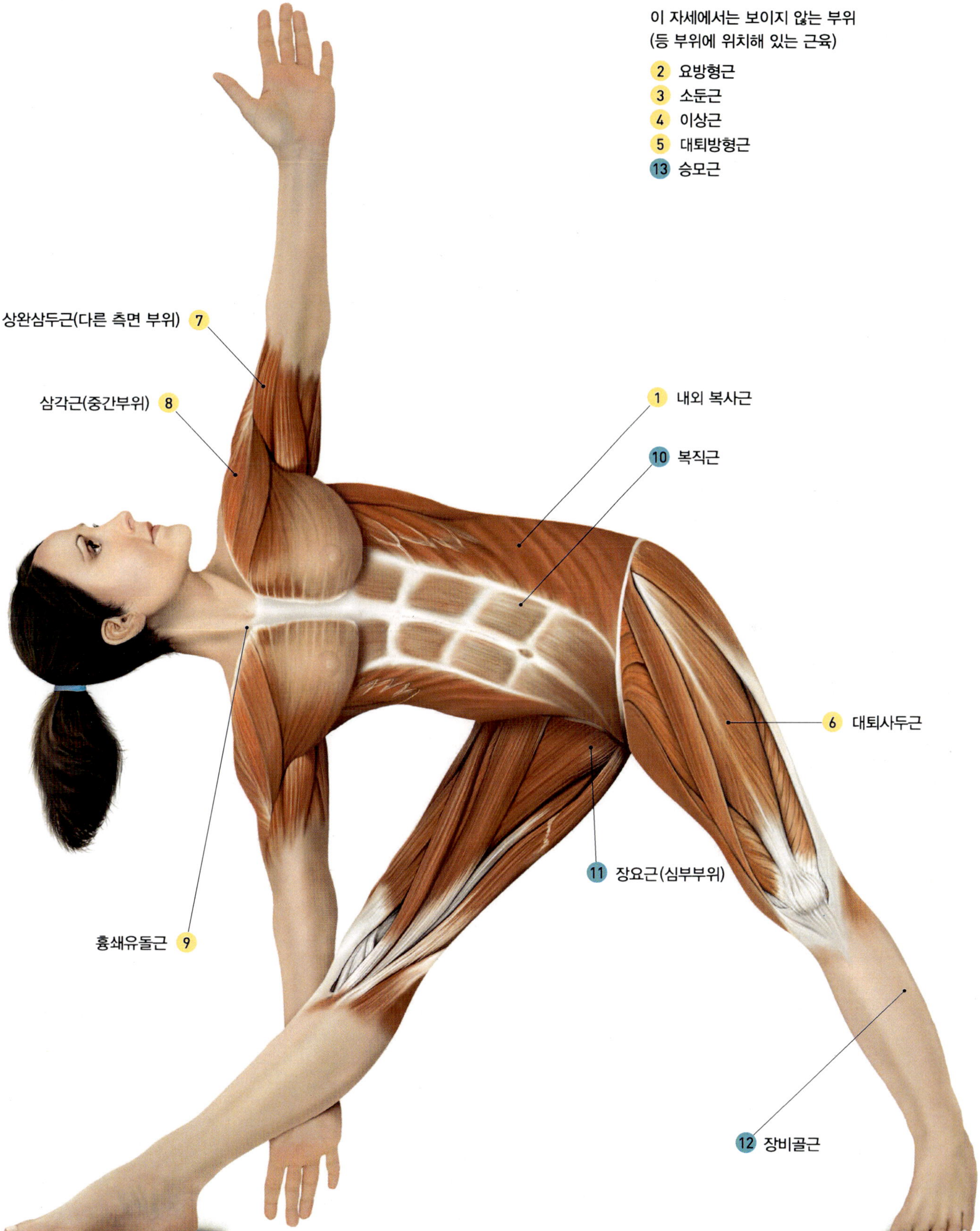
이 자세에서는 보이지 않는 부위
(등 부위에 위치해 있는 근육)
2 요방형근
3 소둔근
4 이상근
5 대퇴방형근
13 승모근
상완삼두근(다른 측면 부위) 7
삼각근(중간부위) 8
1 내외 복사근
10 복직근
6 대퇴사두근
11 장요근(심부부위)
흉쇄유돌근 9
12 장비골근

회전된 삼각 자세(Revolved Triangle Pose)
파리브리따 트리코나아사나(Parivrtta Trikonasana)

이 자세는 모든 주요 관절 특히 힙 관절의 유연성과 안정성 그리고 척추를 회전시켜 주기 위한 몸통 근육의 능력을 증대시켜 주는 복합적인 아사나 동작이다. 따라서 회전된 삼각 자세는 자세를 개선시켜 주고, 에너지 레벨을 올려 주는 좋은 자세일 뿐만 아니라 소화기 계통을 비롯해 내부 장기의 기능도 원활하게 해 준다. 또한 균형 감각과 공간 인식 능력을 향상시켜 주기도 한다. 이 자세에서는 하지는 기반을 튼튼히 해 주는 작용을 하여야 하는데; 대퇴사두근은 활성화가 되고, 햄스트링은 스트칭이 되면서 척추가 전방으로 기울어지게 된다. 광배근과 복사근을 포함한 주요 등 근육들이 스트레칭과 안정성을 동시에 제공함으로서 척추는 자유롭게 회전을 일으킬 수 있다.

회전된 삼각 자세에서 척추가 움직일 때, 척추는 회전된 상태에서 전방 굴곡된 상태가 된다. 이 자세가 일반적으로는 유용한 자세인 반면에, 척추는 만약 누군가가 정상 범주의 가동범위를 넘어서는 힘을 가한다면 손상을 입을 가능성이 매우 크기 때문에 근육이 천천히 스트레칭되고 이완될 수 있도록 각별한 주의를 기울이도록 한다.

레벨

중급

효과

이 아사나 동작은 힙 근육과 햄스트링을 비롯해 종아리 근육을 스트레칭시켜 주면서 강화도 시켜 준다. 또한 어깨와 가슴을 펴 주어 호흡을 원활하게 해 주는 효과도 있다. 요통이 감소하고 신체의 전반에 걸쳐 균형 감각과 안정성이 개선된다.

주의사항

요통환자는 이 아사나 자세를 취할 때 주의하도록 한다. 회전된 삼각 자세는 목통증 환자나 서혜부 통증 환자 혹은 저혈압 환자는 반드시 수정 보완된 자세를 취하여야 한다.

⊕ 수정 보완

만약 손을 바닥에 편하게 내려 놓을 수 없다면, 요가 브릭(Yoga brick)을 그 아래에 놓도록 한다. 이렇게 하면 몸통 양쪽의 길이를 같게 유지하는데 도움이 될 뿐만 아니라 척추를 스트레칭 시키는데도 많은 도움이 된다.

만약 몸통이 우측으로 완전하게 회전이 되지 않을 때에는 턱을 가슴의 흉골과 일직선상의 라인을 맞추어 목의 부상을 방지하도록 한다. 골반을 정확하게 배열을 맞추기 힘들 때에는 발을 약간 대각선 방향으로 위치시키도록 한다.

✓ 시도

척추를 아래로 내려서 바닥과 평행을 이루게 하고, 머리의 정점 부위 일체가 스트레칭이 되도록 한다.

좌측 발의 가장자리 부위로 바닥을 누르고 양쪽 다리의 대퇴사두근을 강하게 수축시켜 하지의 균형과 안정성 감각을 증대시키도록 한다.

상체를 천천히 회전시키면서 동시에 우측 힙을 약간 뒤로 움직여 힙의 공간을 확보하도록 한다.

⊗ 주목사항

좌측 손을 너무 세게 바닥을 누르지 않고 가볍게 닿게 하여 허리 주변의 근육이 허리를 잘 지지할 수 있도록 한다.

우측 어깨가 전방으로 떨어지지 않도록 주의하면서 좌측 어깨와 뒤에서 일직선을 이루도록 한다. 이 자세는 가슴과 목 부위를 펴 주는 동작이다.

시행 방법

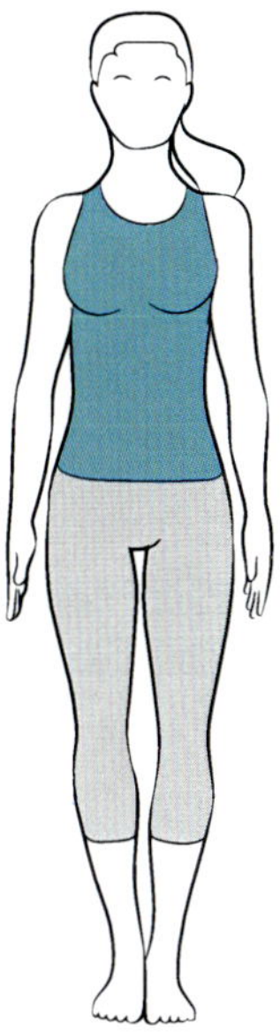

스텝 1

산 자세에서 시작한다(54쪽).

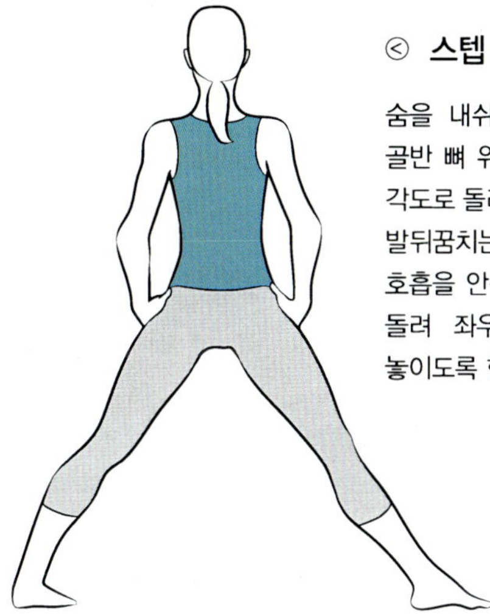

스텝 2

숨을 내쉬면서 다리를 1 m 정도 벌리고 양 손은 골반 뼈 위에 올려놓는다. 좌측 발을 우측으로 45도 각도로 돌리고, 우측 발은 90도 우측으로 돌려놓는다. 발뒤꿈치는 서로 일직선상에 있도록 맞춰 놓는다. 호흡을 안정되게 취하면서, 몸통과 골반을 우측으로 돌려 좌우측 전방 골반 뼈가 서로 일직선상에 놓이도록 한다.

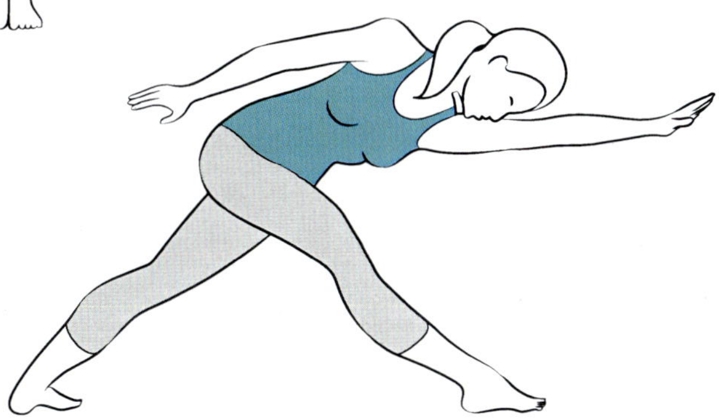

스텝 3

우측 손은 허리 부위에 두고, 좌측 팔을 머리 위로 쭉 뻗어 올린다. 발로 바닥을 견고하고 누르면서 허벅지에 힘을 주어 근육을 수축시킨 상태를 유지한다. 숨을 들이 쉬면서 척추를 위로 뻗어 올린 다음, 숨을 내쉬면서 척추와 좌측 팔을 앞으로 내 뻗어 바닥과 평행을 이루도록 한다.

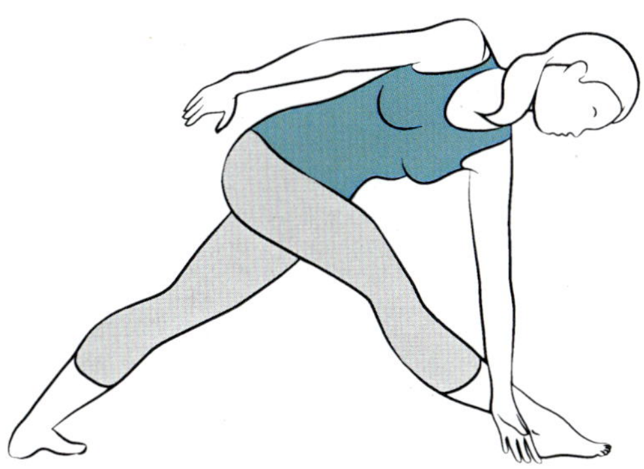

스텝 4

숨을 들이 쉬는 동안, 좌측 손을 우측 발의 바깥쪽의 바닥에 댄다. 뒤쪽 발의 가장자리 부위에 힘을 주어 견고하게 유지하도록 한다. 이제 숨을 내쉬기 시작하면서 배꼽을 중심으로 몸통을 돌려서 우측 어깨가 좌측 어깨 위에 올라오는 자세를 취하도록 한다. 목은 바닥과 평행을 이루어야 한다.

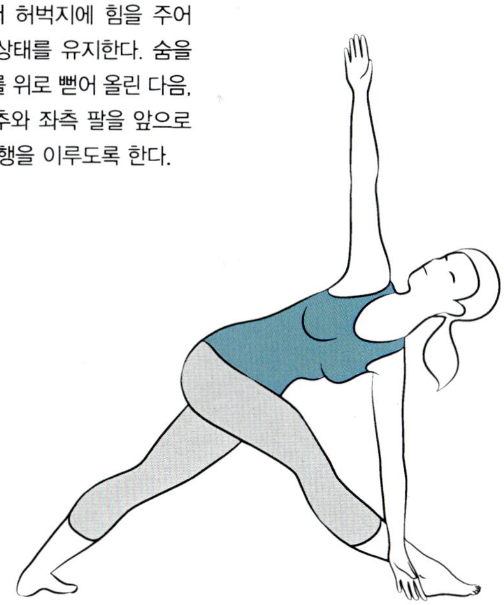

스텝 5

심호흡을 유지하면서 우측 골반 뼈를 좀 더 뒤로 보내고, 우측 팔은 좀 더 위로 뻗어 올린다. 이 때 손바닥은 바깥쪽을 향하도록 한다. 좌우측 어깨가 서로 일직선상에 놓여 있어야 하고, 목은 편히 길게 늘여진 상태를 유지하면서 시선을 우측 손끝을 응시하도록 한다.

회전된 삼각 자세(Revolved Triangle Pose)

파리브리따 트리코나아사나(Parivrtta Trikonasana)

회전된 삼각 자세에서 척추를 전방 굴곡시키기 위한 첫 단계는, 골반을 먼저 전방으로 굴곡시키는 것이다. 이것은 장요근을 구심성 수축을 시켜 골반을 안정화시킨 상태에서 힙을 굴곡시킴으로서 일어날 수 있는데, 이 자세에서 우측의 햄스트링 근육과 좌측의 종아리 근육(비복근과 가자미근)은 늘어나게 된다. 요방형근이 허리를 지지함으로써 전방으로 굴곡이 가능하게 되고, 내복사근과 외복사근이 활성화됨으로써 척추를 회전시킬 수 있다. 뒤 발을 바닥에 견고하게 눌러 장비골근이 늘어나게 되면서 우측 골반이 좌측 골반과 정렬이 되어 바닥과 레벨을 이루게 된다. 상완삼두근이 팔꿈치를 신전시키고, 삼각근은 팔을 외전시킨다. 하승모근에 의해 견갑골이 머리에서부터 아래로 당겨 내리게 되고 이로 인해 머리가 자유롭게 회전이 가능하게 된다. 이 때 흉쇄유돌근은 목을 반대편으로 회전을 일으킨다.

근육 작동(muscle activity)

주동근(prime mover)

1 내외 복사근
2 흉쇄유돌근
3 대퇴이두근
4 대둔근, 소둔근
5 상완삼두근
6 삼각근
7 장요근

길항근(antagonist)

8 내전근
9 승모근
10 장비골근
11 요방형근
12 흉최장근

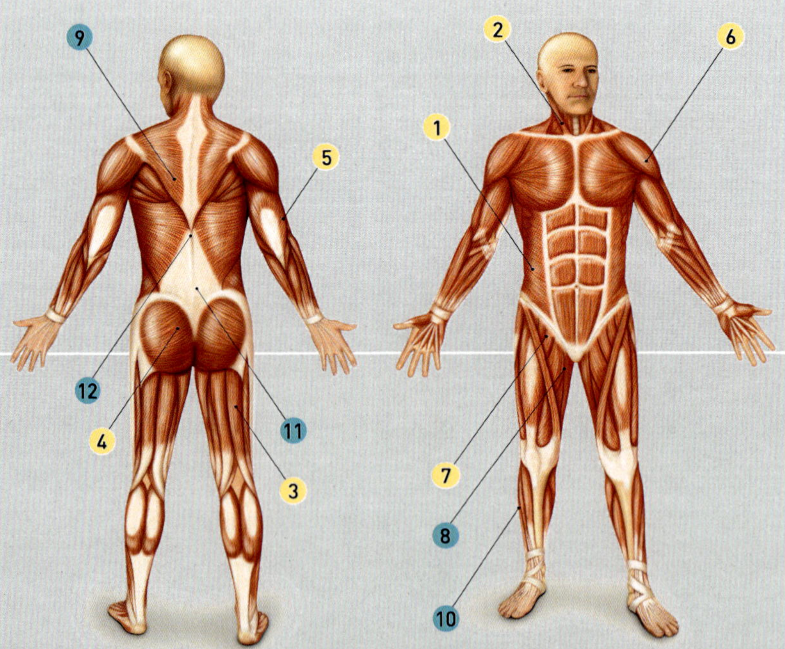

(11과 12는 흉요추근막 아래에 위치해 있다.)

척추(spine)

전방으로 굴곡되고 회전된 상태가 된다. 척추는 처음에는 횡단면에서 회전하기 전에 전방 축을 중심으로 시상면에서 움직인다. 골반은 전방으로 기울어져 있다.

자세의 해부학적 분석

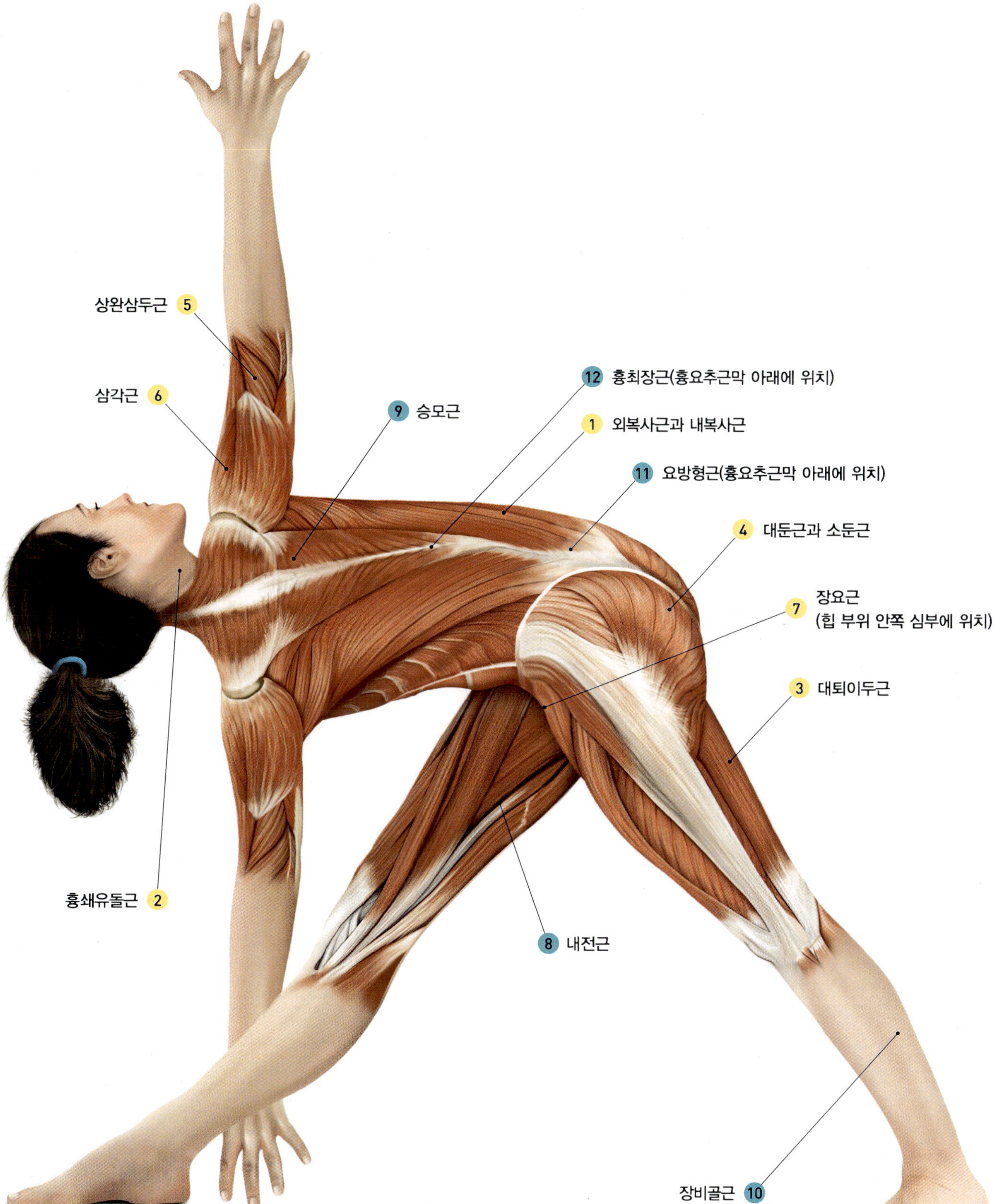
상완삼두근 5
삼각근 6
9 승모근
12 흉최장근(흉요추근막 아래에 위치)
1 외복사근과 내복사근
11 요방형근(흉요추근막 아래에 위치)
4 대둔근과 소둔근
7 장요근
(힙 부위 안쪽 심부에 위치)
3 대퇴이두근
흉쇄유돌근 2
8 내전근
장비골근 10

전사 Ⅰ 자세(Warrior Ⅰ Pose)

비라바드라아사나 Ⅰ(Virabhadrasana Ⅰ)

전사 Ⅰ 자세는 활기찬 아사나 동작으로서 모든 주요 관절들의 가동범위를 증대시키는데 효과가 있다. 이 자세는 또한 상승 효과로 주 근육 그룹을 활성화시켜 주면서 힙과 어깨를 열어 주고, 팔과 다리 등 근육을 강화시켜 줌과 동시에 에너지 레벨과 정신 집중을 증가시켜 준다.

이 자세는 척추가 약간 뒤로 치우쳐진 상태가 되므로 척추 신전근은 강화되고, 상체의 전방 근육들은 스트레칭이 된다. 좌측 다리는 바로 펴지게 되기 때문에 힙 굴곡근은 늘어나지만 반면에 우측 다리는 굽혀지고 대퇴사두근과 내전근이 강력하게 작용하게 되면서 이 자세가 유지된다. 다리의 이러한 작용은 양쪽 힙을 스트레칭시키고 강화시키는데 도움이 되면서 기초를 강화시켜 준다. 가슴과 어깨의 전방 부위는 열려 있어서 두 팔을 위로 직접 뻗을 수 있게 된다. 이 자세는 상체와 상지 전반을 스트레칭시켜 주고 들어 올리는 감각을 일깨워 준다. 전사 Ⅰ 자세는 태양 경배 연속 동작에서 혹은 선 자세의 연속 동작의 한 파트로서 그 실행이 가능하다.

레벨

중급

효과

전사 Ⅰ 자세는 에너지가 넘치는 아사나 동작으로서 심장 박동을 증가시켜 줌으로서 스태미나를 강화시켜 준다. 이 자세는 힙 굴곡근을 스트레칭도 시켜 주고 강화도 시켜 주며, 또한 어깨와 가슴을 펴 주어 호흡을 원활하게 해 주고, 등 근육을 활성화시켜 준다.

주의사항

요통이나 등 부상이 있는 환자는 이 아사나 동작을 취할 때 각별한 주의를 요한다. 전사 Ⅰ 자세는 목 부상이나 사타구니 통증 또는 저혈압이 있는 환자는 반드시 수정 보완된 자세를 취하여야 한다.

⊕ 수정 보완

만약 힙에 유연성이 부족하다면, 우측 발을 우측으로 5–10㎝ 더 벌려 허리와 골반이 좀 더 자유롭게 움직일 수 있도록 한다.

만약 양 손을 붙인 채 두 팔을 뻗어 올리기가 힘들다면, 두 팔을 어깨 너비만큼 벌린 상태를 유지하도록 한다.

무릎에 부상이 있을 경우에는 우측 발을 적게 굽히도록 하고, 목 부상의 경우에는 목을 뒤로 신전시키지 말고 정면을 바라보도록 한다.

✓ 시도

좌측 발의 가장자리를 바닥에 견고하게 누르고 우측 무릎을 발목과 수직선상에 놓으면 무릎의 건이 과 신전되는 것을 막을 수 있다.

견갑골을 아래로 당겨 내려 목을 자유롭게 위로 뻗어 올릴 수 있도록 한다.

우측 전방 힙을 뒤로 움직이고 좌측 힙을 앞으로 움직인다.

⊗ 주목사항

우측 무릎을 발목보다 앞으로 더 내 뻗지 않도록 하며, 우측 허벅지가 내측으로 움직이지 않도록 하여 발목에 무리가 가지 않도록 한다.

좌측 전방 힙이 앞으로 나가지 않도록 하며, 양 어깨는 들어 올려지지 않도록 한다. 그리고 요추가 과신전이 되지 않도록 주의한다.

시행 방법

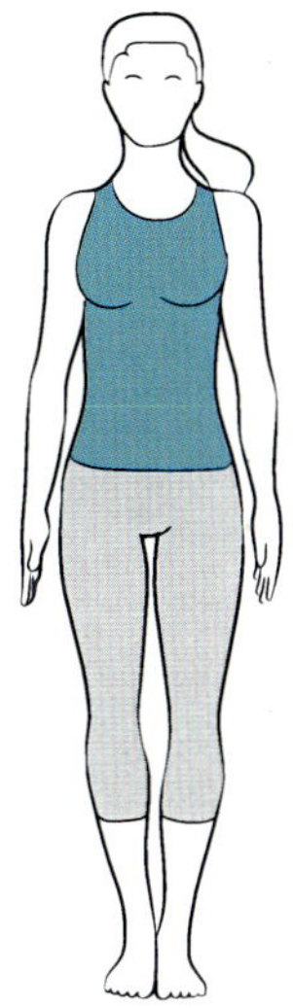

⊙ 스텝 1

산 자세에서 시작한다(54쪽).

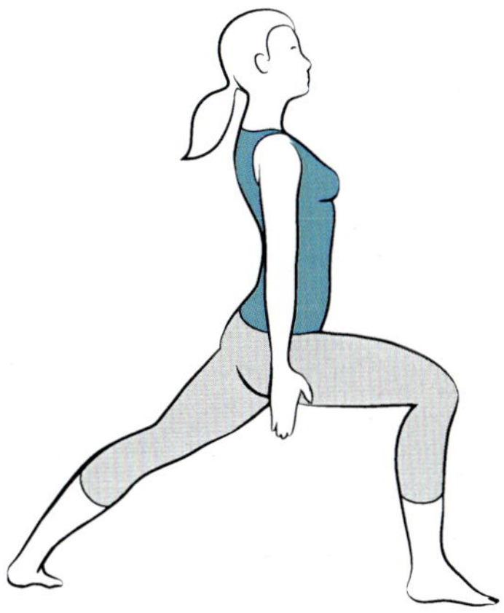

⊙ 스텝 2

숨을 들이 쉰 상태에서, 좌측 발을 한 걸음 뒤로 크게 1.5m 정도 내딛는다. 좌측 발을 45 각도 밖으로 돌려놓고 발의 가장자리를 바닥에 대고 견고하게 누른다. 숨을 내쉬면서 우측 무릎을 90도 각도로 굽혀 발목과 일직선상에 놓이게 한다. 양 발목은 서로 일직선상에 놓여 있어야 한다.

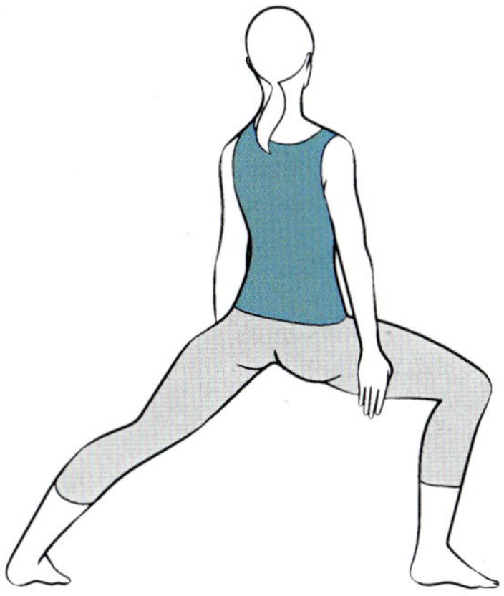

⊙ 스텝 3

안정되게 호흡을 하면서, 발로 바닥을 견고하게 누르고, 흉곽의 앞부분을 정렬시키도록 하며, 우측 힙을 약간 뒤로 돌리고 좌측 힙은 부드럽게 앞으로 움직여 골반이 전방을 향하도록 한다. 척추는 곧게 세우고, 하복근을 부드럽게 수축시켜 허리를 지지할 수 있도록 한다.

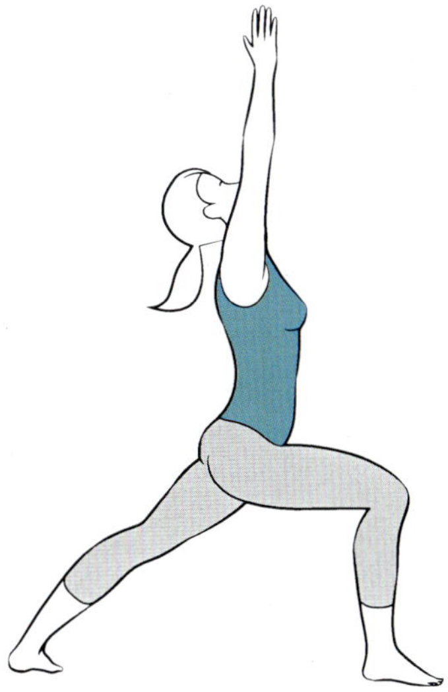

⊙ 스텝 4

숨을 들이 쉬면서 양 손을 서로 견고하게 붙인 채 두 팔을 귀 옆 머리 위로 뻗어 올리되 어깨는 머리로부터 아래로 내린 상태를 유지한다. 시선은 턱을 들어 양 손을 응시하도록 한다. 이 때 허리가 과 신전이 되지 않도록 주의하며, 전 과정을 통해 안정된 호흡을 유지하도록 한다.

전사 I 자세(Warrior I Pose)

비라바드라아사나 I (Virabhadrasana I)

전사 I 자세를 취하는 동안, 우측 다리는 강력한 작용을 하게 되는데, 힙 굴곡근과 햄스트링 근육은 구심성 수축을 일으키게 된다. 이 상태는 대퇴사두근은 원심성으로 길어지고 내전근과 둔근은 다리를 안정되게 잡아 주면서 무릎이 굴곡된 자세가 된다. 좌측 다리는 대퇴사두근과 대둔근의 구심성 수축으로 인해 뒤로 신전되어 있는데, 여기서 봉공근과 대퇴이두근은 대퇴골을 외회전을 시키고, 장비골근과 가자미근은 활성화되어 발을 약간 외반시켜 준다. 이러한 작용은 대퇴사두근을 구심성 수축시키고, 좌측 힙의 앞 부분을 스트레칭 시키는데 도움이 된다.

척추기립근을 구심성 수축을 통해 단축시켜서 척추를 위로 뻗어 올리고, 복직근과 광배근을 이용해 이 자세를 유지하도록 한다. 상완삼두근으로 팔꿈치를 신전시키고, 삼각근으로 두 팔을 들어 올린다. 승모근을 사용하여 견갑골을 머리로부터 아래로 당겨 내려 목이 자유롭게 좀 더 신전될 수 있도록 한다.

근육 작동(muscle activity)

주동근(prime mover)

1 햄스트링
2 대퇴사두근
3 봉공근
4 대둔근, 소둔근
5 승모근
6 척추기립근
7 상완삼두근
8 삼각근
9 힙 내전근

길항근(antagonist)

10 장요근
11 광배근
12 복직근
13 장비골근
14 가자미근

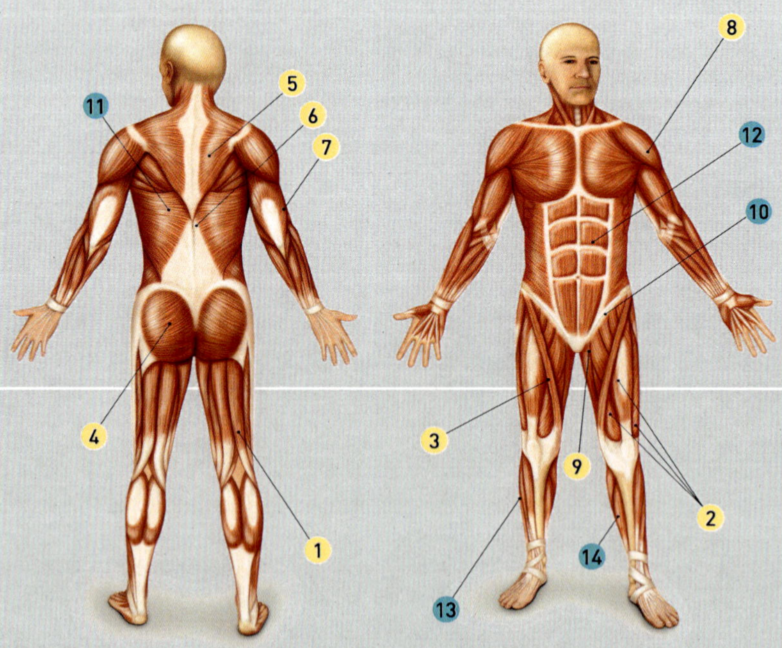

(6은 흉요추근막 아래에 위치해 있다.)

척추(spine)

척추는 신전되며, 좌측 힙과 좌측 허리 부위는 약간의 외회전이 일어난다. 이 아사나 동작은 시상면에서 움직이는데, 좌측면에서의 외회전 움직임으로 인해 횡단면에서의 움직임도 동시에 약간 일어난다. 척추는 전방 축을 중심으로 움직임이 일어나고, 골반은 약간 전방으로 기울어져 있다.

자세의 해부학적 분석

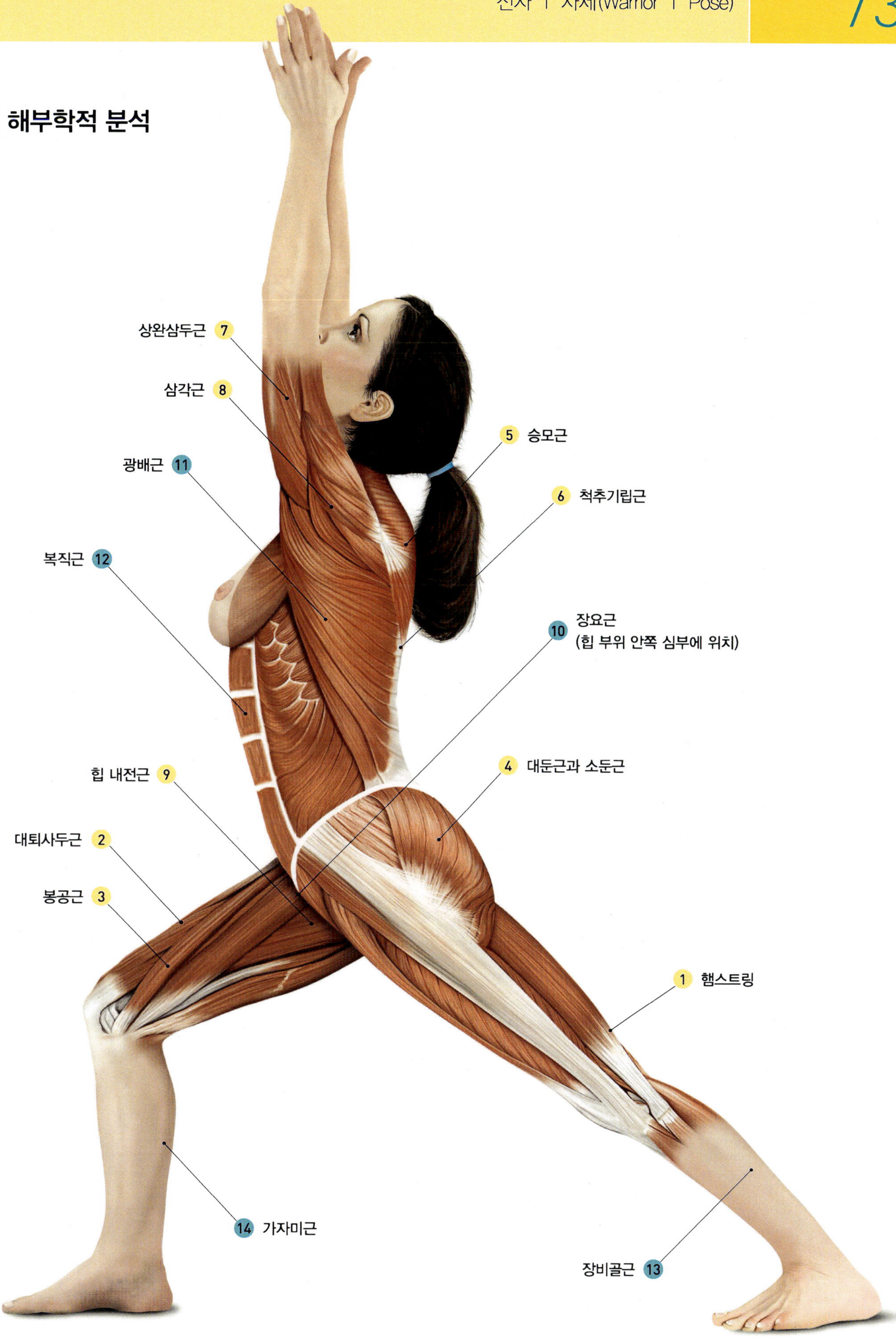
상완삼두근 7
삼각근 8
광배근 11
복직근 12
힙 내전근 9
대퇴사두근 2
봉공근 3
5 승모근
6 척추기립근
10 장요근
(힙 부위 안쪽 심부에 위치)
4 대둔근과 소둔근
1 햄스트링
14 가자미근
장비골근 13

전사 II 자세(Warrior II Pose)

비라바드라아사나 II(Virabhadrasana II)

전사 Ⅱ 자세는 자세를 더 향상시키고, 강화와 함께 안정성을 가져다 주며 집중력 또한 더 높아진다. 또한 내부를 강화시켜 주는데 많은 영향을 미친다. 이 자세는 여러 많은 주요 근육들을 사용하며, 힙과 가슴 그리고 어깨를 열어 주는 반면에 다리와 팔 그리고 등 근육은 강화된다.

우측 무릎은 발목과 정렬을 맞춘 상태에서 굽히고, 좌측 다리는 바로 편 상태를 유지하게 되는데, 따라서 좌측 대퇴사두근은 단축되고, 우측 대퇴사두근은 길어지게 된다. 이 자세는 장요근이 골반을 안정화시켜 주면서 힙의 정면을 열어 주는데 도움이 된다. 척추는 위로 뻗어 올려지고, 가슴은 넓게 펼쳐진다. 두 팔은 옆으로 최대한 벌리고, 손바닥은 바닥을 향하도록 하며, 등 상부 부위의 근육을 자연스럽게 수축시켜 어깨를 아래로 부드럽게 당겨 내리도록 한다. 눈은 우측 손을 응시한다. 많은 근육을 강하게 활성화시킴으로서 심장 박동과 혈행이 개선되고, 활기찬 아사나 동작이 될 수 있도록 한다.

레벨

초급

효과

전사 II 자세는 다리, 힙, 그리고 발목을 강화시켜줌과 동시에 스트레칭을 시켜 주면서 가슴을 열어 주는 효과가 있다. 이 자세는 심장 박동과 혈행을 증가시켜 줌으로서 스태미나를 강화시켜 준다. 또한 양 어깨가 스트레칭과 동시에 강화가 되면서, 정신 집중력도 증대되는 효과가 있다.

주의사항

고혈압이 있는 환자는 이 아사나 동작을 취할 때 각별한 주의를 요한다.
서혜부 통증이나 무릎, 발목 부상이 있는 환자는 이 아사나 동작의 완전한 자세에서 통증을 증가시킬 수 있으므로 적절히 수정 보완된 자세를 취하여야 한다.

⊕ 수정 보완

무릎 부상 환자의 경우, 우측 무릎을 더 적게 굽히도록 하고, 요통 환자는 벌린 다리의 폭을 줄이며, 좌골신경통 환자는 뒤 발의 각도를 90도로 맞추도록 한다.

고혈압 환자는 두 손을 가슴 앞에 모아 기도하는 자세를 취하여 혈행이 느려지도록 한다.

✓ 시도

우측 무릎이 우측 발목과 일직선상에 놓이도록 하고, 좌측 발의 가장자리를 바닥에 견고하게 누르면 좌측 힙을 스트레칭시키는데 도움이 된다.

허리에 압박을 최소화하기 위해 척추를 최대한 당겨 올리고, 양 어깨를 강화시키기 위해 두 팔을 바닥과 레벨을 맞추도록 한다.

⊗ 주목사항

발을 너무 크게 벌리면 힙이 과도하게 스트레칭이 되고 균형을 잡는데도 어려움이 생길 수 있으니 적절하게 벌리도록 한다. 반대로 발을 너무 적게 벌리면 우측 무릎이 과도하게 스트레칭이 되기 때문에 이로 인해 우측 무릎이 발목을 벗어나지 않도록 주의한다.

양 어깨가 위로 들어 올려지지 않도록 해야 하는데, 이 경우 목에 긴장도를 증가시켜 주기 때문이다.

시행 방법

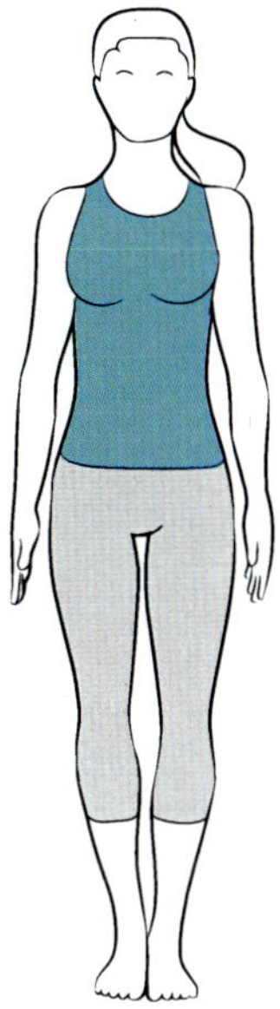

⊙ 스텝 1

산 자세에서 시작한다(54쪽).

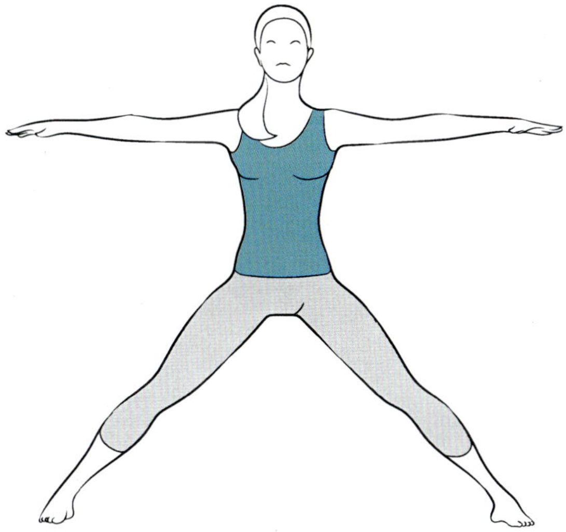

⊙ 스텝 2

숨을 내 쉰 상태에서, 발을 1.5 m 정도 옆으로 벌린 다음, 숨을 들이 쉬면서 두 팔을 바닥과 평행하게 옆으로 뻗어 올린다. 양 발뒤꿈치가 서로 일직선상에 놓이도록 잘 맞추고, 양 발과 손이 서로 수직선상에 놓이도록 정렬시킨다.

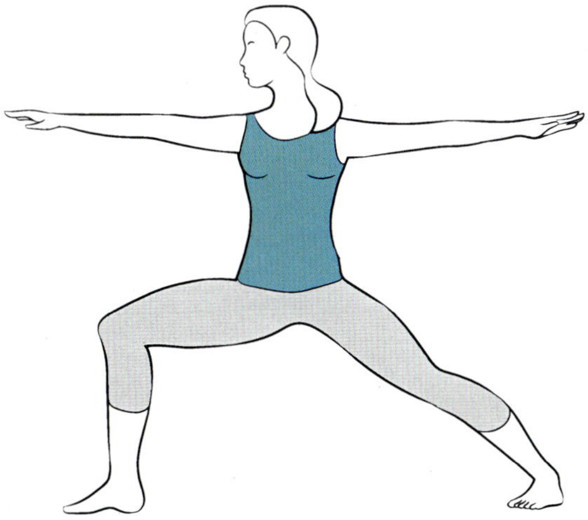

⊙ 스텝 3

우측 발은 90도로 회전시키고, 좌측 발은 45도로 회전시키되 우측 발뒤꿈치가 좌측 발의 내측 아치와 정렬을 이루게 한다. 그리고 나서 숨을 내쉬면서 우측 무릎을 90도로 굽힌다. 우측 무릎과 발목이 수직선상에 놓이도록 한다. 좌측 다리는 편 상태에서 견고하게 유지한다. 안정된 호흡을 하면서, 좌측 발의 외측 부위를 바닥에 견고하게 누르고, 미골을 아래로 당겨 내려 허리를 늘리도록 한다. 양 어깨를 아래로 당겨내리면서 두 팔에는 힘을 강하게 준다. 턱은 바닥과 평행을 이루게 하고, 시선은 우측 손 끝을 응시한다.

전사 II 자세(Warrior II Pose)

비라바드라아사나 II(Virabhadrasana II)

전사 Ⅱ 자세를 취하는 동안 척추기립근, 광배근, 그리고 복직근을 활성화시켜 척추를 똑바로 세운 상태를 유지하도록 한다. 두 팔은 바닥과 평행하게 옆으로 벌리되 손바닥은 바닥을 향하게 한다. 상완삼두근을 활성화시켜 두 팔꿈치를 펴고 삼각근을 활용하여 두 팔의 자세를 유지하도록 한다. 우측 다리의 햄스트링을 단축시키고 대퇴사두근을 늘려 무릎을 굽힌다. 반대로, 좌측 다리는 둔근과 대퇴사두근은 구심성 수축을 시키고, 힙 굴곡근은 원심성을 이완시켜 완전하게 편 상태를 유지한다. 좌측 다리의 봉공근과 대퇴이두근은 힙 굴곡근으로서 다리를 외회전시켜 골반의 전방 부위와 내전근을 스트레칭시켜 준다. 좌측 발의 외측 부위를 바닥에 견고하게 눌러 장비골근이 스트레칭 되도록 한다. 승모근을 사용하여 양 견갑골을 등 가운데 척추 쪽으로 후인시켜 머리 아래로 당겨 내리도록 한다. 이 때 흉쇄유돌근은 머리와 목을 회전시켜 주는 역할을 한다.

근육 작동(muscle activity)		
주동근(prime mover)	1 햄스트링 2 대퇴사두근 3 내전근 4 대둔근, 중둔근 5 봉공근 6 척추기립근 7 상완삼두근 8 삼각근 9 승모근	
길항근(antagonist)	10 광배근 11 복직근 12 장요근 13 장비골근	

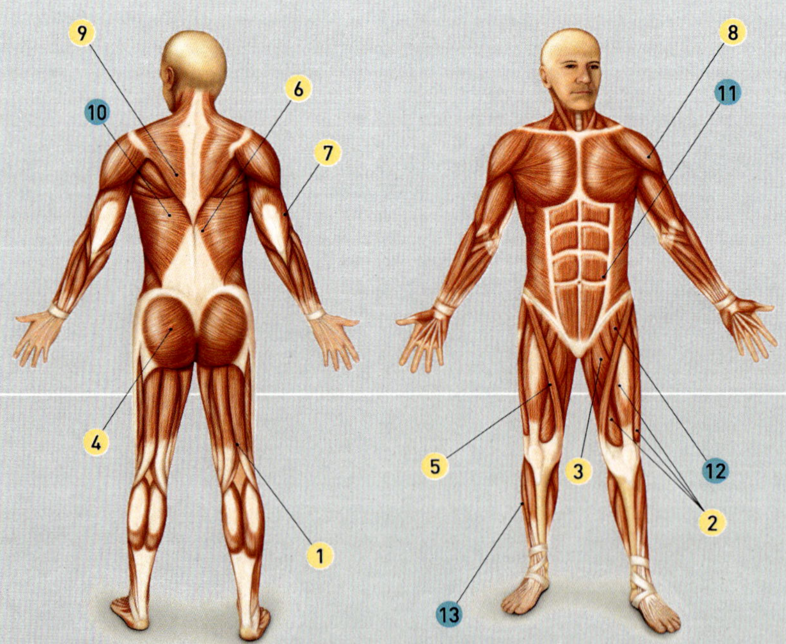

(6은 흉요추근막 아래에 위치해 있다.)

척추(spine)	척추는 신전되어 있으며 시상축을 중심으로 관상면으로 움직인다. 골반은 중립 포지션에 위치해 있다.

자세의 해부학적 분석

이 장면에서는 보이지 않는 근육:

4 대둔근, 중둔근(다리 뒷면)
6 척추기립근(등 부위)
7 상완삼두근(팔의 뒷면)
9 승모근(등 부위)
10 광배근(등 부위)

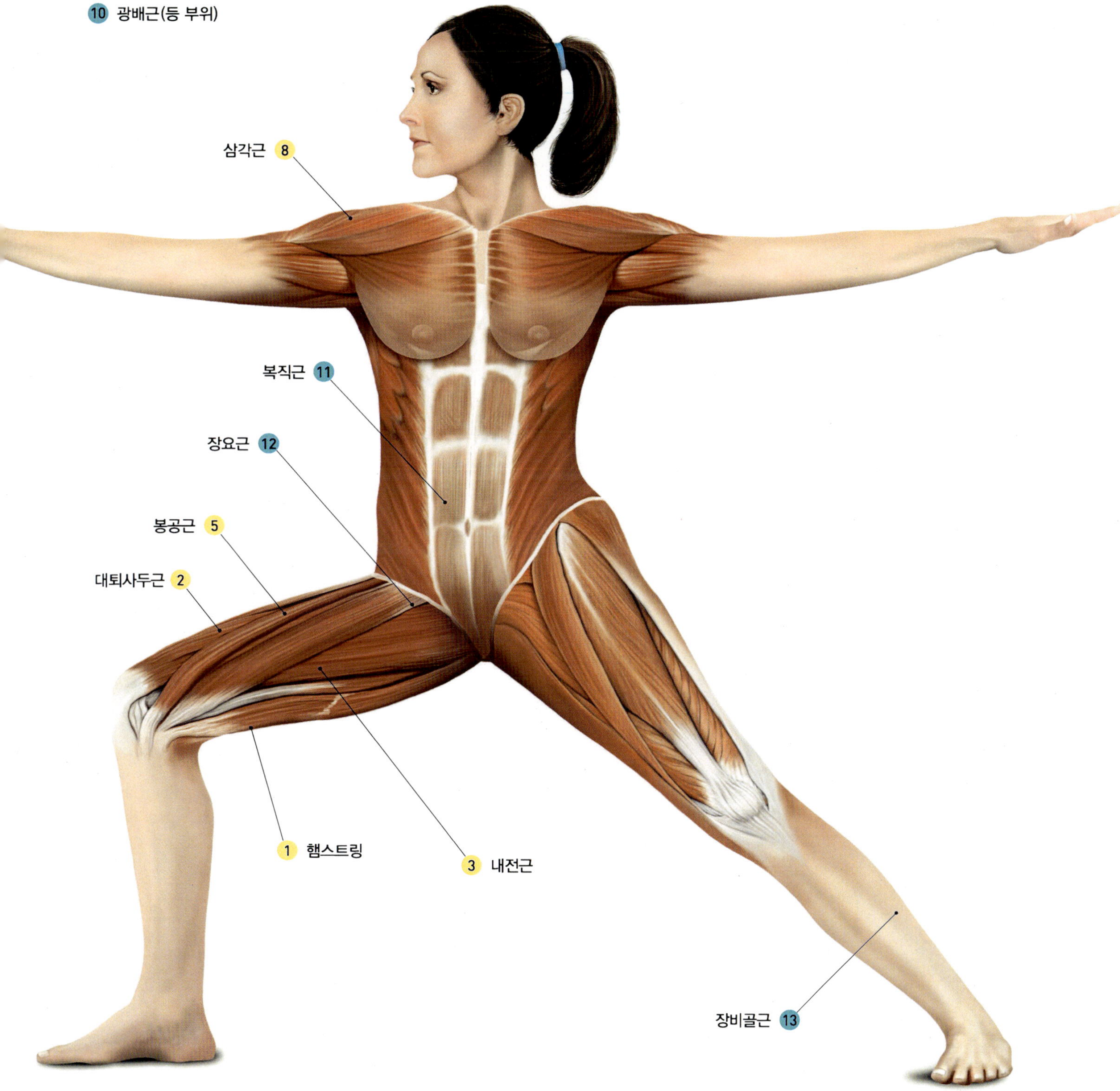

확장된 측면 각도 자세(Extended Side-Angle Pose)

우티타 파르스바코아사나(Utthita Parsvakonasana)

확장된 측면 자세는 아주 강렬한 아사나 동작으로서, 모든 주요 근육들을 작동시키고 주요 관절들의 상당한 유연성이 요구되는데, 특히 힙과 어깨관절이다. 이러한 이유로 인해 이 자세는 "마스트 자세(master posture)"로 여겨지고 있다.

좌측 다리는 완전하게 펴고, 우측 무릎은 90도로 굽혀 아주 견고한 기초를 이룬 자세이다. 상체의 코어근육이 몸을 지지하게 한다. 좌측 팔로 바닥을 짚으면서 일직선을 만들어 몸의 좌측 전반이 스트레칭이 되도록 하고, 흉곽의 유연성을 증대시킨다. 허리와 힙의 유연성은 좌측 힙의 외측 부위를 뒤로 약간 빼냄으로서 증대시켜 줄 수 있다. 이 자세는 몸의 외측 부위를 심도 있게 스트레칭시켜 줄 수 있으나, 모두는 아니지만 초급자에게는 과한 동작이 될 수 있으므로 각별한 주의를 요한다.

레벨

중급

효과

이 아사나 동작은 다리, 힙, 어깨, 그리고 발목을 강화와 함께 스트레칭시켜 주는 효과가 있다.
심장 박동을 올려 줌으로서 스태미나를 증대시켜 줄 뿐만 아니라 폐를 스트레칭시켜 주게 되어 호흡도 호전시켜 준다. 흉곽의 결합조직이 유연성이 증대되어 흉곽이 잘 확장되고 심호흡이 가능하게 된다.

주의사항

고혈압이 있는 환자는 이 아사나 동작을 취할 때 각별한 주의를 요한다.
서혜부 통증이나 무릎, 발목 부상이 있는 환자는 이 아사나 동작의 완전한 자세에서 통증을 증가시킬 수 있으므로 적절히 수정 보완된 자세를 취하여야 한다.

⊕ 수정 보완

무릎 부상 환자의 경우, 우측 무릎을 더 적게 굽히도록 하고, 요통 환자와 고혈압 환자는 벌린 다리의 폭을 줄이며, 우측 팔을 우측 허벅지 위에 올려 놓도록 한다.

좌골신경통이 있는 환자는 뒷발을 90도 각도로 위치시켜 놓는다.

✓ 시도

우측 무릎이 우측 발목과 수직선상에 놓이도록 하고, 좌측 발의 가장자리를 바닥에 견고하게 누르면 좌측 힙을 스트레칭시키는데 도움이 된다.

허리에 압박을 최소화하기 위해 척추를 최대한 당겨 올리고, 양 어깨를 강화시키기 위해 두 팔을 바닥과 수평을 이루게 한다.

⊗ 주목사항

우측 손이나 팔의 힘을 빼지 않도록 한다.

시행 방법

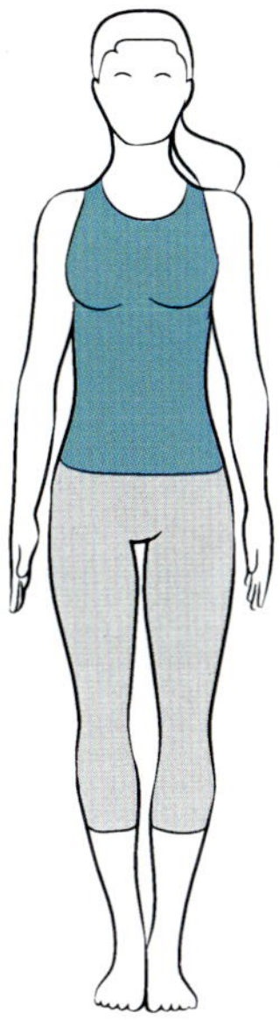

스텝 1

산 자세에서 시작한다 (54쪽).

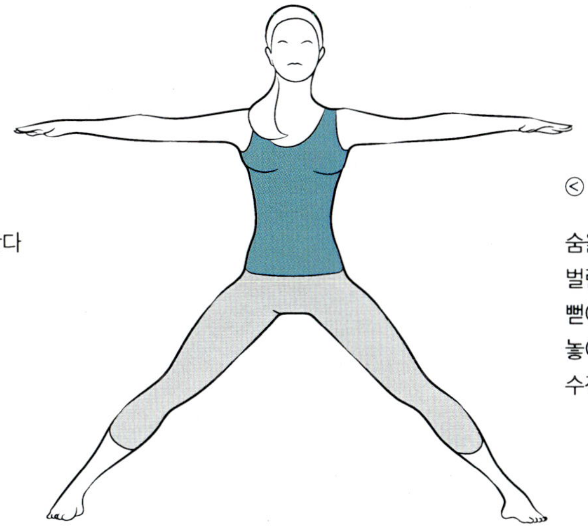

스텝 2

숨을 내 쉰 상태에서, 발을 1.5m 정도 옆으로 벌린 다음, 두 팔을 바닥과 평행하게 옆으로 뻗어 올린다. 양 발뒤꿈치가 서로 일직선상에 놓이도록 잘 맞추고, 양 발과 손이 서로 수직선상에 놓이도록 정렬시킨다.

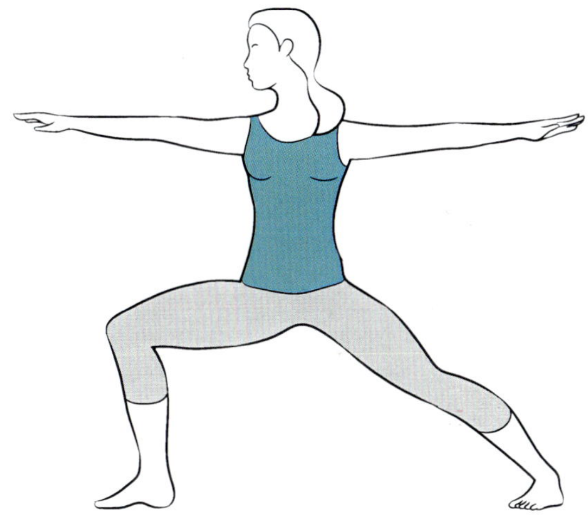

스텝 3

숨을 들이 쉬면서 우측 발은 90도로 회전시키고, 좌측 발은 45도로 회전시키되 우측 발뒤꿈치가 좌측 발의 내측 아치와 정렬을 이루게 한다. 그리고 나서 숨을 내쉬면서 우측 무릎을 90도로 굽힌다. 우측 무릎과 발목이 수직선상에 놓이도록 한다.

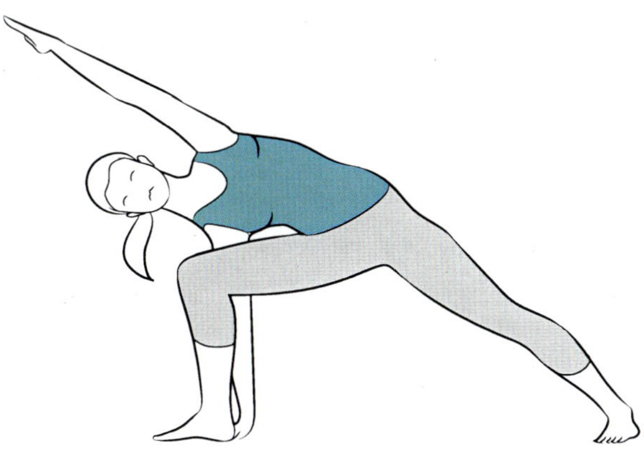

스텝 4

몸통을 우측으로 기울이면서 우측 손으로 우측 다리 뒤 바닥을 짚는다. 숨을 들이 쉬면서 좌측 팔을 귀 옆 머리 위로 뻗어 올리되 좌측 발과 좌측 손가락이 하나의 긴 일직선을 이루도록 하고, 손바닥은 바닥을 향하도록 한다.

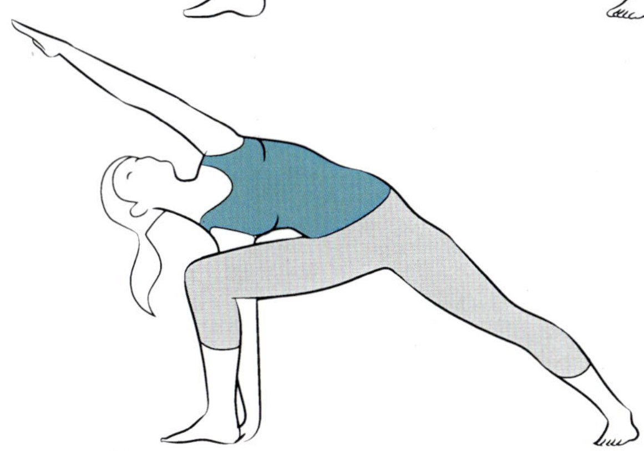

스텝 5

좌측 힙을 뒤로 약간 빼내어 우측 힙이 앞으로 나오게 하여 힙에 스트레칭이 더 가해지게 한다. 팔로 상체를 지지하는 것이 아니라 다리 근육과 복근에 강한 힘을 주어 자세를 유지하도록 한다.

확장된 측면 각도 자세(Extended Side-Angle Pose)

우티타 파르스바코아사나(Utthita Parsvakonasana)

확장된 측면 각도 자세에서 우측 무릎을 최대한 굽히기 위해서는 햄스트링은 단축시키고 대퇴사두근은 늘려야 하며, 내전근이 이 자세를 유지시켜 주어야 한다. 좌측 다리는 완전하게 펴야 하는데, 그렇게 하려면 장비골근이 늘어진 상태에서 대퇴사두근의 구심성 수축을 최대한으로 일으켜야 하고, 여기에 보조적으로 좌측 발의 가장자리 부위로 바닥을 견고하게 눌러 주어야 한다. 힙 굴곡근, 봉공근, 그리고 대퇴이두근을 사용하여 좌측 다리를 약간 외회전시켜서 몸통의 좌측 부분 전반을 열어 주고, 이제 좌측 다리의 햄스트링은 늘어뜨리도록 한다.

척추는 몸의 우측 복사근과 요방형근의 수축에 의해 우측으로 심하게 굴곡되어 있는 상태이다. 이제 광배근과 복직근을 사용하여 몸을 이 상태에서 고정시킨다. 양 팔은 삼각근에 의해 몸 양 옆으로 벌려 올리는데, 여기서 좌측 팔은 전거근을 수축시켜 귀 옆 머리 위로 더 뻗어 올린다. 이 때 좌측 팔의 대흉근은 늘어나게 된다. 견갑골은 척추 쪽으로 후인이 되면서 승모근에 의해 머리로부터 아래로 당겨 내려진 상태가 된다. 여기서 흉쇄유돌근은 머리와 목을 회전시켜 주는 역할을 한다.

근육 작동(muscle activity)		
	주동근(prime mover)	1 햄스트링 2 대퇴사두근 3 대둔근, 중둔근 4 요방형근 5 봉공근 6 상완삼두근 7 외복사근, 내복사근 8 전거근
	길항근(antagonist)	9 광배근 10 복직근 11 장요근 12 장비골근 13 승모근 14 삼각근 15 내전근
척추(spine)	척추는 우측으로 굴곡되어 있으며 시상축을 중심으로 관상면으로 움직인다. 골반은 우측으로 기울어져 있다.	

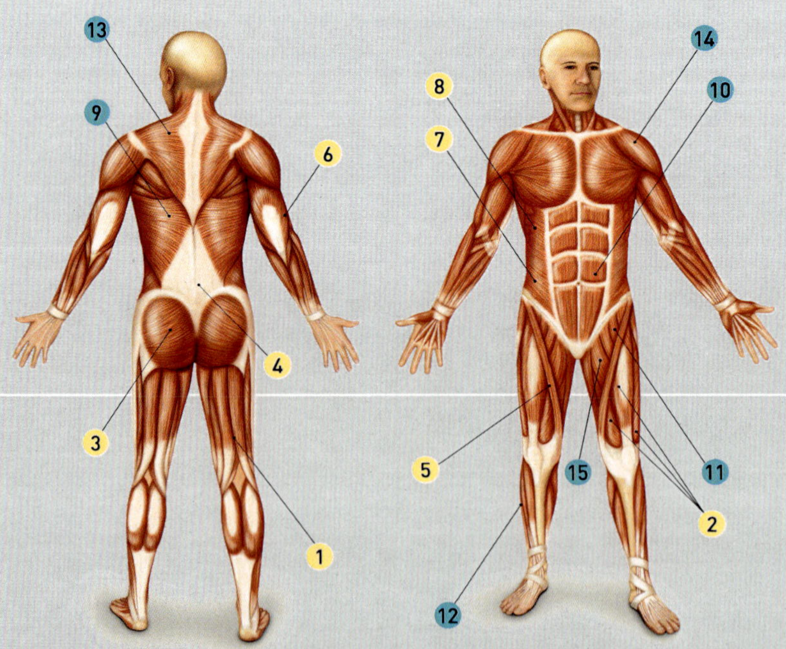

(4는 흉요추근막 아래에 위치해 있다.)

자세의 해부학적 분석

이 장면에서는 보이지 않는 근육:

3 대둔근, 중둔근(다리 뒷면)
4 요방형근(등 부위)
9 광배근(등 부위)
13 승모근(등 상부 부위)

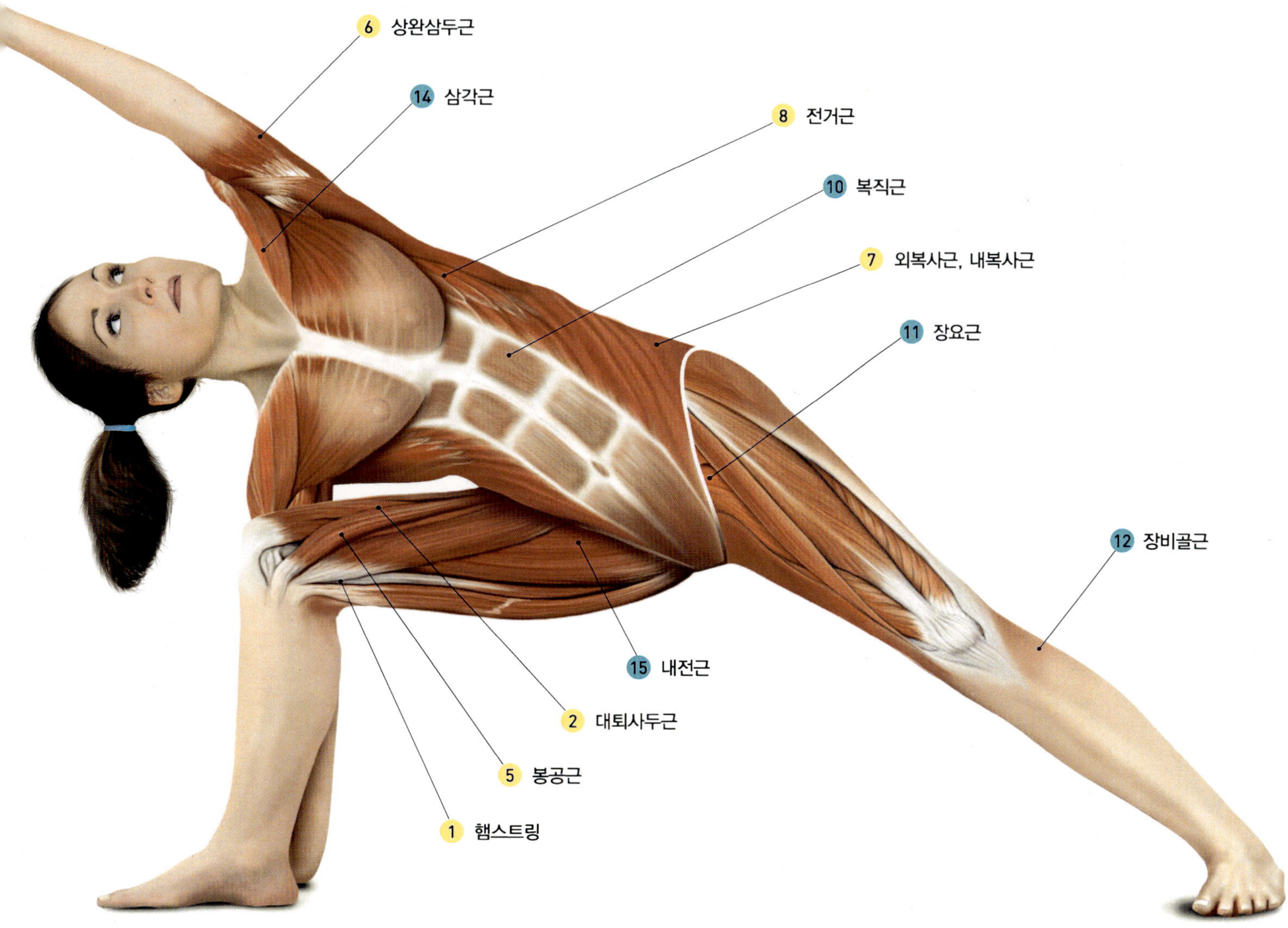

회전된 측면 각도 자세(Revolved Side-Angle Pose)

파리브리따 파르스바코나아사나(Parivrtta Parsvakonasana)

회전된 측면 각도 자세는 고도의 유연성과 강인함이 요구된다. 모든 주요 관절들과 척추 전반(특히 흉추 부위)에 거쳐 그 가동성을 증대시켜 주는 확실한 효과가 있다. 두 다리가 강하게 작용하게 되고, 힙의 전방 부위의 스트레칭이 잘 이루어져 골반이 정확한 정렬 상태에서 움직일 수 있게 된다. 좌측 다리는 완전하게 펴고, 우측 무릎은 90도로 굽혀 아주 견고한 상체의 기초를 이룬 자세이다. 상체를 회전시키기 위해 코어 근육을 강력하게 활성화시키고, 이 회전 동작으로 인해 소화기 계통을 포함한 모든 내장기가 자극되면서 해독을 일으키는 효과가 있다.

척추와 힙의 유연성은 우측 어깨에 약간의 외회전을 증대시켜 줄 수 있는데, 이것은 몸의 우측 부위를 더욱 스트레칭시켜 주게 된다. 그러나 이 자세는 부상이 있는 환자에게는 과한 동작이 될 수 있으므로 각별한 주의를 요한다.

레벨

고급

효과

이 아사나 동작은 다리, 힙, 어깨, 그리고 발목을 강화와 함께 스트레칭시켜 주는 효과가 있다. 특히 힙이 스트레칭 되면서 심장 박동이 증가하고 호흡도 개선된다. 또한 척추의 회전으로 인해 일부 내장에 순간적인 압박이 가해지게 되면서 소화기 계통의 장기가 자극을 받아 활성화 된다.

주의사항

허리 디스크 환자는 이 아사나 자세를 피하도록 한다.
그 외 허리 혹은 무릎 부상 환자는 적절히 수정 보완된 자세를 취하여야 한다.

⊕ 수정 보완

이 아사나 자세를 수정 보완한 것으로는, 좌측 손아래에 브릭(brick)을 받쳐 놓고, 우측 손은 허리춤에 놓도록 하는 것이다. 이렇게 했을 때 가동범위를 줄이는 효과가 있다.

척추의 회전을 줄이기 위해서는 좌측 팔을 우측 다리의 안쪽에 두면 된다.

⊘ 시도

우측 팔이 바닥과 평행을 이루도록 해야 하고, 상체를 회전시키기 전에 척추를 최대한 늘리도록 한다. 좌측 손은 바닥에 가볍게 내려놓고, 두 다리와 복근을 통해 힘을 유지하도록 한다.

좌측 발의 가장자리와 우측 손가락이 하나의 긴 일직선을 이루도록 한다.

⊗ 주목사항

손목에 압박이 가지 않도록 하기 위해 좌측 손에 너무 힘을 주어 누르시 않노록 한나.

뒷발의 가장자리가 바닥에서 떨어지지 않도록 하며, 상체는 우측 허벅지 위에 가볍게 올려놓는다.

머리를 돌려 우측 손 끝을 응시할 때에 목에 부상을 입지 않도록 주의한다. 만약 목에 불편함이 있다면 턱을 가슴 쪽으로 가볍게 당겨 주도록 한다.

시행 방법

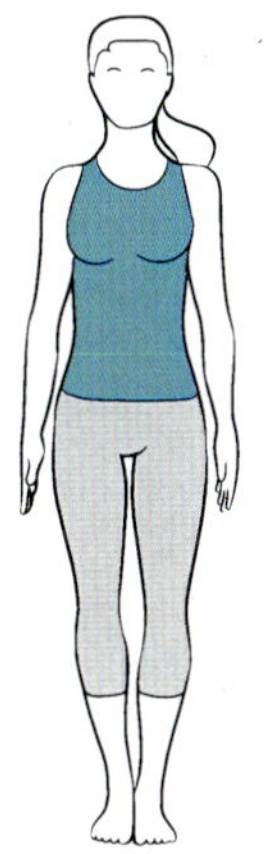

스텝 1

산 자세에서 시작한다(54쪽).
(스텝 1–3은 정면에서 살펴본 것이다)

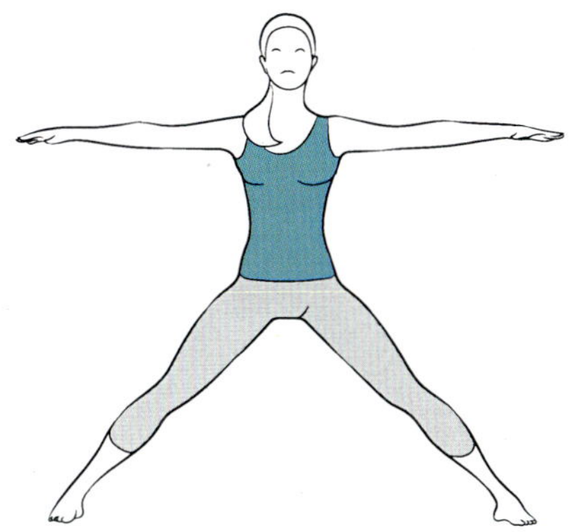

스텝 2

숨을 내 쉰 상태에서, 발을 1.5 m 정도 옆으로 벌린 다음, 숨을 들이쉬면서 두 팔을 바닥과 평행하게 옆으로 뻗어 올린다.

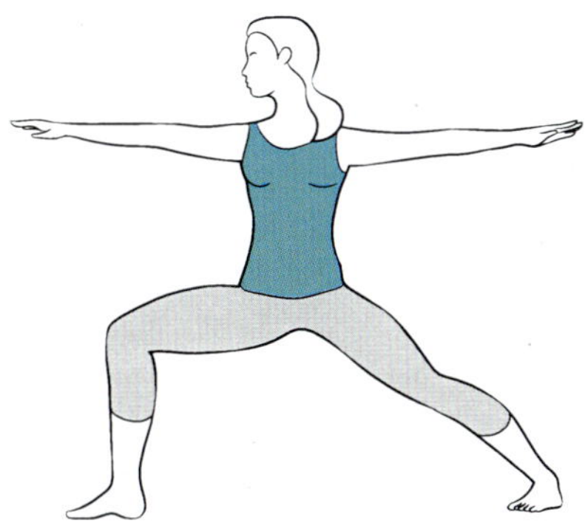

스텝 3

우측 발을 90도로 회전시키고, 좌측 발은 45도로 회전시킨다. 숨을 내쉬면서 우측 무릎을 90도로 굽히고, 우측 무릎과 발목이 수직선상에 놓이도록 한다.

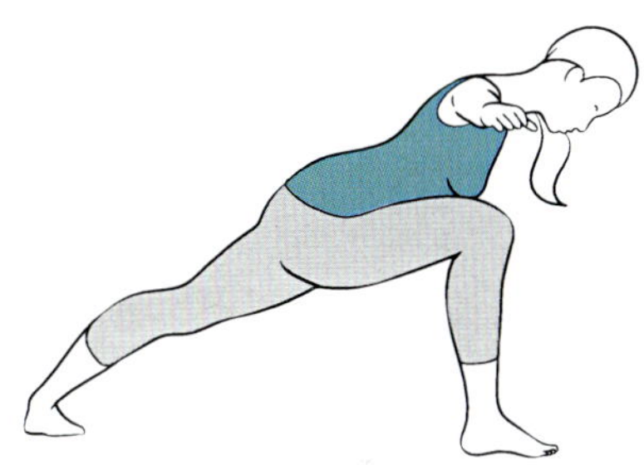

스텝 4

(스텝 4–6은 측면에서 살펴 본 것이다)
상체를 우측으로 회전시키면서 동시에 척추를 우측 허벅지 위에 뻗어 올려놓는다. 좌측 발로 바닥을 견고하게 누른 채 우측 힙을 뒤로 살짝 빼면서 좌측 힙을 앞으로 약간 움직인다. 두 팔은 여전히 양쪽으로 뻗어 있는 상태를 유지한다.

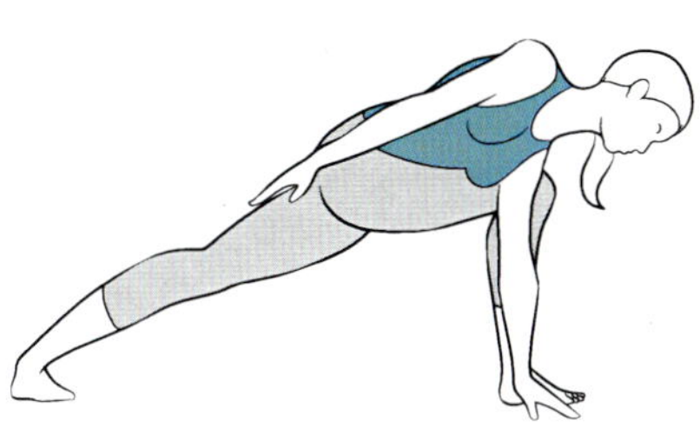

스텝 5

우측 손은 허리 부위에 위치시켜 두고, 숨을 내쉬면서 상체를 우측으로 최대한 회전시키며, 좌측 손은 우측 다리의 바깥 부위에 두고, 다리와 발목이 일수직선상에 놓이도록 한다. 일단 좌측 손을 바닥에 두고 잠시 쉬었다가 숨을 내쉬면서 상체를 좀 더 회전시켜서 우측 어깨가 좌측 어깨 위에서 수직을 이루게 한다.

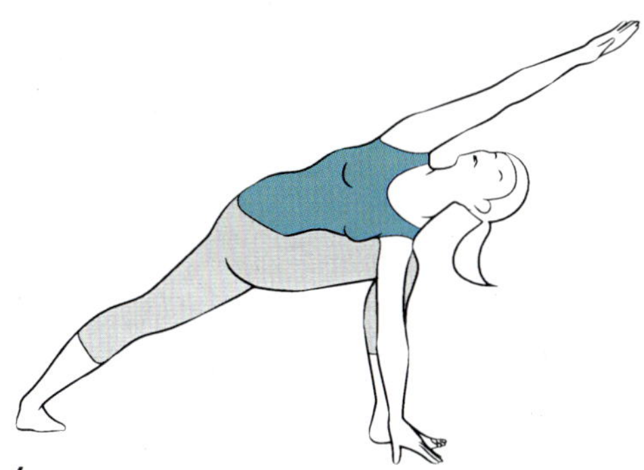

스텝 6

안정된 호흡을 취하면서, 숨을 내쉬기 전에 우측 팔을 귀 옆 머리 위로 뻗어 올린다. 흉곽의 우측 부위가 최대한으로 스트레칭이 되기 위해서는 좌측 발의 가장자리에서부터 우측 손의 손가락까지 전반에 거쳐 진정한 스트레칭이 이루어져야 한다. 눈은 우측 손을 응시하도록 한다.

회전된 측면 각도 자세(Revolved Side-Angle Pose)

파리브리따 파르스바코나아사나(Parivrtta Parsvakonasana)

회전된 측면 각도 자세에서는 햄스트링과 힙 굴곡근은 단축되고, 대퇴사두근은 늘려진 상태가 된다. 우측 다리는 이와는 반대로 햄스트링은 늘어나 있고, 대퇴사두근이 구심성 단축되어 있어 무릎이 최대한 펴진 상태이다. 내전근이 두 다리를 안정되게 유지시키고, 장요근으로 골반이 지지된다. 또한 우측 다리가 약간 안쪽으로 회전되면서 상체가 좌측으로 회전이 일어난다. 특히 흉추를 포함한 척추 전반이 최대한으로 회전이 일어나는데, 이는 광배근과 복부의 내외 복사근이 강한 구심성 수축을 일으키기 때문이다. 이 자세를 유지하기 위해 요방형근이 허리를 지지해 주고, 복직근이 상체를 고정시켜 주는 도움을 준다. 상완삼두근은 팔꿈치를 펴고 반면에 삼각근과 전거근은 좌측 팔을 머리 위로 들어 올리는 역할을 한다. 승모근은 견갑골을 등 가운데 척추 쪽으로 후인시키고, 흉쇄유돌근은 목을 외회전 시켜준다.

근육 작동(muscle activity)		
주동근(prime mover)	1 외복사근, 내복사근 2 광배근 3 봉공근 4 대퇴이두근 5 대둔근, 소둔근 6 전거근 7 상완삼두근 8 삼각근 9 햄스트링	
길항근(antagonist)	10 장요근 11 내전근 12 승모근 13 장비골근 14 요방형근	

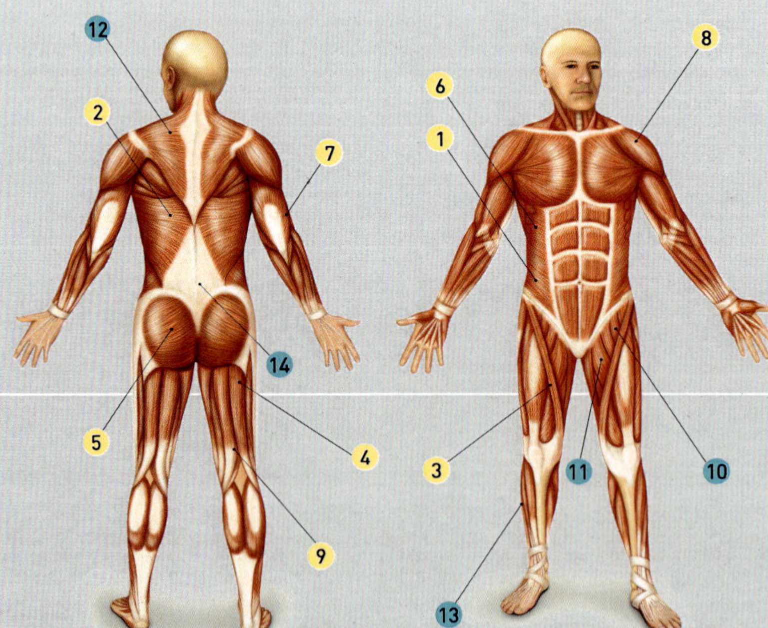

(14는 흉요추근막 아래에 위치해 있다.)

척추(spine)	
	척추는 일차적으로 우측으로 굴곡이 일어나며, 시상축을 중심으로 관상면으로 움직인다. 그리고 나서 척추는 시상축을 중심으로 횡단면으로 우측 외회전이 일어난다. 골반은 전방으로 기울어져 있다.

자세의 해부학적 분석

이 장면에서는 보이지 않는 근육:

2 광배근(등 부위)
11 내전근(허벅지 안쪽 부위)
12 승모근(등 상부 부위)

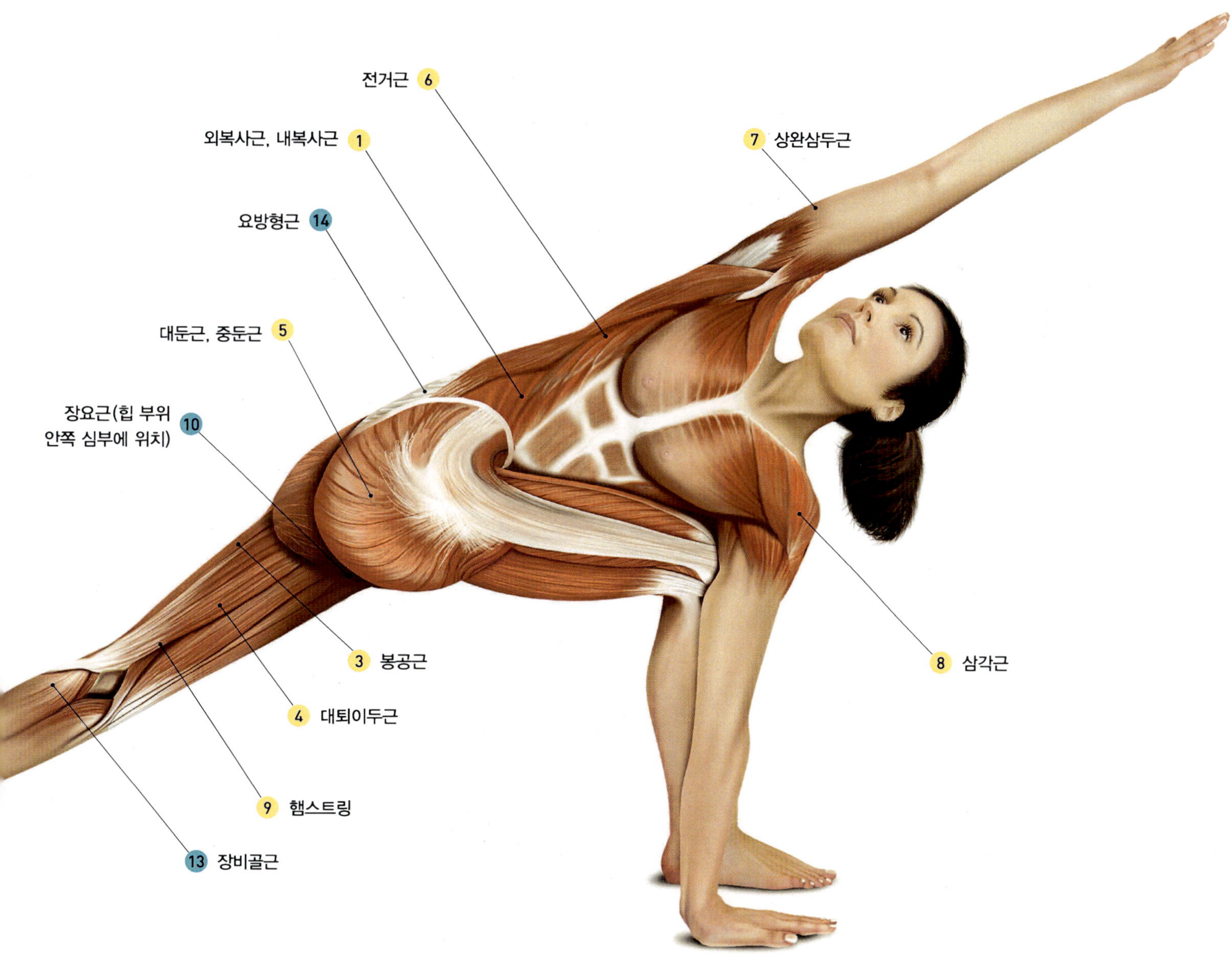

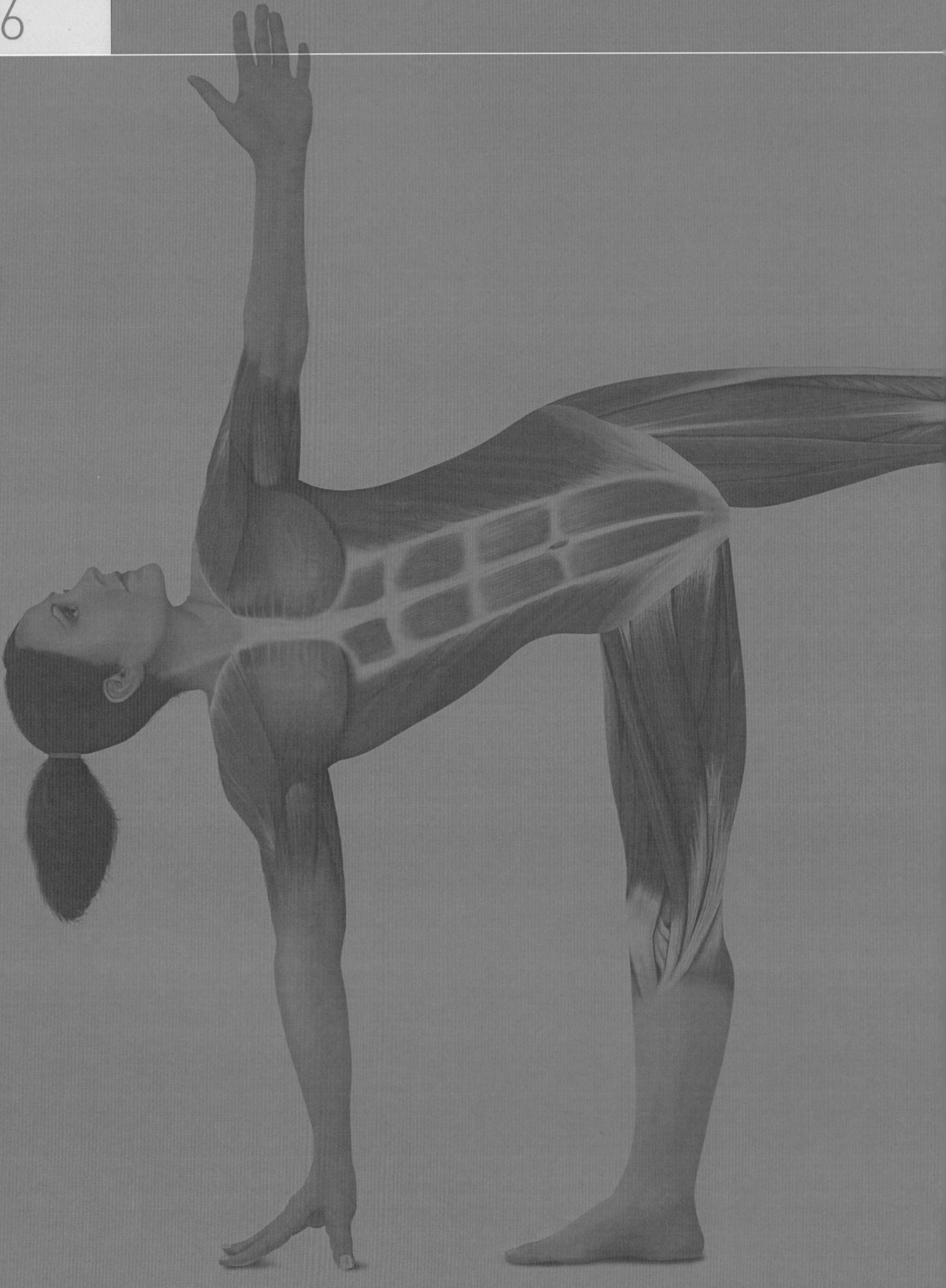

서서 균형 잡는 자세
Standing Balancing Poses

종종 이러한 아사나 자세들은 몸이 따뜻해지면 실행하는 것이 좋다. 그 자세들은 무릎과 발목의 힘을 향상시켜 주는데 큰 영향을 미친다. 이것은 대개 사람이 균형을 잃지 않도록 관절 안과 주변의 결합 조직과 근육들이 활성화되어 무릎과 발목을 안정화시켜 줌으로서 균형을 잃지 않게 되는 것이다. 더욱이, 균형 요소를 포함한 모든 아사나 자세들은 정신적 집중과 명료성을 대단히 향상시켜 줄 것이다. 왜냐하면, 이러한 아사나 자세들을 효율적으로 실행하기 위해선 집중력이 필요로 하기 때문이다.

나무 자세(Tree Pose)

브루샤아사나(Vrksasana)

나무 자세는 모든 주요 관절에 힘과 유연성 그리고 안정성을 대단히 향상시키는 균형 아사나 자세이다. 좌측 다리는 무릎 관절이 완전히 뻗은 상태로 일자이며, 대퇴사두근은 제자리에서 다리를 유지하는 역할을 한다. 내전근과 둔근 또한 이 자세를 도와준다. 힙 굴곡근은 우측 허벅지를 상체 쪽으로 들어 올리고, 우측 발이 좌측 허벅지 안쪽에 얹힐 수 있도록 힙 관절로부터 바깥쪽으로 움직여 준다. 이 자세를 취하는 동안 허리 굴곡근은 골반과 허리 주위를 지지하기위해 수축된다. 척추는 길게 늘어나며 이 아사나 자세에서 전후, 좌우 어느 쪽으로도 움직임이 없이 중립 상태를 유지하고 있다. 팔은 양손을 견고하게 붙인 상태로 부드럽게 머리위로 뻗어 올린 상태이고, 천골 부위는 팔을 뻗었을 때 척추 부위의 지나친 확장 가능성에 대응하기 위해 밑으로 내려져 있어야 한다. 이 자세를 유지하는 것은 불규칙한 호흡이나 빠른 호흡을 늦추는 데에 도움이 되며, 심장박동수를 늦추고, 신경계를 진정시켜 준다. 마음과 몸에 고요함을 창조해 준다.

레벨

초급

효과

나무 자세는 자세 의식과 가지런함을 향상시킨다.
사람이 호흡에 집중하게 북돋워 주는데, 즉 이것이 정신적 집중을 향상시키며 몸과 마음의 활기를 되찾게 해 주는 것이다.

주의사항

고혈압 환자나 발목 또는 무릎 부상자는 적절히 수정 보완된 자세를 취하여야 한다. 좌골 신경통을 가진 환자 역시 진행에 각별한 주의를 요한다.

⊕ 수정 보완

고혈압 환자는 기도 자세로 두 손을 가슴 앞에 놓는다. 발목과 무릎에 부상이 있는 환자는 더 많은 지지를 해 주기 위해 발가락이 바닥에 닿으면서 들려진 발을 반대쪽 발목 안쪽에 놓도록 한다. 균형을 잡기가 어려운 사람은 벽을 이용하여 나무 자세를 연습할 것을 권장한다.

✓ 시도

양쪽 다리를 강하게 느끼며 엉덩이 높이를 서로 유지하도록 해야 하는데, 그래야 양쪽 허리가 평등하게 움직인다. 턱은 바닥과 수평을 유지하며, 어깨는 아래로 당겨 내리도록 한다.

척추를 위로 뻗어 올리고, 길게 늘임으로써 몸에서 가벼움을 느끼도록 한다.

우측 발이 좌측 허벅지 안쪽에 놓이도록 하는데, 발이 무릎 관절 안쪽에 닿지 않도록 한다.

⊗ 주목사항

팔을 올릴 때 어깨를 머리 쪽으로 들어 올리지 않도록 하고, 만약 어깨가 들어 올려 졌다면, 손을 대신 떨어 뜨려 어깨를 밑으로 내리도록 한다.

좌측 무릎을 굽히려 하지 말고, 대신에 무릎을 펴는데 집중하며 대퇴사두근을 수축시키는 것이 좋다.

시행 방법

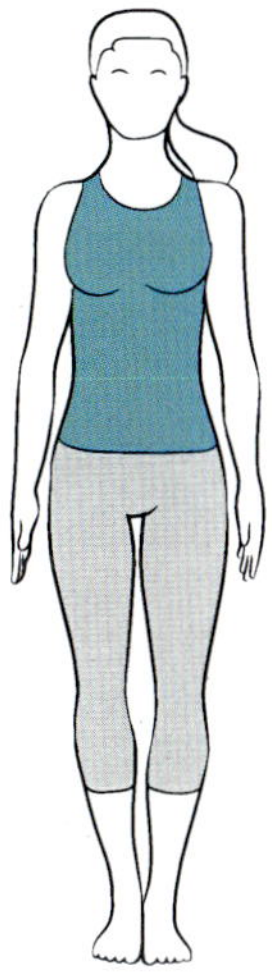

ⓐ 스텝 1

산 자세에서 시작한다(54쪽).
(스텝 1-3은 정면에서 살펴본 것이다)

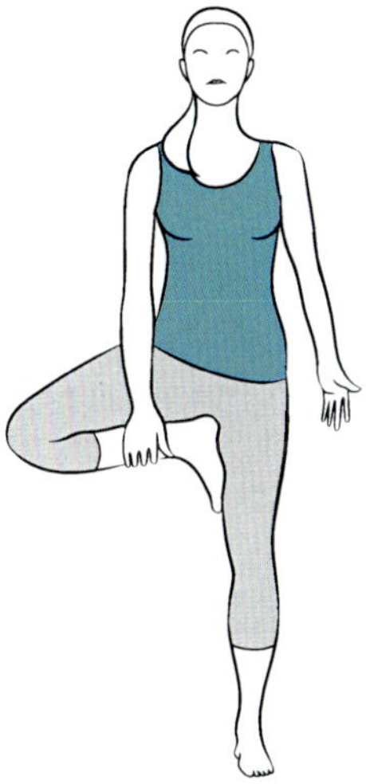

ⓐ 스텝 2

좌측 발에 체중을 옮기고 좌측 허벅지 근육을 수축시킨다. 좌측 발로 바닥을 누른 상태에서 숨을 내쉬면서 우측 손으로 우측 발목을 잡고 우측 발을 좌측 허벅지 안쪽에 위치시켜 놓는다. 우측 무릎은 굽혀진 상태에서 외측을 향해 있어야 하고 힙은 반대쪽 힙과 레벨을 이루도록 해야 한다. 우측 발로 좌측 허벅지 안쪽을 견고하게 누르되 발가락은 이완된 상태를 유지한다.

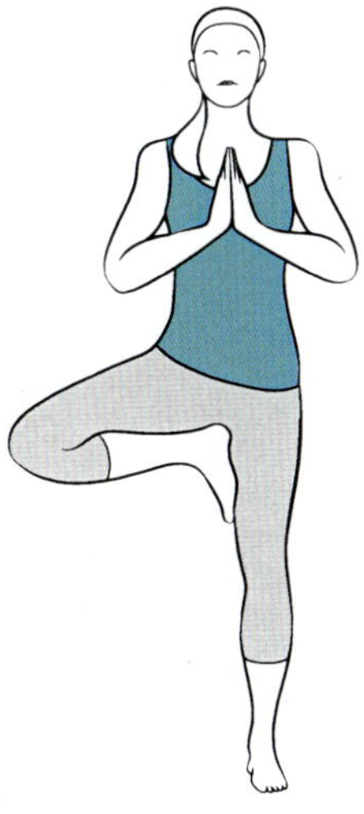

ⓐ 스텝 3

숨을 들이쉬면서, 기도하는 자세로 손바닥을 서로 마주 보게 붙인 상태에서 가슴 높이로 들어올린다. 팔꿈치는 바닥을 가르키고, 어깨는 이완된 상태이어야 한다. 동작을 멈추고 안정된 호흡을 한다.

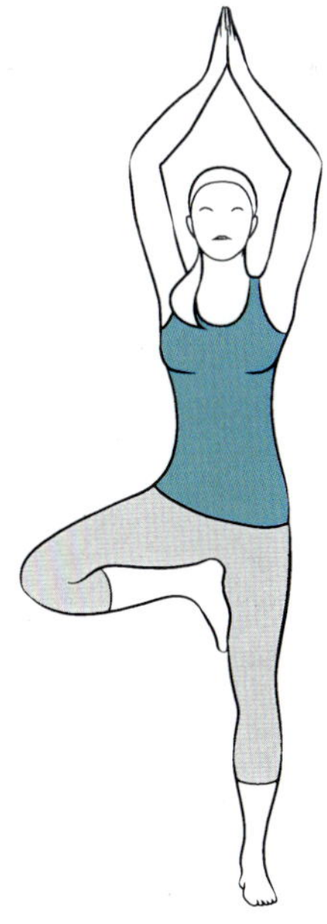

ⓐ 스텝 4

다시 숨을 들이쉬면서 팔을 곧장 머리위로 위로 뻗어 올린다. 두 손은 여전히 기도하는 자세이다. 팔꿈치는 약간 구부려져 있으며 어깨는 밑으로 내려져 있는 상태이다. 척추는 위쪽으로 뻗어 올려 곧게 펴고, 얼굴은 이완시키며, 턱은 바닥과 수평을 이루게 하고 시선은 정면을 바라본다.

나무 자세(Tree Pose)

브루샤아사나(Vrksasana)

나무 자세 전반을 통해, 척추는 중립 상태가 유지되어 있어야 하고, 흉부와 허리 주변을 둘러싸고 있는 주요 근육들로 지지되어야 한다. 척추기립근과 복근이 당연히 포함되며 이 들 근육은 등척성 수축을 한다. 삼각근이 집중적으로 수축될 때 팔은 머리위로 뻗어 올려진다. 상완삼두근이 수축하고 상완이두근이 늘어나면서 팔꿈치가 펴지고, 승모근의 작용에 의해 견갑골이 머리로부터 아래로 당겨 내려진다. 좌측 다리의 대퇴사두근은 무릎을 완전하게 펴기 위해 구심성 수축을 하는 반면에, 무릎과 발목을 안정화시키는 근육들은 이 관절들을 제자리에 고정시켜 주기 위한 작용을 한다. 둔근과 외전근 또한 다리를 안정화하기 위해 강하게 작용한다. 우측 대퇴골은 소둔근과 힙 굴곡근, 봉공근, 그리고 대퇴이두근이 단축되면서 외회전을 일으키게 되고, 햄스트링이 단축되면서 우측 무릎이 굴곡된다. 우측 장요근은 구심성 단축이 일어나고, 좌측에서는 고정되는 현상이 일어난다.

근육 작동(muscle activity)		
주동근(prime mover)	1 장요근 2 대퇴사두근 3 봉공근 4 대퇴이두근 5 소둔근 6 삼각근 7 상완삼두근	
길항근(antagonist)	8 대둔근 9 승모근 10 전거근	

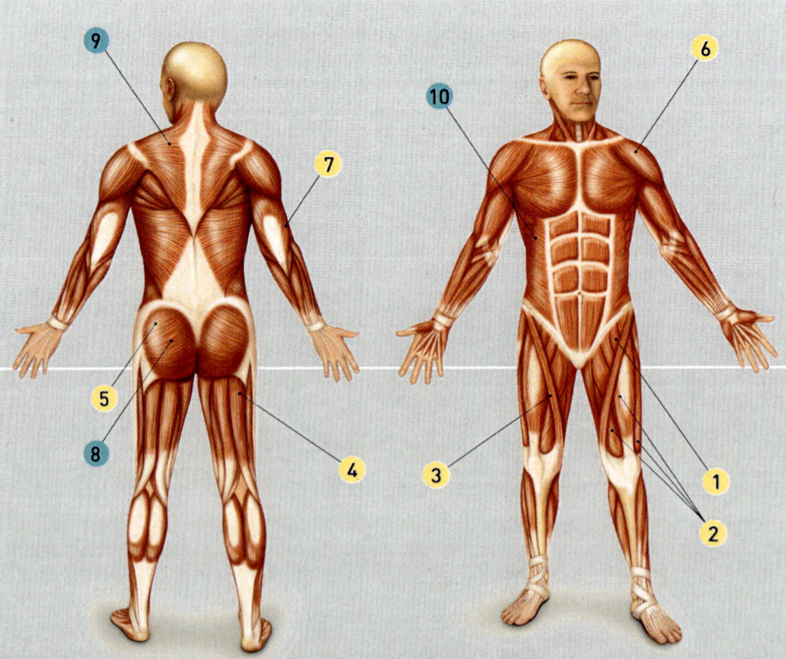

(5는 대둔근 아래에 위치해 있다.)

척추(spine)
척추는 중립 상태이다. 골반 또한 중립 상태이다. 그러므로 어떤 면이나 축을 중심으로 해서 움직임이 일어나지는 않는다.

자세의 해부학적 분석

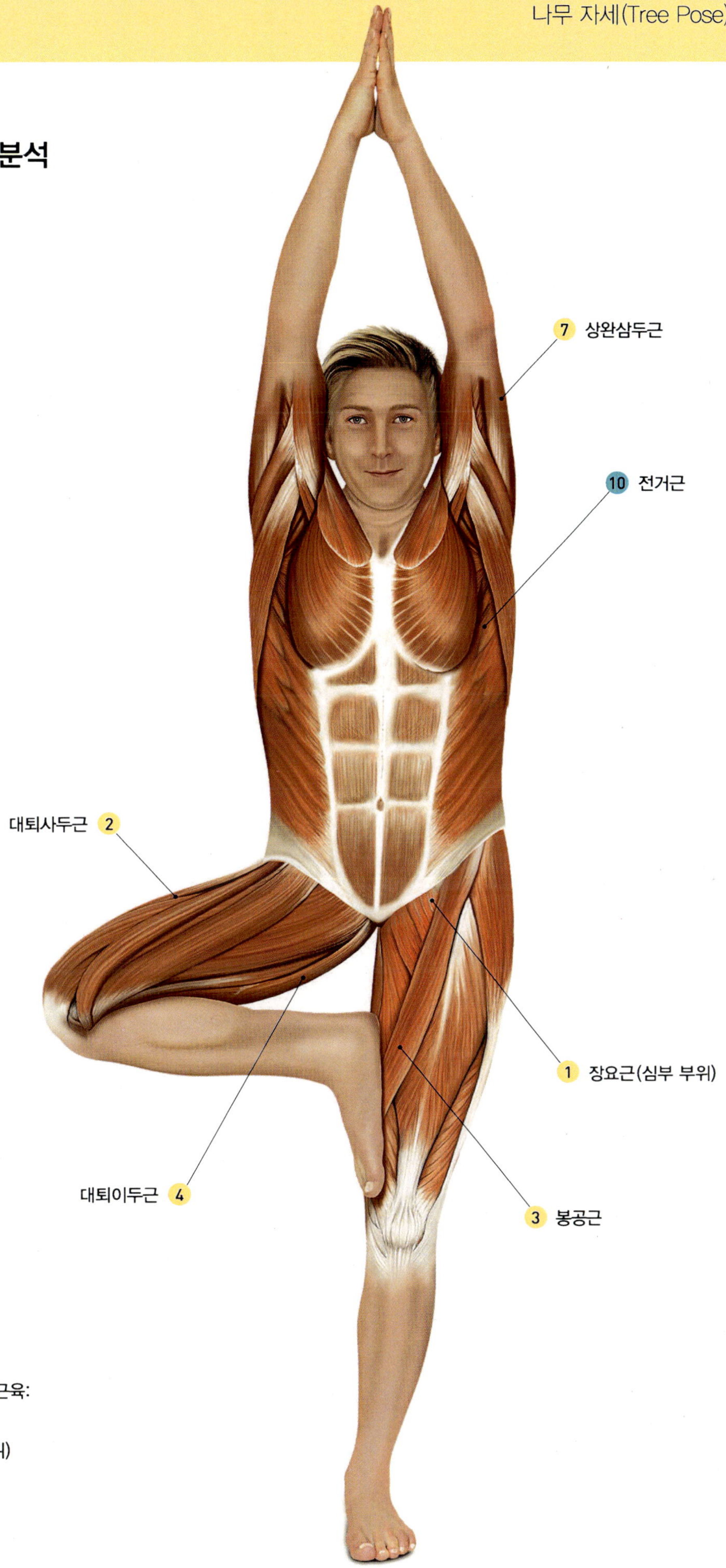

이 장면에서는 보이지 않는 근육:

5 소둔근(뒷부분)
6 삼각근(어깨 바깥쪽 부위)
8 대둔근(뒷부분)
9 승모근(등 부위)

독수리 자세(Eagle Pose)

가루다아사나(Garudasana)

독수리 자세는 균형과 조화를 향상시키는 상쾌한 아사나 자세이다. 등 상부 부위와 어깨를 늘이고 몸의 모든 주요 관절들을 강화시켜 준다. 이 아사나 자세의 균형 요소들로 인해 무릎과 발목은 굉장히 강해지는데, 그 이유는 각 균형 요소들이 그 자체를 안정화하려 하기 때문이다. 힙, 무릎, 그리고 팔꿈치가 굽혀져 있으면서 순간적으로 혈류를 제한하게 되는데, 이것은 이 자세가 풀어질 때 더욱 향상된 혈액 순환을 일으키게 해 준다.

손이 얼굴에서 부터 멀어지고, 견갑골도 서로 멀어질 때 등 상부 부위의 근육은 늘어난 상태가 되며, 척추의 기립근은 수축되면서 똑바른 상체를 유지하게 된다. 두 다리는 서로 압박을 가하게 되면서 내전근과 대퇴사두근이 강화되며, 허벅지 바깥쪽 근육은 스트레칭이 된다. 이것은 즉 슬개골의 정렬 상태의 유지에 도움이 되고, 무릎 관절에도 많은 도움이 된다. 또한 독수리 자세에서는 둔근이 스트레칭 되는데, 이는 요통이 완화되는 효과가 있고, 좌골신경 주변의 근육들이 스트레칭이 되면서 좌골신경통을 완화시키는데 도움이 된다.

단계

초급

효과

이 자세는 발목, 무릎, 그리고 엉덩이를 강화시켜 주며, 어깨를 이완시켜 준다. 코어 안정화를 향상시키며 허리통증이 완화될 수 있다.

주의사항

무릎, 발목, 그리고 어깨 통증 환자들은 주의 깊게 연습해야한다. 저혈압을 가진 사람들은 부드럽게 이 아사나 자세를 실습해야 하며, 몸을 지나치게 사용하지 않도록 주의한다.

⊕ 수정 보완

무릎과 또는 발목 부상자들은 요가 블록을 우측 발가락 아래에 놓거나 다친 관절을 지지하기 위해 발가락을 바닥에 놓도록 한다. 만약 어깨가 뻣뻣하거나 부상을 입은 상태라면, 우측 팔을 좌측 아래에 놓고 손바닥 대신 손등으로 안정화 시키도록 한다.

✓ 시도

어깨를 아래쪽으로 움직이고, 손과 손목을 팔꿈치와 나란하게 한다.

무릎을 몸 중앙선에 맞추어 발목 위로 나란하게 하고, 두 다리를 힘껏 오므려 안정화를 이루도록 한다.

⊗ 주목사항

견갑골이 들어 올려 져서 어깨가 경직되지 않도록 한다.

앞으로 기대지 말고, 대신에 척추를 위로 뻗어 올려 늘리도록 한다.

좌측 종아리 근육 뒤쪽에 있는 우측 발에 힘을 주지 않도록 하는데, 왜냐하면 무릎에 부상을 일으킬 수 있기 때문이다; 발은 좌측 종아리에 부드럽게 내려놓도록 한다.

시행 방법

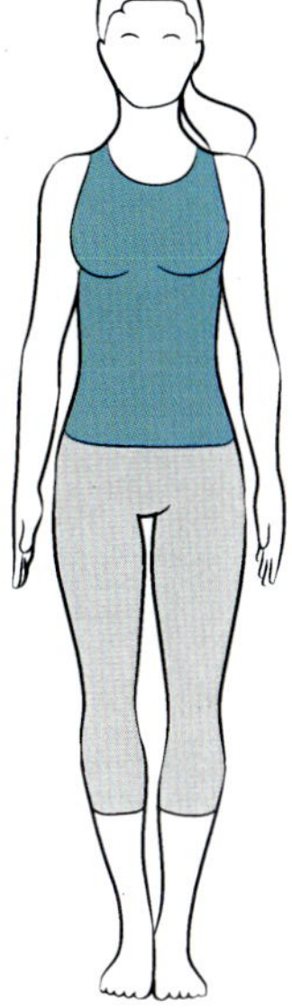

ⓢ 스텝 1

산 자세에서 시작한다(54쪽).

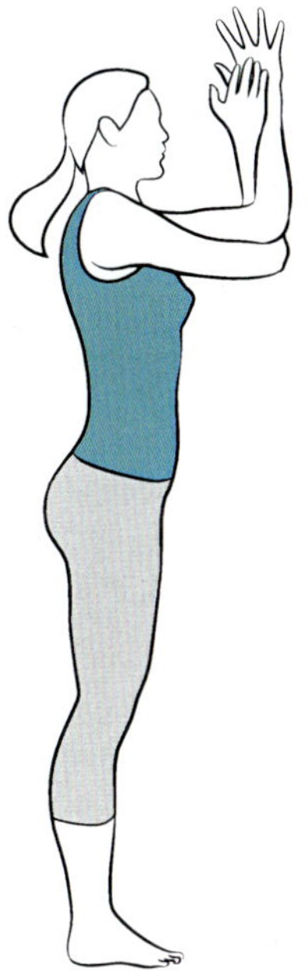

ⓢ 스텝 2

숨을 들이 쉬며 팔을 바닥과 수평이 되게끔 몸 앞으로 뻗는다. 숨을 내쉬는 동안, 양 팔의 팔꿈치를 동시에 구부리며 우측 팔을 좌측 팔 밑으로 집어 넣는다. 이제 숨을 들이쉬고 손바닥을 서로 같이 누른다. 손가락과 엄지는 위를 향하게 하고 팔은 바닥과 수직을 이뤄야한다.

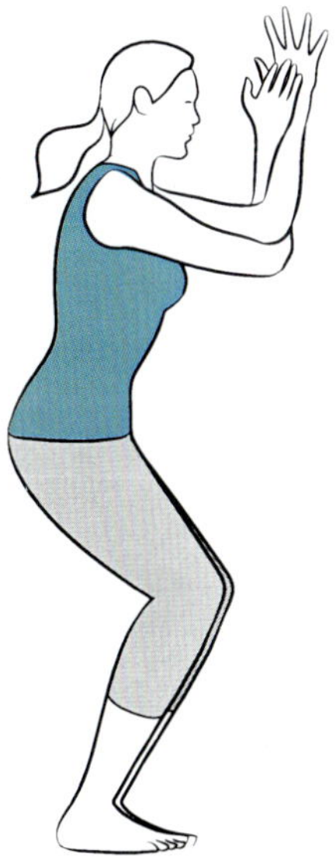

ⓢ 스텝 3

숨을 내쉬면서 발뒤꿈치는 견고하게 바닥에 유지하면서 척추는 위로 뻗어 올려 늘리고, 다리와 발을 서로 붙인 상태로 무릎을 굽혀 스쿼트 자세로 바꾼다. 허벅지는 서로 누르고 있어야하며 골반은 앞으로 약간 기울어져야 한다. 복근을 척추 쪽으로 당겨 밀어 놓는다.

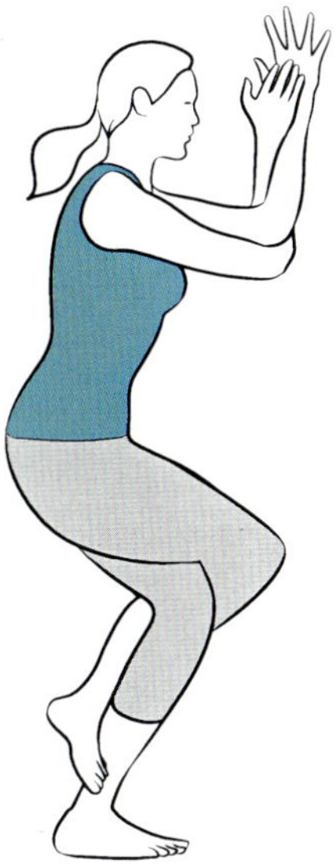

ⓢ 스텝 4

왼쪽 다리를 구부린 채, 우측 허벅지를 좌측 허벅지 위에 올려놓으며, 우측 다리를 좌측 다리 위로 올리는 동안 숨을 들이 쉰다. 우측 발을 좌측 다리 밑으로 우측 발가락들이 아래쪽을 향하게끔 밀어 넣는다. 머리의 상부는 위로 당겨 올려 져야 하고 척추는 똑바른 상태여야 한다. 정면을 응시하도록 하고 턱은 바닥과 평행을 이루어야 한다. 이 전 과정에서 안정된 호흡을 취한다.

독수리 자세(Eagle Pose)

가루다아사나(Garudasana)

독수리 자세에서 햄스트링은 수축되고 대퇴사두근은 늘어나게 되면서 무릎이 굽혀진 상태가 된다. 장요근, 봉공근, 그리고 대퇴이두근 이 모든 근육들은 단축되면서 힙을 굴곡시키는 원인이 된다. 달리 말하면, 이것은 척추기립근이 단축되기 전에 척추가 전방으로 굴곡이 되지만, 요추에서는 약간 신전이 일어나게 된다. 우측 발목 관절은 족저굴곡이 되는 반면에 좌측 발목은 족배굴곡이 되고, 내전근은 양 허벅지를 모으기 위해 강하게 작용한다. 이 결과 양 대퇴골은 내회전이 일어나게 된다. 둔근은 양 힙을 안정화시키기 위해 작동하고, 복근은 – 주로 복직근 – 상체를 제 위치에 유지시켜 주는데 도움을 준다. 흉근과 전삼각근은 두 팔을 서로 모아 주는 역할을 하며, 반면에 승모근과 능형근은 견갑골을 아래로 당겨 내림으로서 등과 목의 상부 부위가 서로 교차하여 스트레칭이 일어난다.

근육 작동(muscle activity)

주동근(prime mover)

=1 비복근
2 봉공근
3 대퇴이두근
4 장요근
5 삼각근
6 척추기립근
7 내전근
8 대흉근, 소흉근

길항근(antagonist)

9 가자미근
10 대둔근, 중둔근
11 승모근
12 대퇴사두근

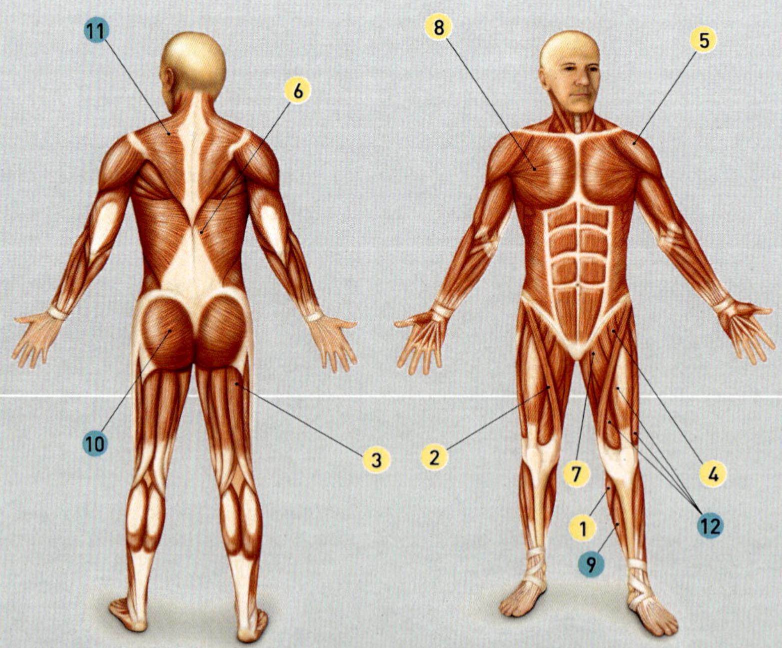

(6은 흉요추근막 아래에 위치해 있다.)

척추(spine)

척추는 신전 상태에 있으며, 관상축을 중심으로 시상면으로 움직인다.
골반은 전방으로 기울어져 있다.

자세의 해부학적 분석

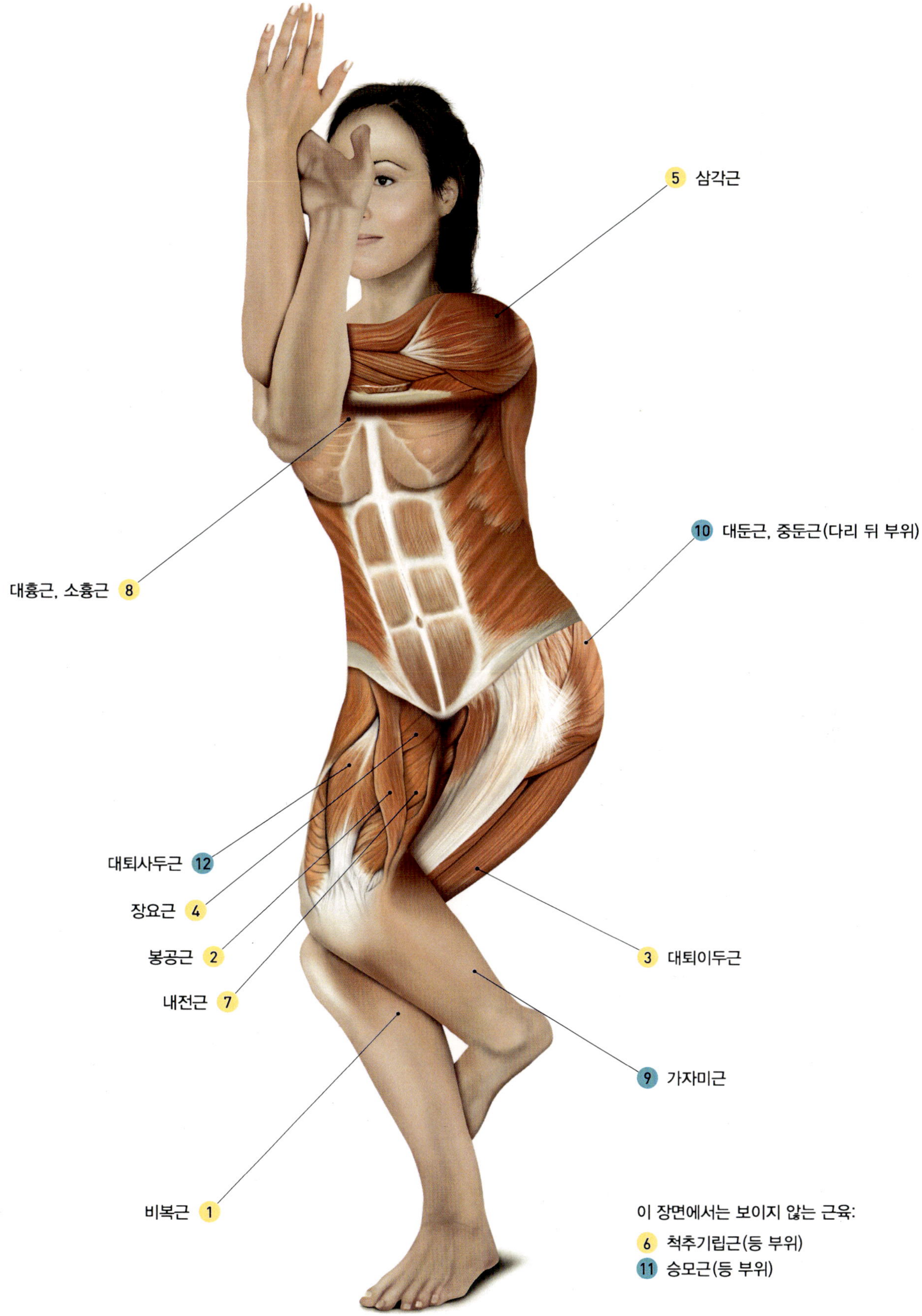
5 삼각근
10 대둔근, 중둔근(다리 뒤 부위)
대흉근, 소흉근 8
대퇴사두근 12
장요근 4
봉공근 2
내전근 7
3 대퇴이두근
9 가자미근
비복근 1
이 장면에서는 보이지 않는 근육:
6 척추기립근(등 부위)
11 승모근(등 부위)

무용수의 왕(선활) S자세(Dance's Pose)

나타라자아사나(Natarajasana)

무용수의 왕(선활) S자세는 활기찬 아사나 동작으로서 완전한 정신 집중이 요구된다. 이 자세는 신체의 모든 근육들을 사용하는 강력한 균형을 잡는 자세이며, 척추를 강하게 신전시키기 때문에 후굴 아사 자세로 간주되어 있다. 무용수의 왕(선활) S자세의 전반적인 효과를 살펴보면, 혈액 순환을 증가시켜 주면서 호흡 기능을 개선시켜 주는데, 달리 말하면 일반적인 스태미나를 엄청나게 호전시켜 주는 것으로 볼 수 있다.

한쪽 다리는 완전하게 펴서 체중을 지지하고, 다른 쪽 다리는 무릎을 굽혀 뒤로 들어 올린다. 이렇게 다리를 굽혀 뒤로 들어 올리는 동작은 골반을 전방으로 기울이게 해 줌과 동시에 척추가 후굴되면서 이러한 동작으로 인해 상체도 전방으로 움직이게 해 준다. 이러한 동작으로 인해 우측 어깨와 힙은 바깥쪽으로 회전을 일으키게 되고, 이에 관련된 관절들은 많은 스트레칭이 되게 된다. 좌측 다리의 발목과 무릎은 몸을 안정화시키기 위해 대단한 역할을 하면서 그 관절의 안정성과 강도는 더욱 증가하게 된다. 모든 주요 근육들이 상호 시너지 역할을 하면서 작용하는 결과 코어 근육의 안정성은 크게 증대하게 된다.

단계

중급

효과

무용수의 왕(선활) S자세는 스태미나를 증진시켜 준다. 이 자세는 모든 주요 관절들, 특히 힙과 어깨 관절을 강화시켜 주며, 정신 집중력을 많이 향상시켜 주는 효과도 있다.
또한 척추의 유연성과 코어 근육의 안정성이 엄청나게 개선된다.

주의사항

이 아사나 자세는 심도가 있으므로 고혈압이나 저혈압을 가진 사람은 수정 보완된 자세를 취하도록 해야 한다.
허리 부상이 있는 환자는 척추 디스크에 과도한 압박이 가해지는 것을 피하기 위해 골반의 회전을 최소화해야 한다.

⊕ 수정 보완

혈압과 허리 문제를 고려할 때, 무용수의 왕(선활) S자세는 척추를 뒤로 신전시키거나 좌측 팔을 전방으로 뻗지 말고 척추를 늘리고 좌측 팔은 천장을 향해 뻗는 수정된 보완된 자세에 초점을 두는 것이 좋다.

무릎을 굽히기가 힘든 경우에는 요가 스트랩(strap)을 발목 주변에 두르고 우측 손으로 잡고 하면 한결 수월할 수 있다.

⊘ 시도

척추를 늘려 보라. 그러면 상체에 공간 감각이 일어나게 될 것이다.

무릎 관절을 보호하고 균형 감각을 증대시키기 위해서 체중을 지지하고 있는 다리를 완전하게 펴는 것이 좋다.

우측 다리를 뒤로 차 올리기 위해서는 우측 팔에 힘을 빼는 것이 좋은데, 이는 어깨를 관절을 스트레칭시키는데 도움이 되기 때문이다.

⊗ 주목사항

좌측 팔은 바닥과 평행을 유지하면서 전방으로 강하게 뻗고 시선과도 평행을 이루도록 한다.

우측 힙을 너무 강하게 회전시키지 않도록 하는데, 이는 허리에 압박을 가할 수 있기 때문이다. 대신에 우측 힙은 약간 바닥을 향하게 한다.

시행 방법

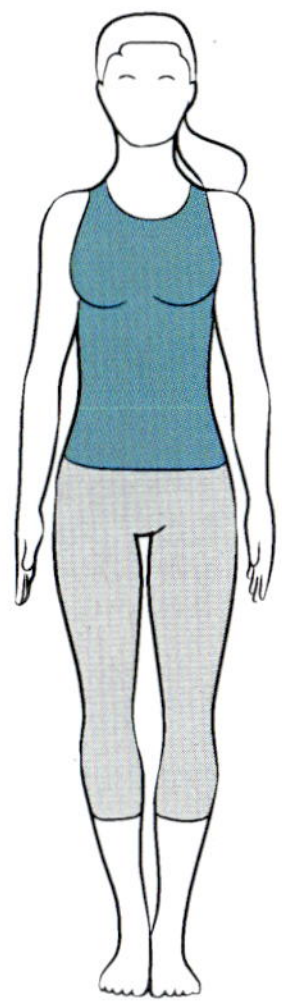

ⓐ **스텝 1**

산 자세에서 시작한다(54쪽).

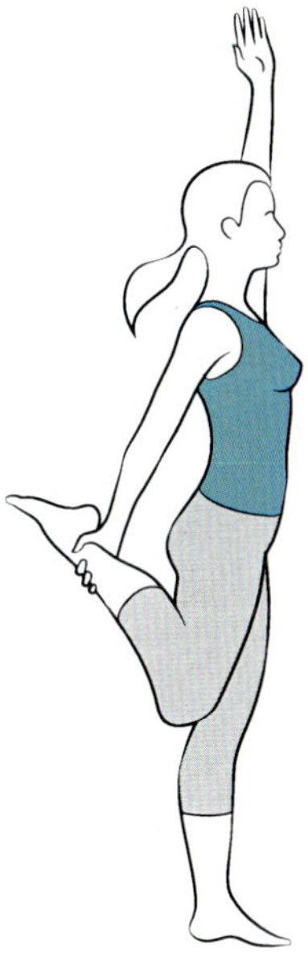

ⓐ **스텝 2**

좌측 다리에 힘을 주고 체중을 유지하면서 우측 무릎을 굽혀 들어 올린 다음, 우측 팔을 최대한 외측으로 돌려 우측 발목의 내측 부위를 잡고 엉덩이 쪽으로 당긴다. 숨을 들이 쉬면서 좌측 팔을 천장을 향해 귀 옆 머리 위로 뻗어 올린다.

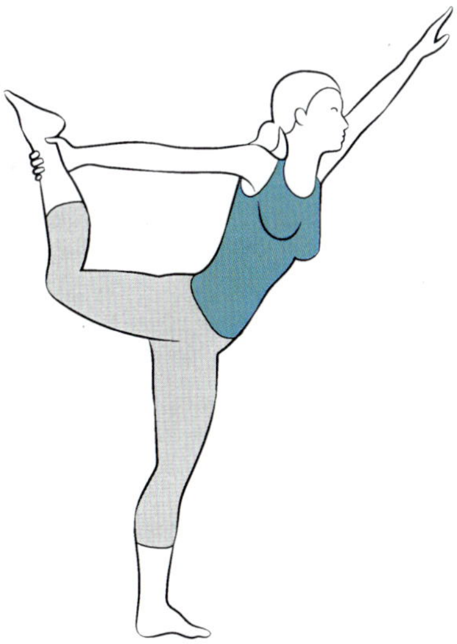

ⓐ **스텝 3**

좌측 다리 허벅지에 강한 힘을 주어 다리를 완전하게 펴고, 발은 바닥에 아주 견고하게 누른다. 숨을 내쉬는 동안 발을 뒤로 차 올리면서 상체를 전방으로 기울임과 동시에 팔도 앞으로 뻗는다. 척추를 전방을 향해 뻗고 고른 호흡을 한다. 상체를 늘릴 수 있고 들어 올릴 수 있는 감각을 갖추어야 한다.

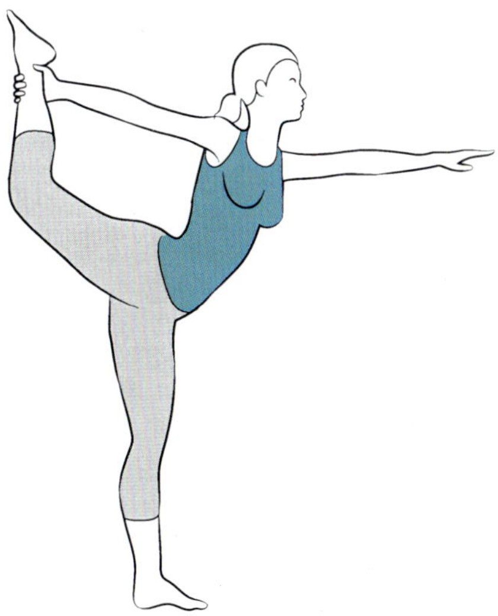

ⓐ **스텝 4**

숨을 내쉬면서 우측 발을 좀 더 힘차게 뒤로 차올려서 척추가 더욱 신장될 수 있도록 한다. 이제 우측 다리를 위로 들어 올려 우측 힙과 어깨가 우측으로 돌게 한다. 좌측 팔과 손은 일직선상에서 전방으로 바닥과 평행하게 뻗으며, 시선은 전방을 응시하도록 한다. 턱은 바닥과 평행을 이루도록 한다.

무용수의 왕(선활) S자세(Dance's Pose)

나타라자아사나(Natarajasana)

무용수의 왕(선활) S자세에서는 여러 많은 근육들이 서로 다르게 작용하는데, 우측 다리의 햄스트링은 무릎을 굴곡시키기 위해 단축되어 있는 반면, 대퇴사두근을 비롯해 힙 굴곡근은 늘어나 있는 상태이다. 우측 어깨의 후삼각근과 회전근개는 우측 팔을 외회전 시킨다. 상완삼두근은 두 팔을 신전시키는 작용을 하고, 좌측 어깨의 삼각근은 들고 있는 팔을 유지하기 위해 등척성의 힘으로 수축되어 있으며, 흉근은 보조적인 역할로서 수축되어 있다. 좌측 다리는 대퇴사두근의 수축에 의해 완전하게 펴져 있으며, 햄스트링이 이 자세의 상태를 유지시켜 주는 기능을 하고 있다. 골반은 전방으로 약간 기울어져 있고, 척추는 척추기립근의 단축으로 인해 뒤로 신전된 상태이며, 척추의 이 상태를 유지하는데 광배근과 복직근이 많은 도움이 된다.

근육 작동(muscle activity)

주동근(prime mover)

1 대퇴사두근
2 햄스트링
3 척추기립근
4 삼각근
5 소둔근, 대둔근

길항근(antagonist)

6 복직근
7 대흉근, 소흉근
8 광배근

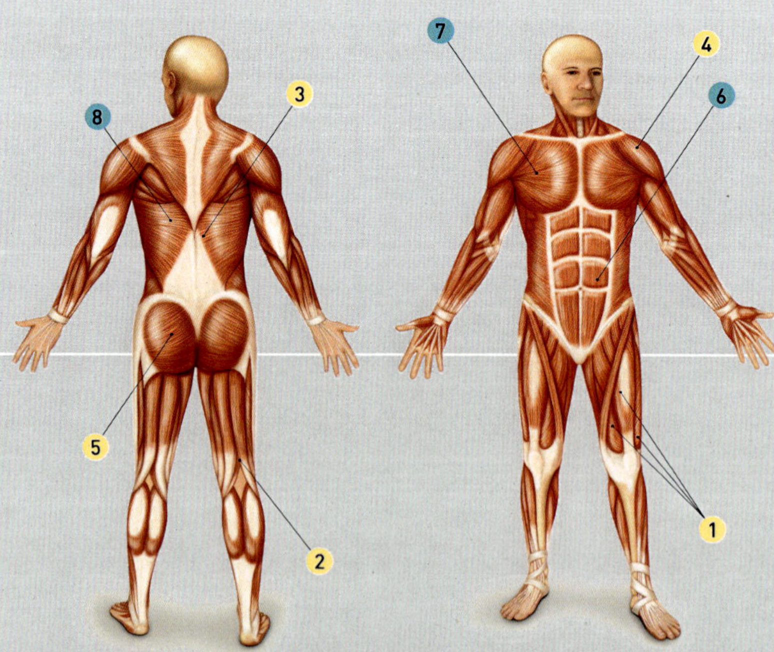

(3은 흉요추근막 아래에 위치해 있다.)

척추(spine)

척추는 신전 상태에 있으며, 관상축을 중심으로 시상면으로 움직인다.
골반은 전방으로 기울어져 있다.

자세의 해부학적 분석

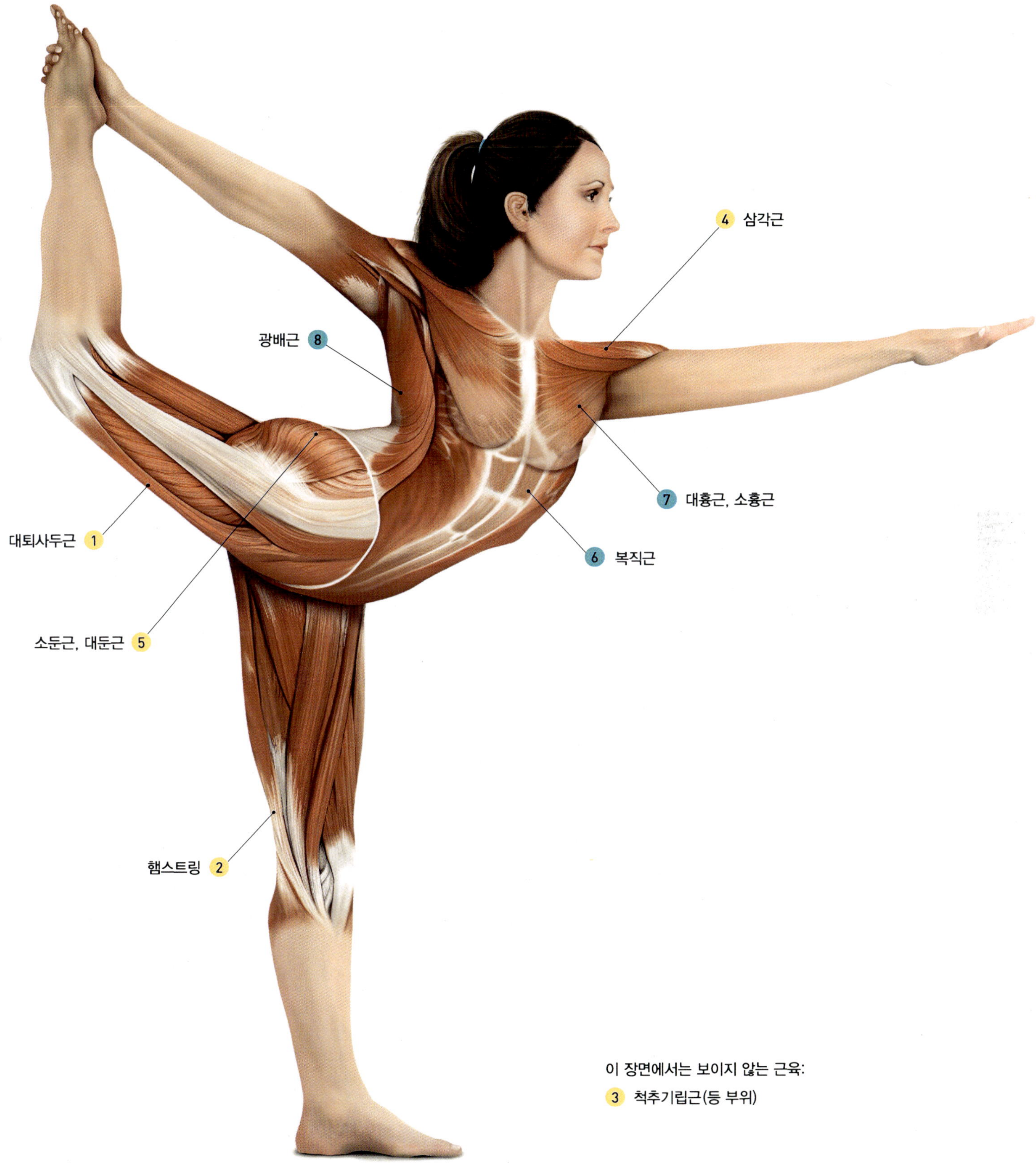

이 장면에서는 보이지 않는 근육:

3 척추기립근(등 부위)

반달 자세(Half Moon Pose)

아르다 찬드라아사나(Ardha Chandrasana)

반달 자세는 모든 관절 특히 무릎과 발목 관절을 강화시키고 안정화시켜 주는 효과가 있다. 이 아사나 동작을 취할 때, 상체를 우측으로 구부리면서 우측 무릎을 굴곡시키고, 우측 손으로 우측 발 바로 앞 바닥을 짚는다. 좌측 발을 바닥에서 들어 올리고, 두 무릎을 펴고 힘을 강하게 준다. 체중을 지지하고 있는 발은 바닥에 견고하게 유지시키고, 들어 올려놓고 있는 발은 중립의 위치에 둔다. 척추는 좌우 양쪽 면에서 균등하게 신장시켜 놓고, 복근에 힘을 강하게 주어 척추를 지지해 준다. 팔은 가슴과 어깨를 스트레칭 시키면서 천장을 향해 뻗어 올려 두 팔이 바닥과 수직을 이루는 긴 일자의 형태를 이루게 한다. 좌측 힙의 외측 회전으로 인해 힙과 서혜부의 앞 부분 또한 스트레칭이 되게 된다. 허리 관절에 불필요한 스트레스가 주어지지 않게 하기 위해 이 회전 동작에 힘이 절대 가해져서는 안 된다.

단계

중급

효과

반달 자세는 무릎과 발목 관절을 강하게 하면서 동시에 힙 스트레칭과 함께 강화시켜 준다. 어깨와 가슴이 스트레칭되고 코어 근육의 안정성이 개선된다.
이 아사나 자세는 높은 균형 감각이 요구되므로 정신 집중력 또한 많이 높아지는 효과가 있다.

주의사항

혈압에 문제가 있는 환자나 허리 부상 환자 특히 척추 디스크 부상 환자는 반드시 수정 보완된 자세를 취하도록 해야 한다.

⊕ 수정 보완

우측 손으로 바닥을 짚을 때, 우측 다리를 완전하게 펼 수 없다면 우측 손 아래에 요가 브릭(brick)을 받쳐 두도록 한다.

만약 척추에 추가적인 지지가 필요하다면, 등을 벽에 기대어 자세를 취하도록 한다.

목 부상이 있는 환자는 목을 우측으로 돌려 우측 손을 응시하도록 한다.

혈압에 이상이 있는 환자는 좌측 손을 좌측 힙에 올려놓도록 한다.

⊘ 시도

펴고 있는 다리의 무릎 관절을 유지하기 위해 다리에 강한 힘을 가하도록 한다.

몸의 좌측 부위를 외회전시키면서 약간 뒤로 돌려 양 힙이 서로 수직선상에 놓이도록 하여 어깨와 힙에 간격이 넓어지게 한다.

양 팔과 두 다리를 몸의 중앙에서 멀어지도록 최대한 뻗어 각 관절이 이완되도록 한다.

⊗ 주목사항

좌측 다리는 아래로 내리지 않고 좌측 발뒤꿈치와 머리의 크라운(crown) 부위가 일직선상에 놓이도록 하여 바닥과 평행을 이루게 해야 한다.

좌측 어깨를 떨어뜨리지 않도록 하고, 좌측 힙을 전방으로 기울이지 않도록 하는데, 이는 몸의 좌측 부위를 뒤로 당겨 이 모든 관절들을 열어 주는데 그 목적이 있기 때문이다.

시행 방법

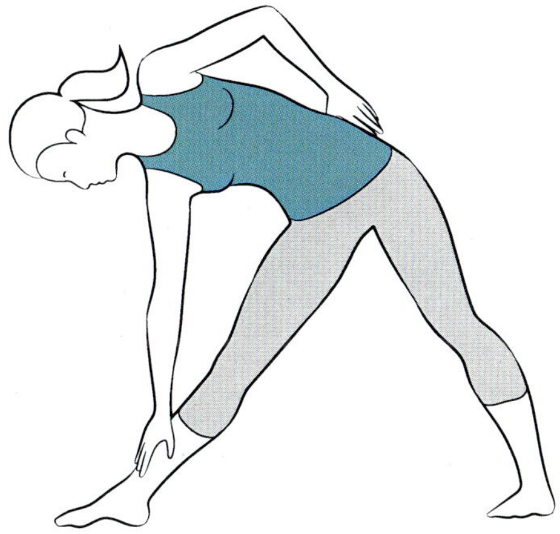

ⓒ 스텝 1

상체를 우측으로 기울인 삼각 자세에서 시작한다. 좌측 손을 좌측 힘 위에 올려놓고, 우측 손은 우측 아래 다리 부위에 위치시켜 놓는다. 좌측 어깨와 좌측 힙은 외회전시켜 놓고, 머리의 크라운(crown) 부분과 목은 몸에서 멀어지게 당겨 올린다.

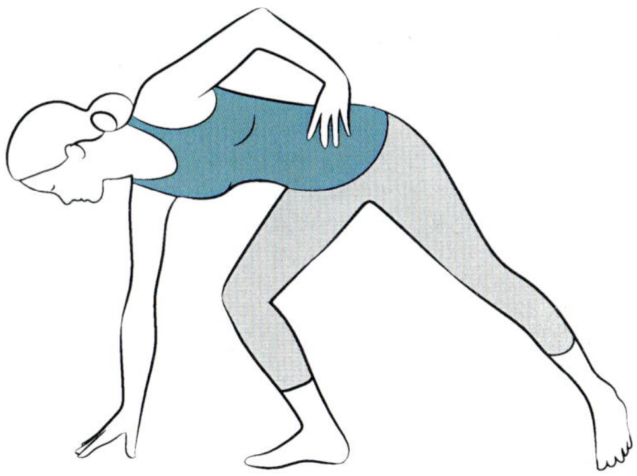

스텝 2 ⓒ

안정된 호흡을 유지하고, 체중을 우측 다리에 실으면서 우측 무릎을 굽힌다. 좌측 발을 당겨 양 발 사이의 간격을 줄인다. 우측 손을 우측 발 옆 발가락 앞 바닥을 짚는다. 우측 손은 우측 어깨 바로 아래에 놓이게 하고, 체중은 대부분 우측 다리에 실리게 한다. 좌측 다리는 펴고, 바닥에서 약간 들어 올린 상태를 유지한다.

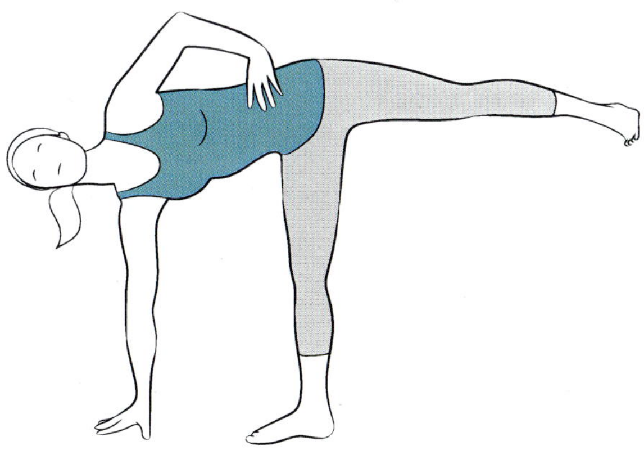

ⓒ 스텝 3

이제 숨을 들이쉬면서 우측 다리를 완전하게 펴고, 동시에 좌측 다리를 바닥과 평행하게 들어 올린다. 좌측 발뒤꿈치와 무릎이 일직선상에 놓이도록 하고 발가락은 전방을 향하게 한다. 허벅지 근육을 견고하게 수축을 시키고, 무릎은 완전하게 편다.

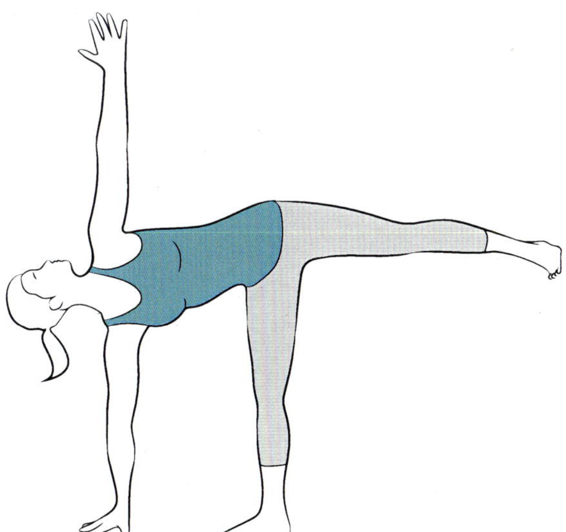

ⓒ 스텝 4

좌측 팔을 천장을 향해 뻗어 올리기 전에, 먼저 숨을 내쉬는 동작에 좌측 어깨와 좌측 힙을 약간 뒤로 돌려 몸의 좌측 부위가 좀 더 스트레칭 되도록 한다. 이제 좌측 팔을 천장을 향해 뻗어 올려 두 팔이 바닥과 하나의 긴 일 수직선을 이루게 한다. 목은 똑바로 편 상태에서 좌측으로 돌려 좌측 손을 응시하도록 한다.

반달 자세(Half Moon Pose)

아르다 찬드라아사나(Ardha Chandrasana)

반달 자세에서 척추는 비록 우측으로 기울어지지만, 상체의 양쪽 측면의 길이는 같아야 한다. 척추가 우측으로 기울어지려면 우선 우측 복사근이 수축을 일으켜야 하고, 복직근을 포함한 복근은 척추가 늘어나는 때에 굴곡을 일으키는 작용을 해야 한다. 좌측 복사근은 좌측 힙과 어깨를 외측으로 회전시키기 위해 수축을 일으키면서 그것을 중립 위치로 옮겨 놓는 동안 요방형근은 요추를 지지해 주게 된다. 이 자세를 만들기 위해 대퇴사두근은 무릎을 신전시키기 위해 구심성 수축을 일으키게 되고, 햄스트링은 원심성으로 늘어나게 된다. 외전근(abductors)이 우측 다리를 벌리는 작용을 하는 동안 대둔근은 힙을 신전시킬 수 있도록 도와주고, 소둔근은 골반을 안정되게 잡아 준다. 체중을 지지하고 있는 다리는 대퇴방형근과 봉공근에 의해 외회전을 일으키게 된다. 팔은 삼각근에 의해 외측으로 들어 올려지기 전에 외회전부터 먼저 일어난다. 상완삼두근은 팔꿈치를 펴기 위해 수축을 일으키게 된다. 우측 흉쇄유돌근은 단축이 되면서 눈이 좌측 손을 응시하게 된다.

근육 작동(muscle activity)

주동근(prime mover)

1 흉쇄유돌근
2 대퇴사두근
3 대둔근, 중둔근
4 내복사근, 외복사근
5 삼각근
6 대퇴방형근

길항근(antagonist)

7 햄스트링
8 요방형근
9 봉공근

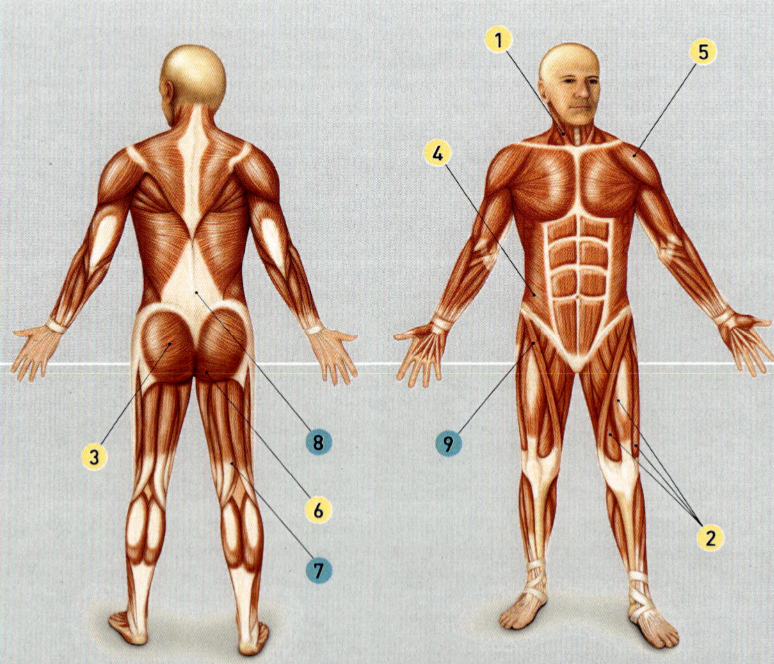

(6은 대퇴사두근 아래에 위치해 있고, 8은 흉요추근막 아래에 위치해 있다.)

척추(spine)

척추는 우측으로 굴곡되어 있으며, 시상축을 중심으로 관상면으로 움직인다.
골반은 우측으로 기울어져 있다.

자세의 해부학적 분석

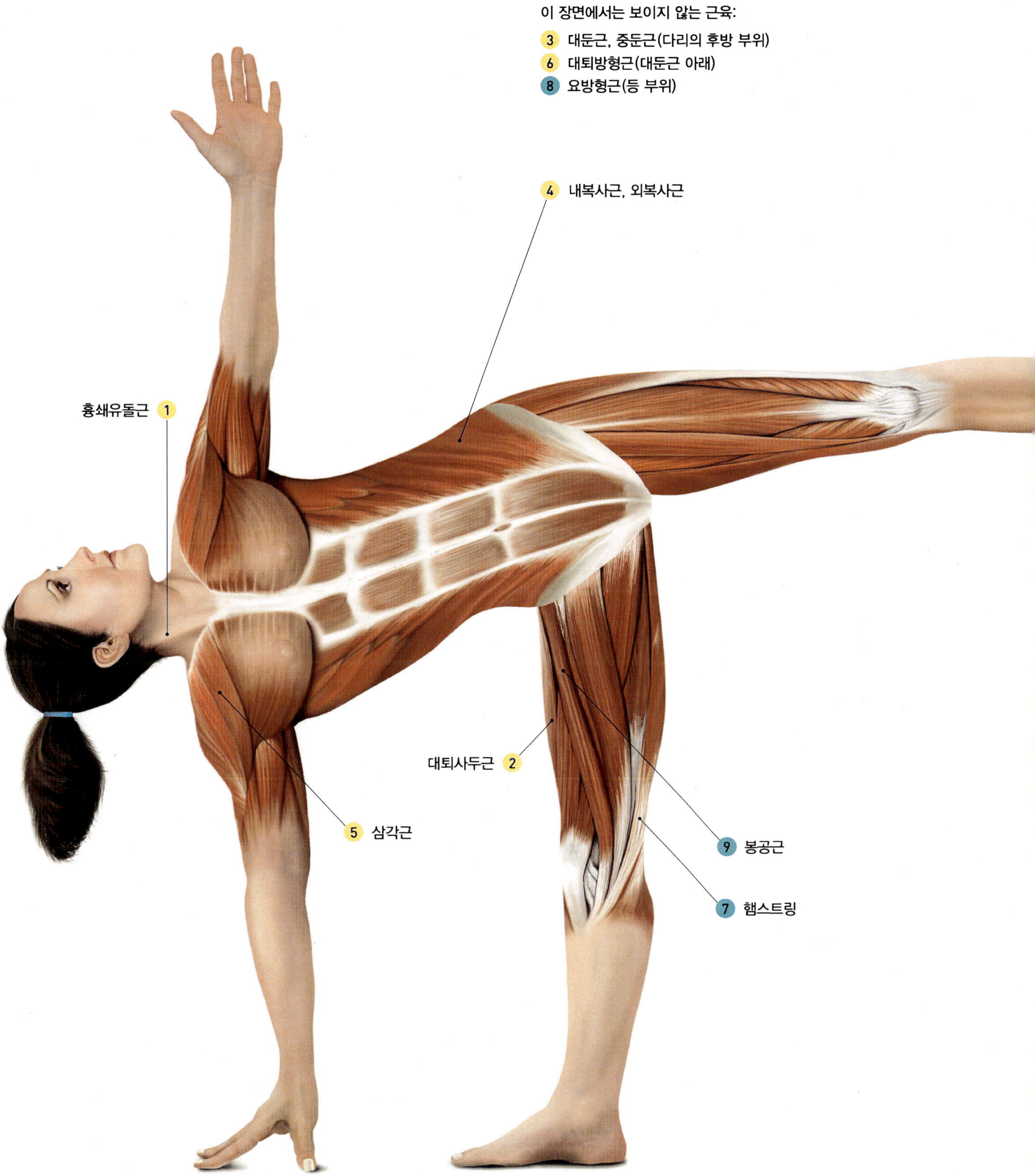
이 장면에서는 보이지 않는 근육:
3 대둔근, 중둔근(다리의 후방 부위)
6 대퇴방형근(대둔근 아래)
8 요방형근(등 부위)
4 내복사근, 외복사근
흉쇄유돌근 1
대퇴사두근 2
5 삼각근
9 봉공근
7 햄스트링

전사 Ⅲ 자세(Warrior Ⅲ Pose)

바라바드라아사나 Ⅲ(Virabhadrasana Ⅲ)

전사 Ⅲ 자세는 균형 잡는 자세에서 좀 더 고난도의 자세로 알려져 있다. 두 팔과 다리를 펴야 하기 때문에 모든 주요 근육 군들이 강해야 하며 따라서 근육 지구력이나 에어로빅 스태미나를 키워야 효과를 볼 수 있다.

우선 산 자세를 취한 상태에서 양 팔을 머리 위로 뻗어 올려 척추를 길게 늘인다. 이 동작은 척추를 스트레칭시켜 줌과 동시에 어깨 관절을 열어 주는데 도움이 된다. 대퇴사두근을 주축으로 한 허벅지 근육들은 강하게 수축을 일으켜 무릎을 신전시키는 반면에, 둔근은 힙을 신전시킨다. 이 자세는 발에서 손까지 하나의 긴 선을 형성하면서 모든 관절들을 스트레칭 시켜 주고 전신에 에너지를 불어 넣어 준다. 우측 발을 전방으로 내디딜 때, 척추가 바닥과 평행하게 아래로 내려지고, 척추와 어깨를 지지하고 있는 근육들이 강력하게 수축되어 이 자세가 유지하게 된다. 대퇴사두근과 햄스트링이 더욱 강력하게 작용하는 반면, 발목을 안정화시켜 주는 근육과 복근들은 몸의 균형을 유지하기 위해 작용한다.

단계

중급

효과

이 아사나 자세는 신체 전반을 강화시켜 주는 동작으로서, 어깨를 스트레칭시켜 주고 몸이 늘어나는 것을 감지하는 감각 기능을 길러 준다.
이 자세는 그 강도가 세기 때문에 에어로빅과 근육 지구력이 한층 증가되는 효과가 있다.

주의사항

이 아사나 자세에서는 상하지가 완전하게 신전되기 때문에 그 영향이 허리에 강하게 작용하고, 심장 박동이 증대된다. 그러므로 허리에 부상이 있는 환자나 고혈압이나 저혈압과 같이 혈압에 이상이 있는 환자는 반드시 수정 보완된 자세를 취하여야 한다.

⊕ 수정 보완

허리 부상이나 혈압에 이상이 있는 환자는 자세를 취할 때 양 팔을 몸 옆에 두거나 기도하는 자세로 두 손을 모아 가슴 앞에 두도록 한다.

신체의 정렬 상태 또한 수정 보완될 수 있는데, 척추와 다리를 바닥과 평행시키지 않고 대각선으로 일직선상에 놓이도록 나란하게 정렬시키는 것이다.

이것이 허리에 압박을 가장 적게 가해지게 하는 자세이다.

✓ 시도

양 팔을 머리 위로 뻗어 올릴 때 몸 전체가 똑바른 상태에서 늘어나는 상태가 되도록 하여야 한다.

몸 전체가 똑바른 일선상에 놓이게 한 상태에서, 복근을 수축시켜 허리를 지지하도록 한다.

최종 위치로 몸을 움직일 때 골반이 바닥과 수평을 이루도록 하여야 한다.

⊗ 주목사항

어깨를 위로 들어 올리지 않도록 하고, 항상 귀 아래에 놓일 수 있게 신경 쓰도록 한다.

골반이 흔들리지 않도록 주의하고, 양 쪽의 힙이 중립의 정렬 상태를 유지할 수 있도록 각별히 유념한다.

척추는 구부정하지 않고 몸 전체가 똑바른 일직선상에 놓이게 하고, 양 팔은 귀 옆 머리 위로 나란히 뻗어 올려 지게 한다.

시행 방법

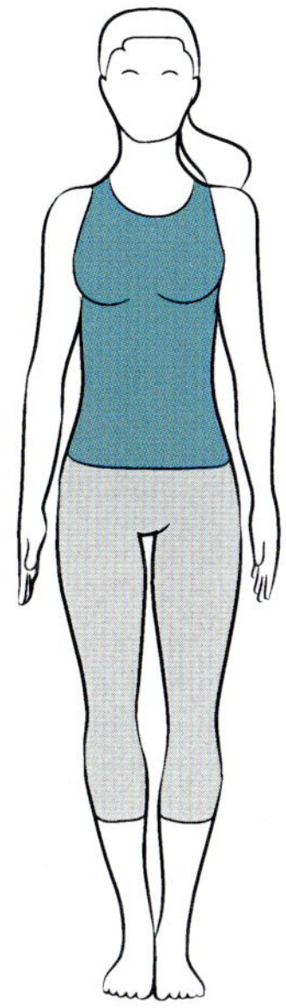

스텝 1 ⊙

산 자세에서 시작한다(54쪽).

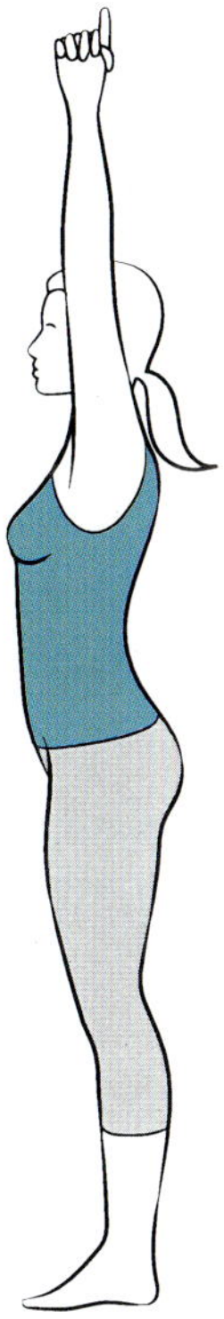

⊙ **스텝 2**

양 팔을 펴서 머리 위로 뻗어 올린 다음 양 손의 손가락을 서로 깍지 끼우면서 견고하게 맞잡는다. 어깨를 귀에서부터 아래로 당겨내리고, 두 다리를 견고하게 유지하고, 몸은 등 근육과 어깨를 스트레칭시키면서 전반적으로 늘어난 상태를 유지하도록 한다. 흉곽의 전방 아래 부위를 당겨내리고, 미골 또한 바닥을 향해 아래로 당겨 내리도록 한다.

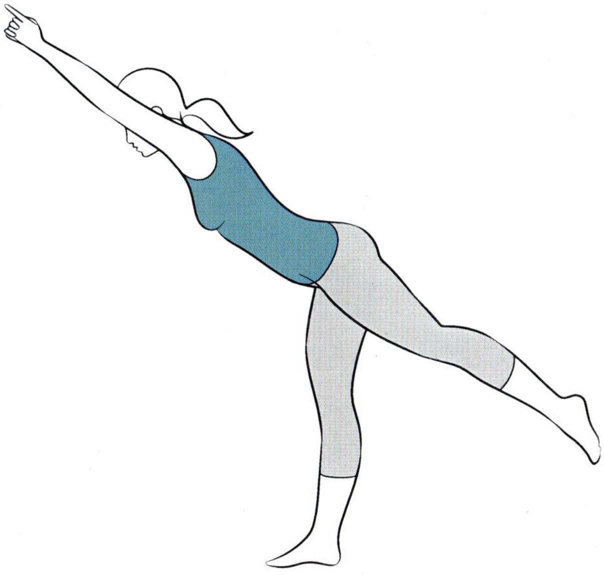

⊙ **스텝 3**

우측 다리를 전방으로 약 60cm 정도 내딛으면서 체중을 그 다리에 싣는다. 좌측 다리는 그대로 뻗은 채로 발을 바닥에서 들어 올리면서 다리를 뒤로 들어 올리는데, 이 때 척추와 양 팔은 전방을 향해 뻗은 상태가 되어야 한다. 좌측 다리와 척추 그리고 양 팔은 대각선으로 긴 일직선상에 놓이게 된다.

스텝 4 ⊙

무릎을 펴고 허벅지와 엉덩이 근육을 강하게 수축시킨다. 발을 펴서 발가락이 바닥을 향하도록 하는데, 이 때 양쪽 힙은 바닥과 평행을 이루어야 한다. 척추와 양 팔은 전방을 향해 뻗고, 머리의 크라운(crown) 역시 전방을 향하도록 하며, 좌측 발뒤꿈치에서부터 손가락까지 하나의 긴 수평선이 이루어지게 한다. 머리가 아래로 떨어지지 않도록 하고, 시선은 바닥을 응시하도록 한다.

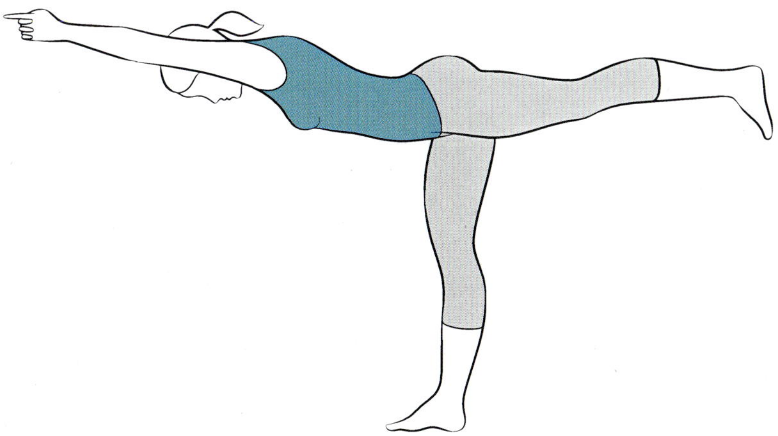

전사 Ⅲ 자세(Warrior II Pose)

바라바드라아사나 Ⅲ(Virabhadrasana Ⅲ)

전사 Ⅲ 자세에서 삼각근은 양 팔을 머리 위로 뻗어 올려 주는 작용을 한다. 양 팔은 대원근과 흉근에 의해 내회전을 일으키게 되고, 전거근에 의해 제자리에 안착하게 되며, 상완삼두근이 수축되면서 양 팔꿈치가 완전하게 펴지게 된다. 양 견갑골은 승모근에 의해 아래로 당겨 내려지기 전에 일차적으로 회전이 먼저 일어난다. 척추는 펴진 상태가 되며 척추기립근과 요방형근 그리고 광배근에 의해 지지되어지게 된다. 복직근이 등척성 수축을 일으키면서 척추를 고정시켜 준다. 우측 힙은 힙 굴곡근의 단축으로 인해 굴곡이 되는 반면, 좌측 힙은 대둔근에 의해 신전이 되고, 무릎은 대퇴사두근의 작용에 의해 완전하게 펴진 상태가 된다. 전경골근은 단축되고, 비복근과 가자미근이 늘어나게 되면서 발목은 족배굴곡 현상이 일어난다.

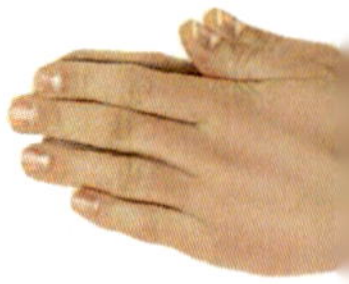

근육 작동(muscle activity)		
	주동근(prime mover)	1 척추기립근 2 대퇴사두근 3 대둔근 4 전경골근 5 승모근 6 상완삼두근 7 삼각근 8 대원근
	길항근(antagonist)	9 광배근 10 복직근 11 요방형근 12 전거근
척추(spine)		척추는 관상축을 중심으로 시상면으로 신전 움직임이 일어난다. 골반은 전방으로 기울어져 있다.

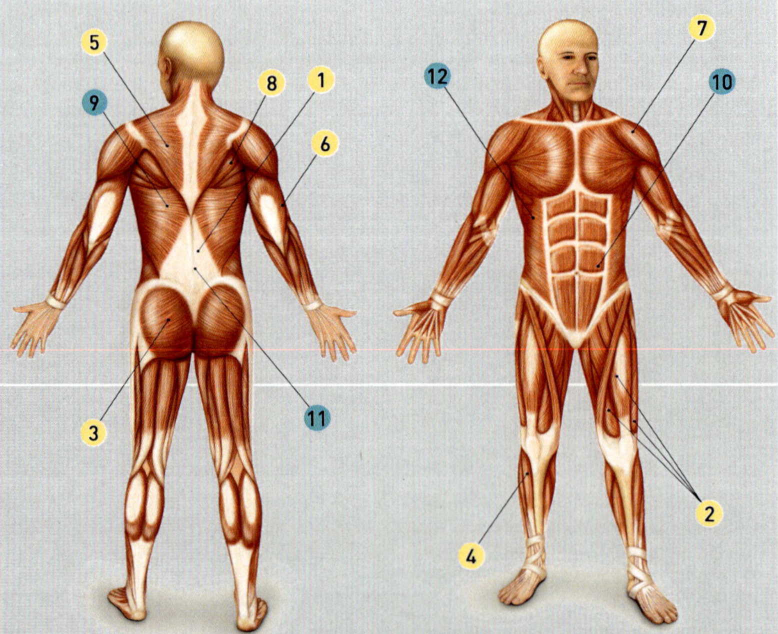

(1과 11은 흉요추근막 아래에 위치해 있다.)

자세의 해부학적 분석

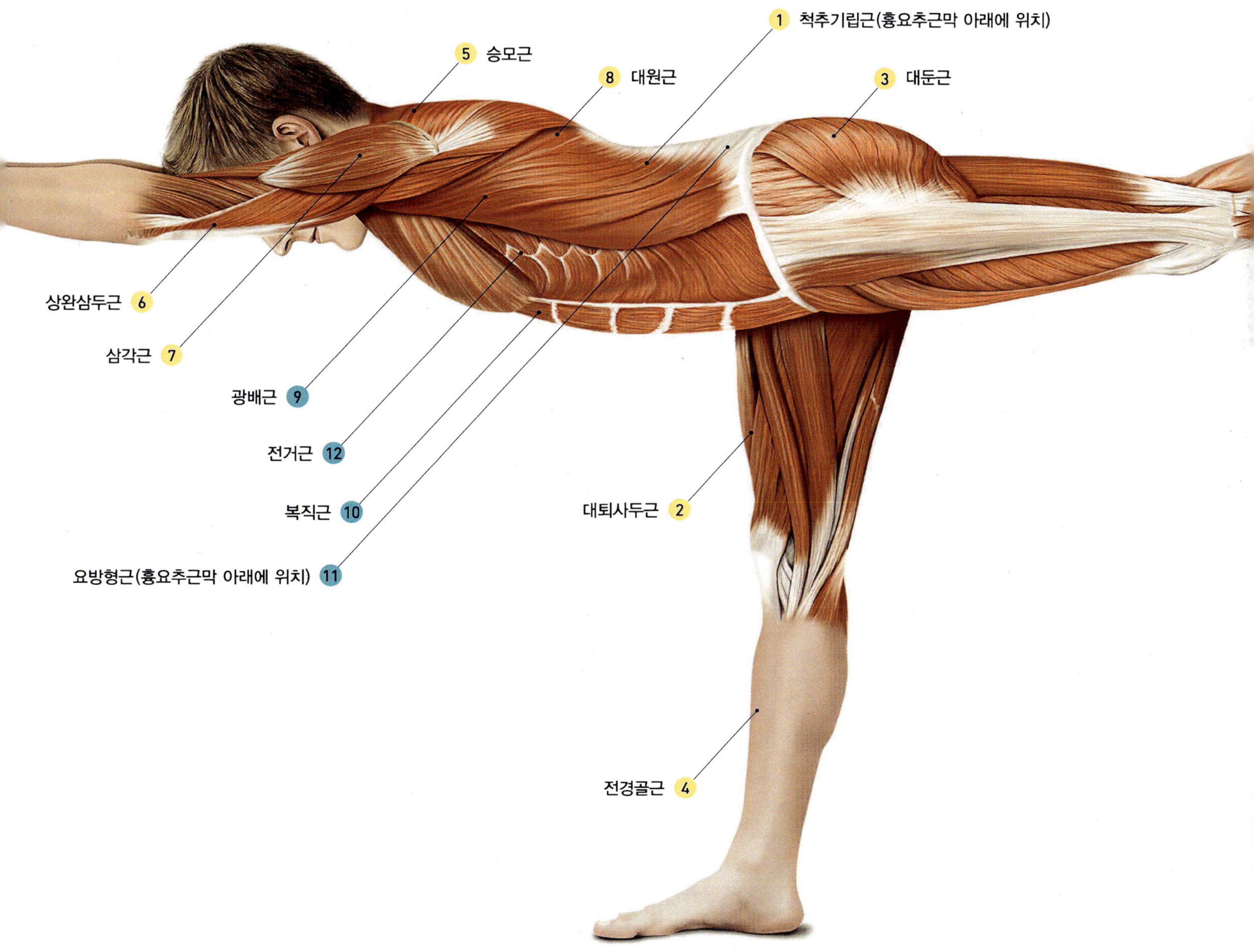
1 척추기립근(흉요추근막 아래에 위치)
5 승모근
8 대원근
3 대둔근
상완삼두근 6
삼각근 7
광배근 9
전거근 12
복직근 10
요방형근(흉요추근막 아래에 위치) 11
대퇴사두근 2
전경골근 4

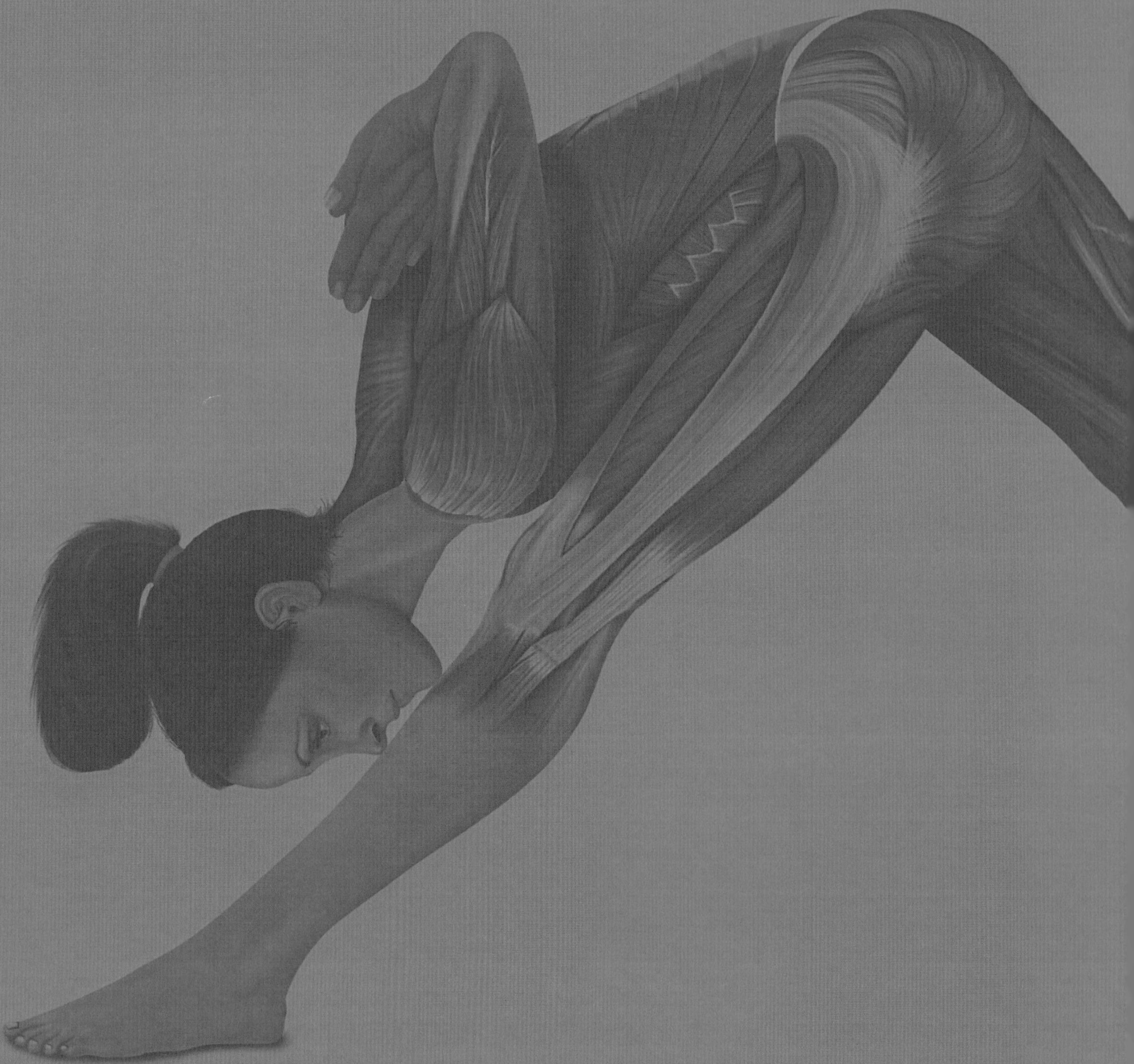

선 자세에서의 상체 전방 굴곡
Standing Forward Bends

선 자세에서 상체를 전방으로 기울이는 자세는 척추 전체를 스트레칭시키는 효과가 있으나, 특히 허리 부위가 더욱 그러하다. 또한 힙과 다리의 후방 부위를 스트레칭시키는 효과가 있는데, 특히 달리기 선수나 자전거 선수와 같은 스포츠 종사자로서 이 부위가 경직되어 있는 경우에 더욱 효과가 뛰어나다. 또한 이 자세는 척추 주변과 골반 후방 부위에 위치해 있는 근육들을 늘려 줌으로써 자세를 개선시켜 주는데 많은 도움이 된다.

정신적인 면을 살펴보면, 상체 전방 기울이기는 정서를 안정시켜 주는 효과가 있고, 내부 반사 작용을 일깨워 주며, 불안감을 해소시켜 줌과 동시에 정신적인 웰빙 상태를 증대시켜 준다.

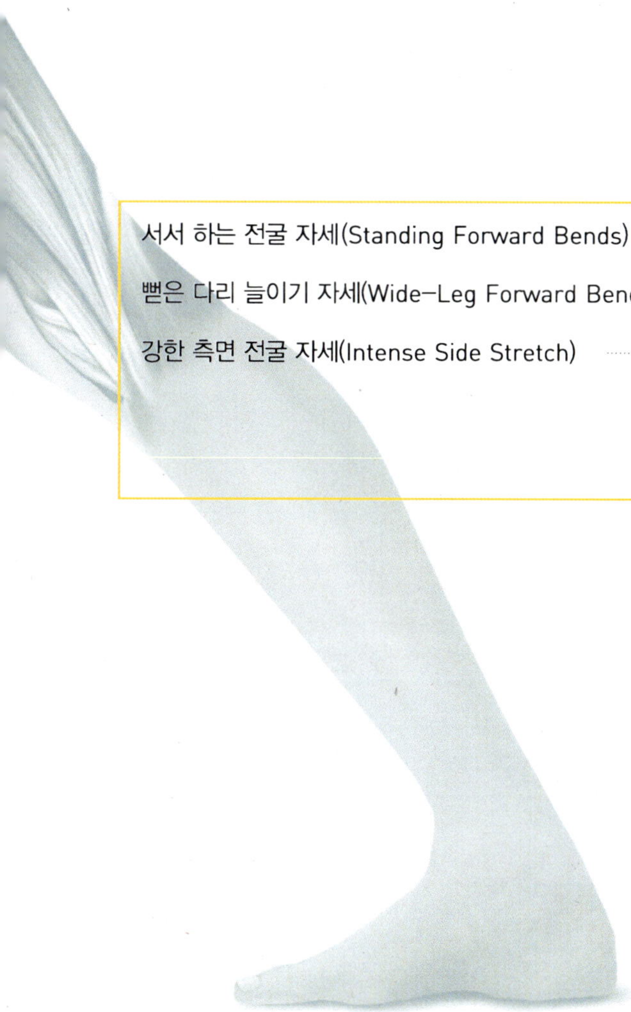

서서 하는 전굴 자세(Standing Forward Bends)

웃타나아사나(Uttanasana)

선 자세에서 상체를 전방으로 굴곡시키는 동작은 고요한 정적인 자세이다. 치료 차원에서의 상체 전방 굴곡은 초급자나 요가 경험이 풍부한 중급자 이상의 모든 전문가에게 다 필요한 동작으로서 서 있는 그 자세 하나만으로 혹은 여러 연속 동작의 한 부분으로 시행될 수 있다. 전방 굴곡은 힙 굴곡근을 단축시키고 엉덩이 근육들과 햄스트링을 길게 늘임으로서 상체가 경첩 작용으로 전방으로 굴곡되는 것이다. 상체는 하지 쪽으로 움직이게 되고, 머리의 크라운(crown) 부분이 바닥을 향하게 되며, 등과 목 근육은 척추가 늘어나게 되면서 이완이 됨에 따라 등에서 발생할 수 있는 통증을 최소화하는데 도움이 된다. 머리가 이 위치에 있으므로 인해 뇌가 정적인 상태가 되고 심장 박동도 느려지기 때문에 신경 체계를 치료하는 효과를 얻을 수 있다. 양 팔이 이완되어 있는 상태에서 두 손으로 바닥을 가볍게 누르면서 척추를 더 늘린다. 등 상부 근육, 특히 승모근을 부드럽게 수축시켜 어깨를 머리에서 멀어지게 아래로 당겨 내린다. 두 다리를 곧게 바로 펴서 체중이 양 발에까지 골고루 균등하게 분배되도록 한다. 발뒤꿈치를 바닥에 견고하게 유지하고 있기 때문에 종아리 근육(calf muscles)은 더욱 스트레칭이 일어나게 되게 되면서 체중이 발바닥의 앞 부분에 더 많이 실리게 된다.

단계

중급

효과

상체 전방 굴곡 동작은 정적인 아사나 자세로서 허리와 햄스트링을 스트레칭시켜 주며, 소화기 계통의 기능을 개선시켜 주는 효과가 있다.
허리 통증을 해소시켜 주기 때문에 스트레스와 두통 그리고 만성피로를 감소시켜 주는데 효과가 있는 것으로 잘 알려져 있다.

주의사항

이 아사나 자세에서는 허리에 부상이 있는 환자나 저혈압 환자 또는 햄스트링 근육에 문제가 있는 환자는 이 자세를 취할 때 각별한 주의를 기울여야 한다.

⊕ 수정 보완

양 발을 엉덩이 너비만큼 벌려 균형을 유지하도록 한다.

허리에 가해지는 압박을 줄이기 위해서나 또는 햄스트링 근육에 부상이 있는 경우에는 두 무릎을 약간 굽혀 주는 것이 좋다.

만약 양 손이 바닥에 닿지 않는다면, 요가 브릭(brick)을 받쳐 두는 것도 좋은 방법이다.

목에 과도한 긴장이 발생하는 경우에도 보조적인 지지를 해 주기 위해 요가 브릭(brick)을 머리 크라운 바로 밑에 두는 것이 좋다.

✓ 시도

허리 척추를 늘이기 위해서는 골반을 앞으로 기울여서 미골이 위로 당겨 올라가도록 하는 것이 좋다.
상체, 특히 목을 이완시켜 놓고 바닥 쪽으로 최대한 늘어나도록 시도한다.

양 발에 체중이 균등하게 분배되도록 하여 허리와 무릎에 스트레스가 가해지지 않도록 한다.

⊗ 주목사항

체중이 발뒤꿈치에 실리지 않도록 한다.

어깨가 머리 쪽으로 당겨 올려가지 않도록 유념해야 하는데, 이는 목 주변에 긴장을 발생시키기 때문이다. 오히려 머리 쪽에서 멀어지게 아래로 내려야 한다.

시행 방법

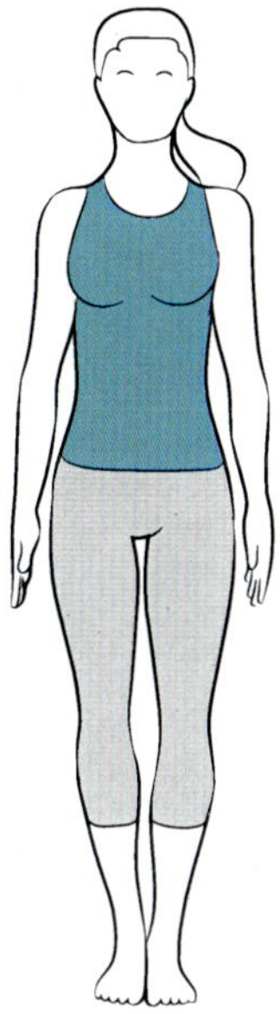

스텝 1

산 자세에서 시작한다(54쪽).

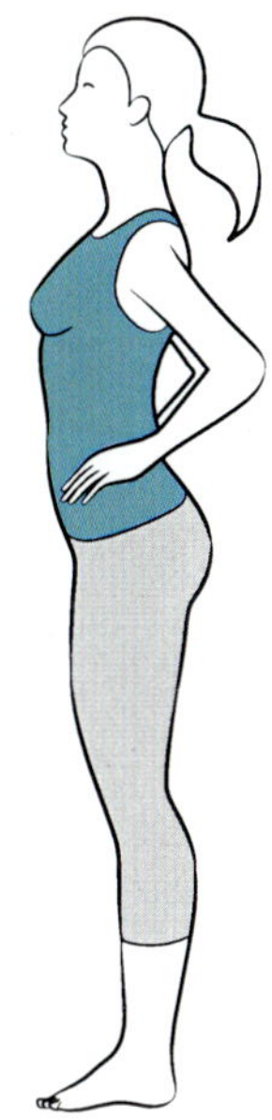

스텝 2

체중이 양 발에 균등하게 실리도록 해야 하고, 양 손은 양 엷구리에 올려놓는다. 숨을 들이 쉬면서 척추를 위로 당겨 올려 허리에서 늘어나는 것을 느끼고, 머리에서는 부드럽게 천장으로 당겨 올려지는 느낌을 가지도록 한다.

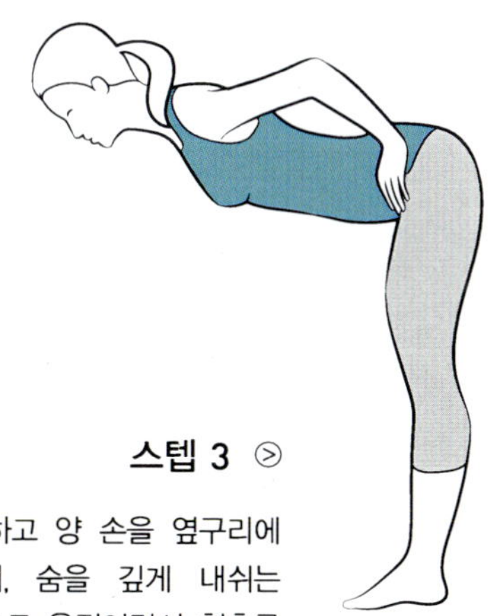

스텝 3

척추를 똑바로 유지하고 양 손을 옆구리에 얹어 놓은 상태에서, 숨을 깊게 내쉬는 동안 상체를 하지쪽으로 움직이면서 척추를 전방을 향해 쭉 뻗어 늘인다. 다리는 편 상태를 그대로 유지하고 있으면서 발가락은 이완된 상태여야 하며, 체중은 양 발의 앞 부분에 실리도록 한다.

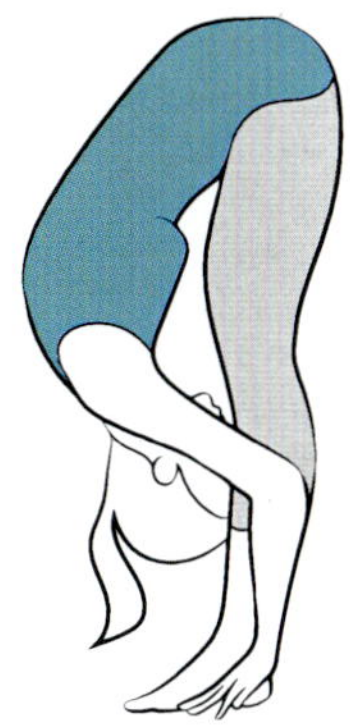

스텝 4

호흡은 정상적으로 고르게 유지하면서 상체를 다리의 앞 부분에 가볍게 닿게 하고, 양 손으로 발 옆 바닥을 부드럽게 짚는다. 손가락은 전방을 향하게 하고 팔꿈치는 후방을 향하게 한다. 손에는 압박을 최대한으로 가볍게 가하여 척추가 늘어날 수 있도록 한다. 이제 목을 완전하게 이완시켜 놓고, 어깨를 머리 쪽에서 멀어지게 부드럽게 당겨 올려 목 주변에 어느 정도의 공간이 확보되도록 한다.

서서 하는 전굴 자세(Standing Forward Bends)

웃타나아사나(Uttanasana)

선 자세에서 상체를 전방으로 기울이는 동작에서, 골반이 전방으로 기울어지는 것은 힙 굴곡근 그 중에서도 장요근과 대퇴직근이 수축으로 인해 단축되기 때문이다. 골반이 전방으로 기울어질 수 있기 위해서는 대둔근과 햄스트링이 늘어나야 하고, 비복근 또한 이완되어 늘어나야 다리가 완전하게 펴지게 된다. 척추를 신전시키는 근육 중에서 주로 척추기립근은 이완되고 늘어나게 된다. 복근은 등척성 수축을 일으켜 허리를 지지하는 반면에, 승모근은 수축하여 견갑골을 머리에서 멀어지게 당겨 내리게 된다.

근육 작동(muscle activity)	주동근(prime mover)	1 장요근 2 대퇴사두근 3 대퇴직근 4 승모근
	길항근(antagonist)	5 햄스트링 6 척추기립근 7 대둔근 8 비복근
척추(spine)		척추는 시상면에서 전방 굴곡 움직임이 일어난다. 골반은 전방으로 기울어져 있다.

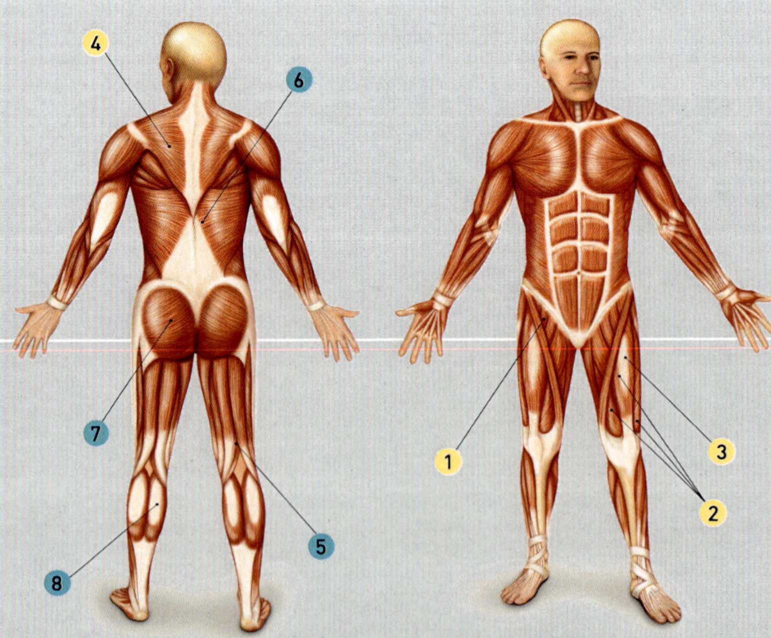

(6은 흉요추근막 아래에 위치해 있다.)

자세의 해부학적 분석

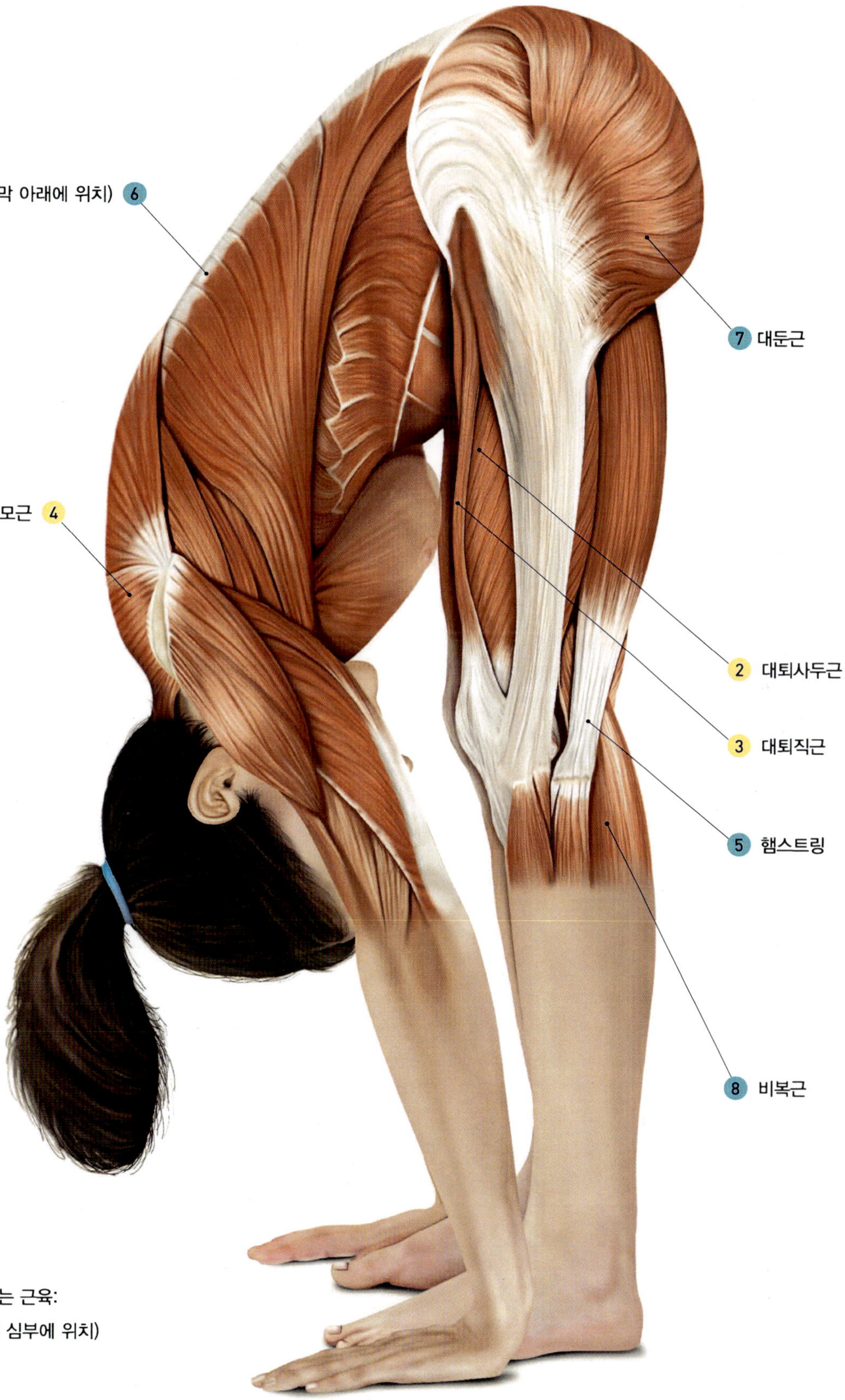

이 장면에서는 보이지 않는 근육:

1 장요근(힙 부위 안쪽 심부에 위치)

뻗은 다리 늘이기 자세(Wide-Leg Forward Bend)

프라사리타 파도타나아사나(Prasarita Padottanasana)

다리 넓게 벌려 상체 앞으로 기울이는 자세는 다리와 허리의 유연성을 길러 주고, 삼각자세(Triangle pose)와 확장된 측면 각도 자세(Extended Side-Angle Pose)와 같은 다른 아사나 자세를 취하는데 많은 도움이 된다. 이 아사나 자세는 척추를 치료하는데 많은 도움이 되는데, 상체를 길게 늘이게 됨으로써 근육이 늘어나게 되고 이로 인해 척추 간 디스크의 압박이 감소하게 되기 때문이다. 이러한 효과는 골반을 전방으로 기울이면서 시작되는데, 이것은 대둔근과 햄스트링이 늘어나고 힙 굴곡근이 단축되면서 일어난다. 힙은 전방으로 기울어지고 척추가 앞으로 굴곡되면서 모든 허리 근육들이 길어지게 된다. 다리를 넓게 벌려 상체 앞으로 기울이는 자세는 내전근을 포함한 허벅지의 내측 근육과 발목의 외측 근육들을 스트레칭시켜 준다. 양 손은 팔꿈치를 약간 굽힌 상태로 바닥을 눌러 척추가 더 늘어나게 하고, 머리를 바닥 쪽으로 더 내려 등 근육을 완전히 이완시키도록 한다.

단계

중급

효과

이 아사나 자세는 허리 통증을 완화시켜 주고 햄스트링과 내전근의 유연성을 많이 증가시켜 주는 효과가 있다.
전방 굴곡 자세는 또한 피로감을 줄여 주고 수면 패턴을 향상시켜 준다.

주의사항

이 아사나 자세에서는 허리에 부상이 있는 환자나 서혜부나 햄스트링 근육에 문제가 있는 환자는 이 자세를 취할 때 각별한 주의를 기울여야 한다.
전방으로 심하게 굽히는 자세에서는 혈압에 영향을 미치기 때문에 주의하도록 한다.

⊕ 수정 보완

만약 허리에 부상이 있는 경우에는 무릎을 약간 구부려 허리에 압박이 감소되도록 한다.

서혜부 통증이 있는 환자는 벌리는 두 다리의 폭을 줄이도록 한다.

저혈압 환자를 위해서는 이 자세에서 호흡을 10회만 하는 정도로 유지하는 것이 좋다.

만약 손이 바닥에 닿기 힘든 경우에는 손 아래에 요가 브릭(brick)을 두는 것도 좋다.

✓ 시도

허리 척추를 늘이기 위해서는 꼬리뼈를 위로 당겨 올리고, 머리는 크라운(crown) 부위가 바닥을 향해 아래로 내려지는 것이 좋다.

두 발로 바닥을 견고하게 눌러 기반을 튼튼하게 하여 다리가 더 강력하게 작용할 수 있도록 한다.

양 손은 발과 함께 일직선상에 놓이도록 한다.

⊗ 주목사항

다리를 너무 많이 벌려 자세의 안정성을 잃지 않도록 한다.

어깨가 아래로 떨어지지 않도록 한다. 두 손으로 바닥을 힘껏 눌러 팔꿈치가 다리 사이에서 뒤로 움직이도록 하고, 견갑골은 머리에서 멀어지게 당겨져야 한다.

시행 방법

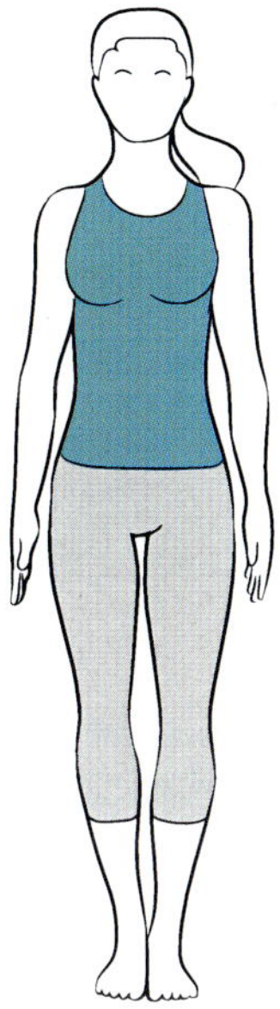

ⓒ 스텝 1

산 자세에서 시작한다(54쪽).

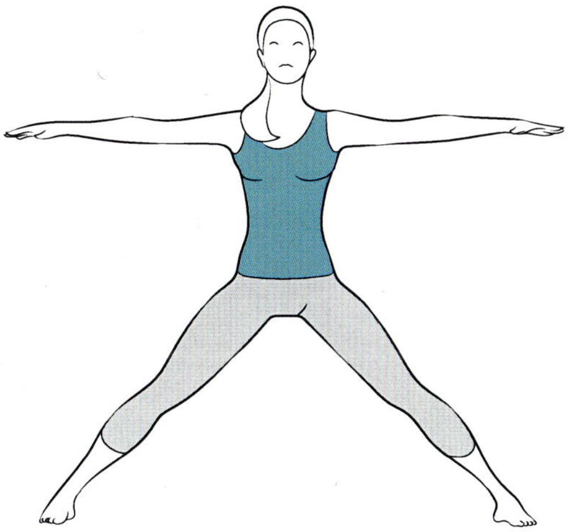

ⓒ 스텝 2

숨을 내쉬면서 다리를 옆으로 넓게 벌린다. 양 팔을 어깨 높이에서 몸 양 옆으로 바닥과 평행하게 벌린다. 양 발은 손목과 수직선상에 놓이도록 하고 발가락은 전방을 향하게 한다.

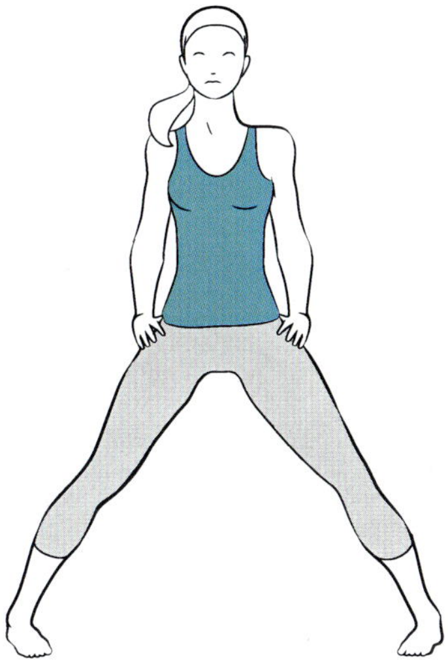

ⓒ 스텝 3

양 발을 약간 안쪽으로 향하게 하고 발의 외측 가장자리로 바닥을 견고하게 눌러 발의 내측 아치가 들어 올려지게 한다. 숨을 들이쉬면서 허벅지를 수축시키고 척추를 위로 뻗어 올린다. 양 손은 엉덩이 위에 걸쳐 올려놓는다.

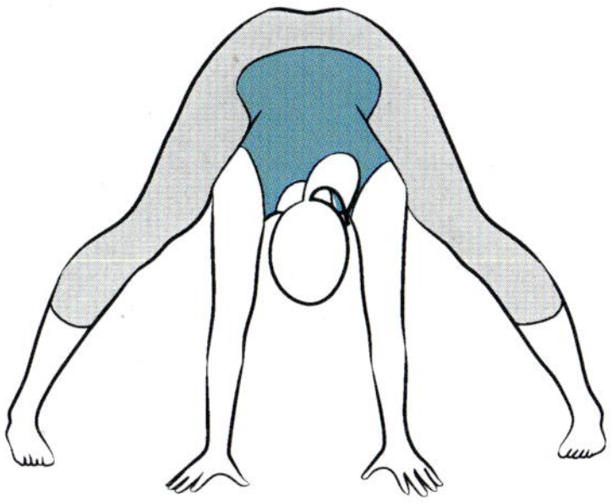

ⓐ 스텝 4

숨을 내쉬면서 상체를 천천히 앞으로 숙여 내리고, 어깨는 머리 쪽에서 멀어지도록 등 쪽으로 잡아당긴다. 척추가 바닥과 평행을 이루는 시점에서 잠시 멈추고, 양 팔을 편 채 양 손을 어깨와 수직선상의 아래 바닥에 댄다. 숨을 들이 쉬는 동안 엉덩이를 뒤로 빼면서 척추를 전방으로 길게 뻗어 늘인다. 시선은 바닥을 응시한다.

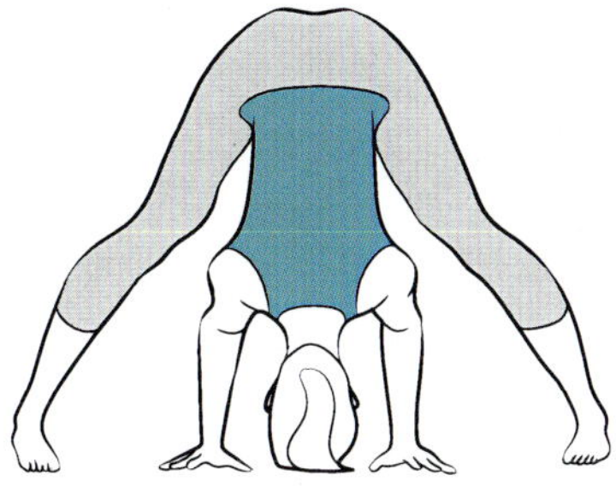

ⓐ 스텝 5

숨을 내쉬면서 허리를 더욱 더 굽혀 머리가 바닥을 향하도록 한다. 양 손과 양 발이 일직선상에 놓이도록 한다. 양 팔은 굽힌 상태에서 팔꿈치가 양 다리 사이에서 후방을 향하게 하고 상완은 바닥과 수평을 이루게 한다. 다리는 여전히 펴진 상태로 유지되어 있어야 하고, 목은 이완된 상태이며 척추는 전체가 완전하게 늘어나 있는 상태가 되도록 한다.

뻗은 다리 늘이기 자세(Wide-Leg Forward Bend)

프라사리타 파도타나아사나(Prasarita Padottanasana)

이 자세에서 소둔근과 중둔근은 구심성 수축을 일으키고, 내전근은 원심성 수축을 일으키게 되고, 다리는 몸의 중앙선에서 멀어지게 되면서 다리가 벌어지게 된다. 발의 외측 부위로 바닥을 견고하게 누르게 되면서 비골근이 늘어나게 되고, 발의 내측 아치가 약간 들어 올려 지게 되는데, 이 자세는 전경골근과 후경골근에 의해 유지되어 진다. 척추가 전방으로 굴곡이 되는 것은 힙 굴곡근인 장요근과 대퇴직근의 구심성 수축이 일어나고, 척추기립근과 대둔근 그리고 햄스트링, 비복근, 가자미근에서 원심성 이완이 일어나면서 이루어진다. 승모근이 수축하면서 견갑골이 귀 아래로 당겨 내려지게 되고, 상완이두근이 수축되면서 팔꿈치에서 굴곡이 일어난다.

근육 작동(muscle activity)		
	주동근(prime mover)	1 장요근 2 대퇴직근 3 대퇴사두근 4 승모근 5 장비골근 6 중둔근, 소둔근
	길항근(antagonist)	7 햄스트링 8 척추기립근 9 대둔근 10 비복근 11 가자미근 12 내전근

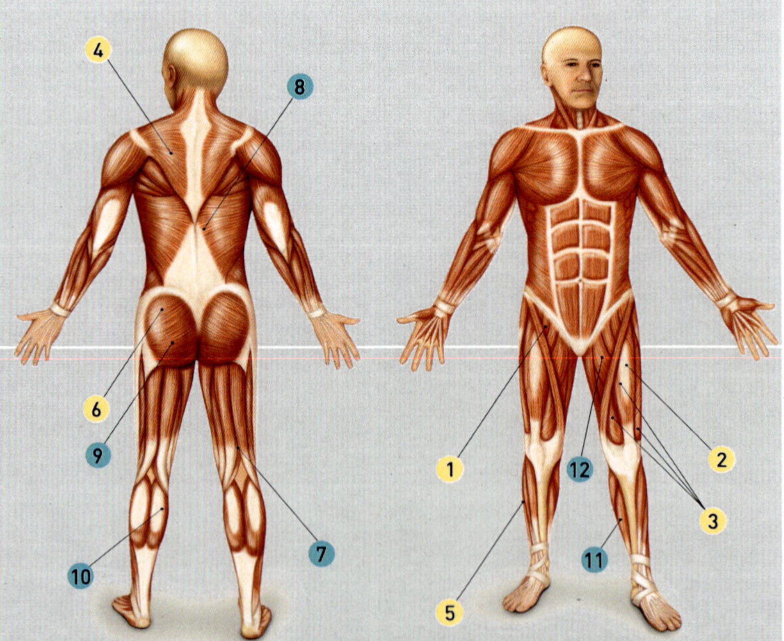

(6은 대둔근 아래에 위치해 있고; 8은 흉요추근막 아래에 위치해 있다.)

척추(spine)	
	척추는 시상면에서 전방으로 굴곡되고, 관상면 축에서 움직임이 일어난다. 골반은 전방으로 기울어져 있다.

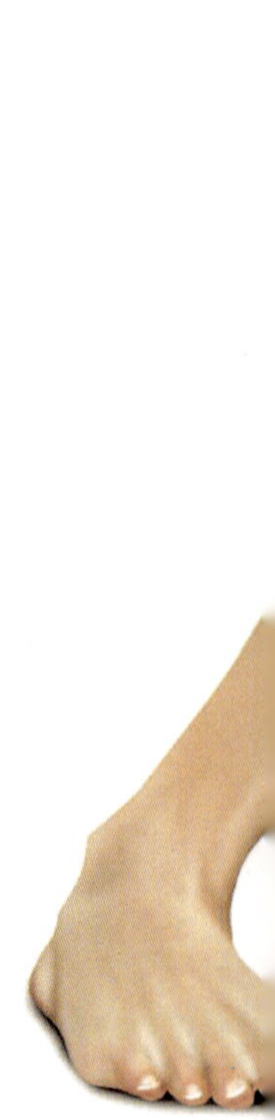

자세의 해부학적 분석

이 장면에서는 보이지 않는 근육:

1 장요근(힙 부위 안쪽 심부에 위치)

7 햄스트링(허벅지의 후방에 위치)

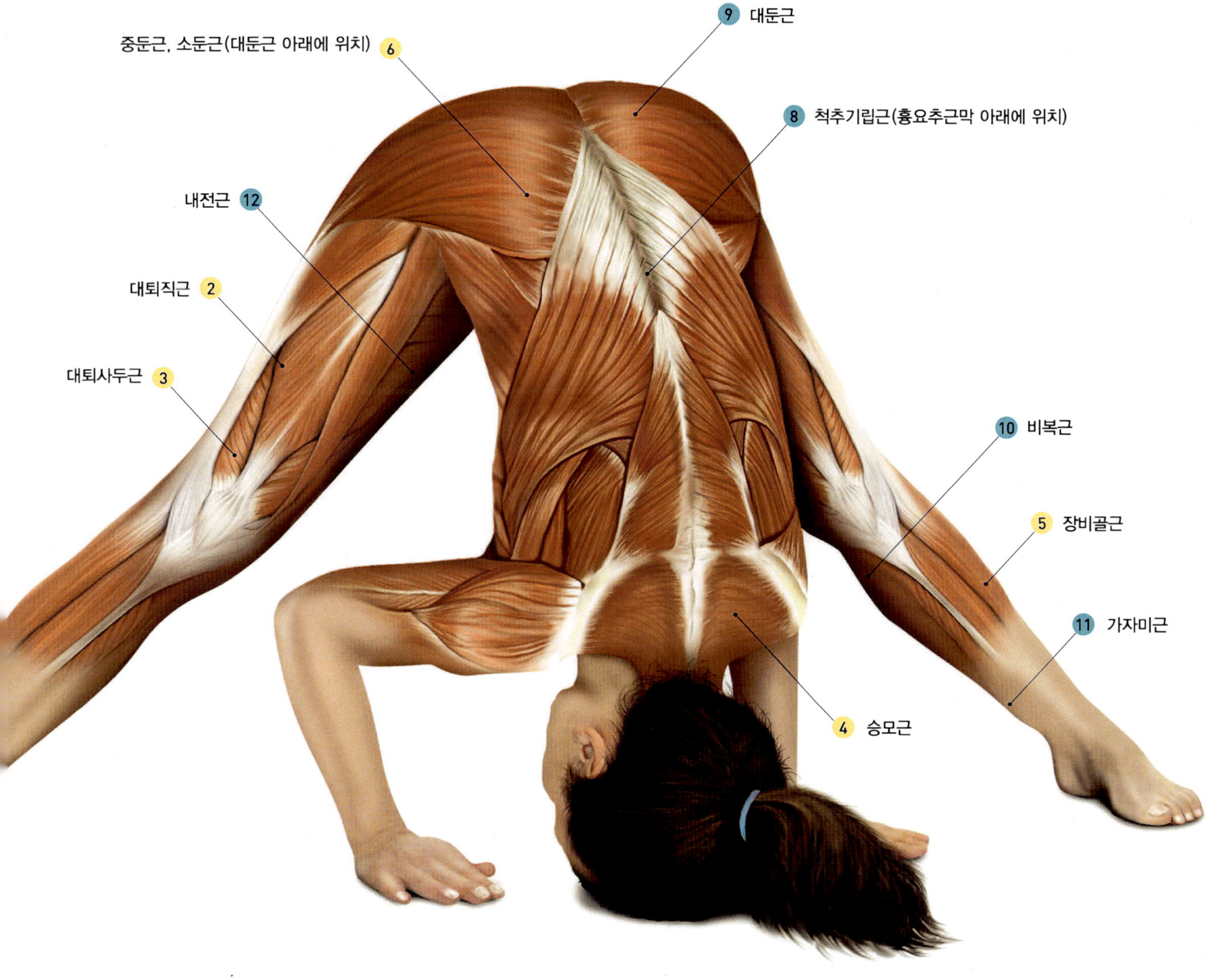

강한 측면 전굴 자세(Intense Side Stretch)

파르스보타나아사나(Parsvottanasana)

강렬한 측면 스트레칭 자세는 햄스트링, 종아리 근육, 힙의 후방 근육 그리고 허리 근육을 심도 있게 스트레칭시켜 준다. 이 자세는 척추와 상체 전반을 열어 주는데 그 목적이 있다. 척추는 골반 위에서 전방으로 기울어 지면서 우측 다리 쪽으로 움직이게 된다. 이렇게 되면 햄스트링과 엉덩이 근육에 강력한 스트레칭이 일어나면서 늘어나게 되고, 힙 굴곡근은 수축하게 된다. 양 발뒤꿈치는 일직선상에 놓이게 되는데, 이는 완벽한 균형 감각과 정신 집중력이 요구되는 자세를 의미하는 것이다. 발목을 안정화시키는 작은 근육들은 발목 관절의 정렬 상태를 유지하기 위해서 수축되어야 한다. 양 팔은 등 뒤에서 역 기도 자세를 취하게 되는데, 이는 가슴과 어깨의 전방 부위를 열어 주고 스트레칭시켜 주는데 도움이 된다. 여기서 양 손바닥을 서로 힘껏 눌러 줌으로써 손목 굴곡근은 스트레칭이 되고, 상부 흉추 근육은 수축이 되어 견갑골이 잡아 당겨지게 되면서 어깨가 더 크게 열려지게 된다.

단계

중급

효과

이 아사나 자세는 몸의 아래 부위 주로 햄스트링과 엉덩이 근육 그리고 종아리 근육을 스트레칭시켜 주고, 가슴과 어깨 전방 부위를 열어 주는 효과가 있다.
균형 감각과 정신 집중력을 개선시켜 주며, 또한 발목 관절의 안정성을 증대시켜 준다.

주의사항

손목이나 발목 혹은 허리에 부상이 있는 환자는 수정 보완된 아사나 자세를 취하는 것이 좋다.
전방으로 굽히는 자세는 저혈압에 영향을 미치기 때문에 이 자세를 취할 때에는 각별한 주의를 하도록 한다.

⊕ 수정 보완

만약 양팔을 등 뒤로 돌려 놓는 것이 힘이 들면, 그냥 팔을 굽혀 허리에 두고, 양 견갑골을 서로 잡아 당기게 하여 가슴을 열어 주도록 한다.

허리 부상의 경우에는, 앞으로 내민 다리의 무릎을 약간 굽혀 주도록 한다.

발목 부상의 경우에는, 균형을 쉽게 잡기 위하여 양 발을 일직선상이 아니라 약간 대각선 방향으로 위치시켜 놓는다.

✓ 시도

상체를 전방으로 굽히기 전에, 골반을 좌우로 정렬을 맞추어 중립의 위치를 만들고 척추를 위로 뻗어 올린다.

허벅지 근육을 수축시키고 발가락을 벌려서 균형을 잘 잡도록 한다.

⊗ 주목사항

상체를 전방으로 굽힐 때 척추가 구부정해지지 않도록 하고, 허리에서부터 목까지 길게 늘이는데 집중하도록 한다.

우측 힙이 전방으로 움직이지 않도록 주의하며, 후방으로 움직이도록 신경을 써서 좌측 힙과 일직선상에 놓이도록 한다.

이 아사나 자세의 마지막 단계에서 머리를 들어 올리지 않도록 한다. 목은 이완된 상태를 유지하도록 하고, 눈은 다리의 중앙 부분을 응시하도록 한다.

시행 방법

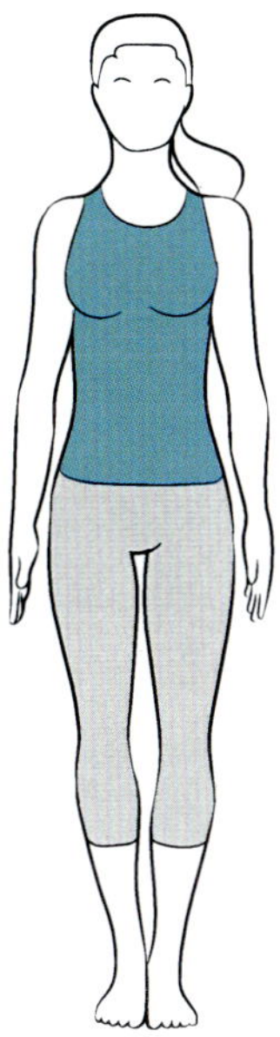

ⓒ 스텝 1

산 자세에서 시작한다(54쪽).

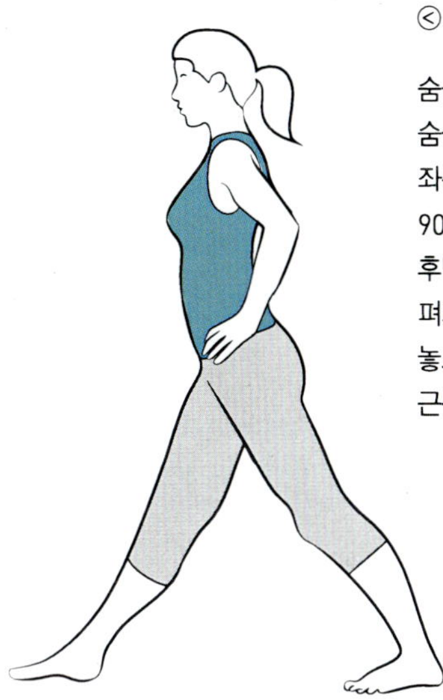

ⓒ 스텝 2

숨을 내쉬면서 다리를 옆으로 1미터 정도 넓게 벌린다. 숨을 내쉬는 동안, 우측 발은 돌려 90도를 이루게 하고, 좌측 발은 45도 각도를 만든다. 이제 몸 전체를 우측으로 90도 돌려서 우측 발은 전방에 놓여 있고, 좌측 발은 후방에 위치하도록 자세를 취한다. 두 다리와 척추는 바로 펴져 있는 상태이어야 하고, 양 팔은 허리에 위치시켜 놓도록 한다. 양 발로 바닥을 견고하게 누르고, 허벅지 근육은 수축시키며, 발가락은 이완시키도록 한다.

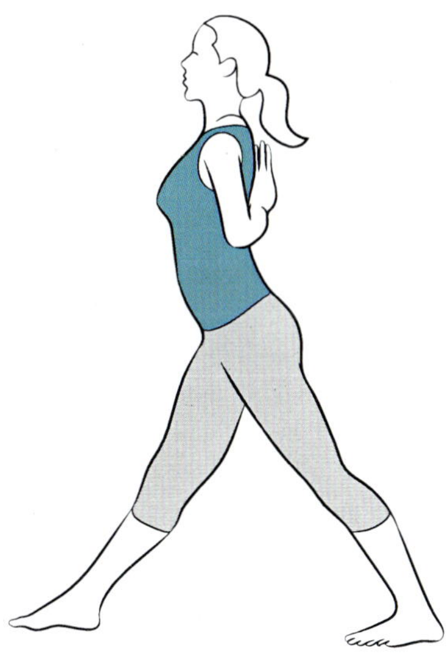

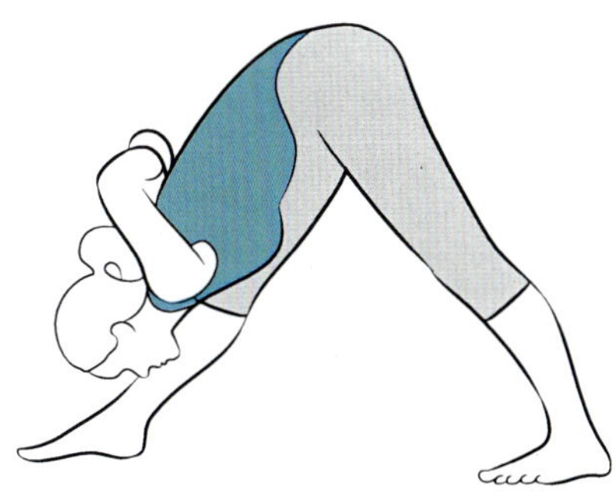

ⓐ 스텝 3

이제 양 팔을 등 뒤로 내회전시켜 손바닥이 뒤를 향하도록 한다. 숨을 내쉬면서 팔꿈치를 굽혀 손등이 등 가운데 오도록 위치시켜 놓는다. 양 엄지를 서로 눌러 팔꿈치가 뒤로 향하도록 하여 가슴을 스트레칭시키는데 도움이 되게 한다. 이 자세는 역 기도 자세로 알려져 있다. 숨을 들이 쉬면서 흉골과 턱을 들어 올림으로써 척추를 좀 더 펴 주도록 한다.

ⓐ 스텝 4

숨을 깊게 내쉬면서 골반을 전방으로 굽혀 허리가 신장되도록 한다. 두 다리를 편 상태로 유지하면서 상체를 천천히 앞다리 쪽으로 움직여 내려간다. 이 때 양 손은 서로 누른 상태를 그대로 유지하고 있어야 한다. 일단 흉곽이 우측 다리에 닿으면 목을 완전히 이완시키고, 눈은 우측 다리의 중앙 부분을 응시하도록 한다. 지속적인 심호흡을 유지하도록 한다.

강한 측면 전굴 자세(Intense Side Stretch)

파르스보타나아사나(Parsvottanasana)

이 자세에서 손은 역 기도자세(reverse prayer position)에서의 손의 위치를 취하고, 어깨는 상완골을 내회전시키면서 상완이두근을 단축시키고, 상완삼두근은 팔꿈치를 굴곡시키기 위해 이완시킨다. 이렇게 했을 때에 두 손은 등의 척추 한 가운데에서 손목이 신전된 상태에서 손바닥을 서로 마주 누르고 있는 상태가 된다. 이 때 전 삼각근은 스트레칭이 되는 반면에, 후삼각근과 승모근은 양 견갑골을 등 가운데로 잡아당겨 주는 역할을 하게 되면서 가슴이 스트레칭 된다. 대퇴사두근은 수축이 되면서 무릎이 펴지게 되고, 봉공근(sartorius)과 다른 외회근의 작용으로 인해 다리가 외회전 된다. 일차적으로 장요근의 단축으로 인해 몸통이 전방으로 굴곡되면서 골반도 전방으로 기울어지게 된다. 척추기립근과 요방형근 그리고 햄스트링은 늘어나게 되면서 이 동작이 일어날 수 있게 도와준다.

근육 작동(muscle activity)

주동근(prime mover)

1 장요근
2 봉공근
3 대퇴사두근
4 삼각근
5 상완이두근
6 승모근
7 손목 신전근

길항근(antagonist)

8 척추기립근
9 요방형근
10 햄스트링
11 대흉근, 소흉근
12 상완삼두근

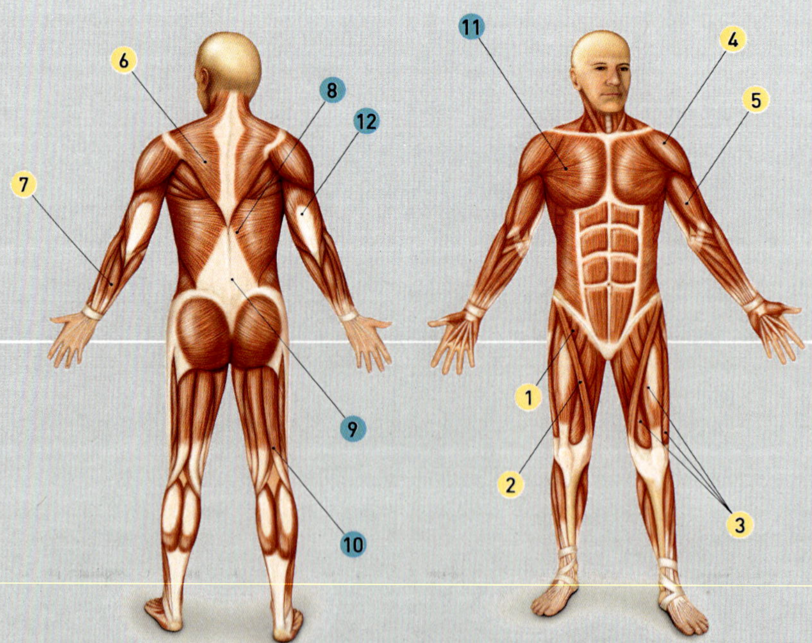

(8과 9는 흉요추근막 아래에 위치해 있다.)

척추(spine)

척추는 시상면에서 전방으로 굴곡되고, 관상면 축에서 움직임이 일어난다.
골반은 전방으로 기울어져 있다.

자세의 해부학적 분석

이 장면에서는 보이지 않는 근육:

1 장요근(힙 부위 안쪽 심부에 위치)

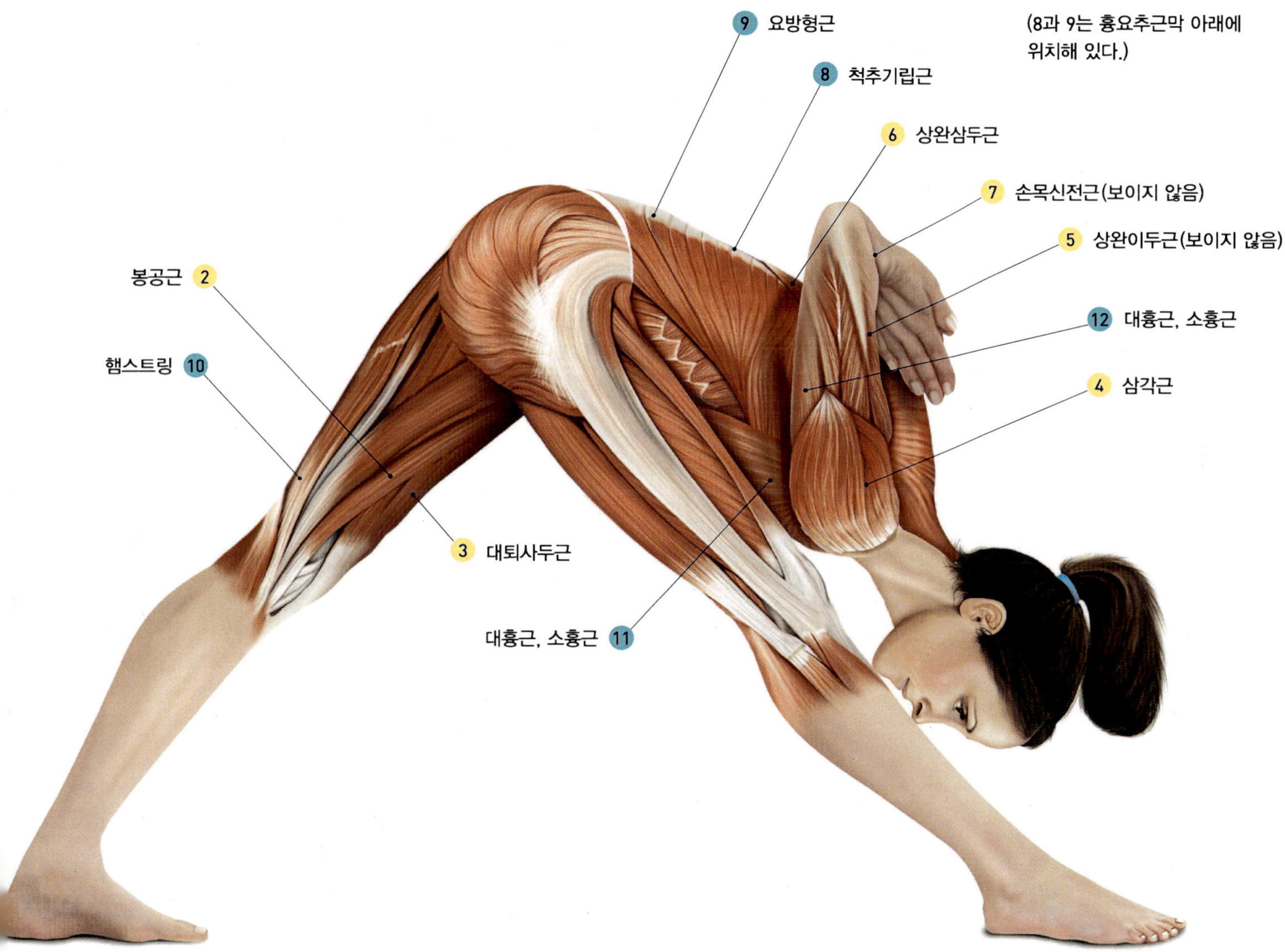

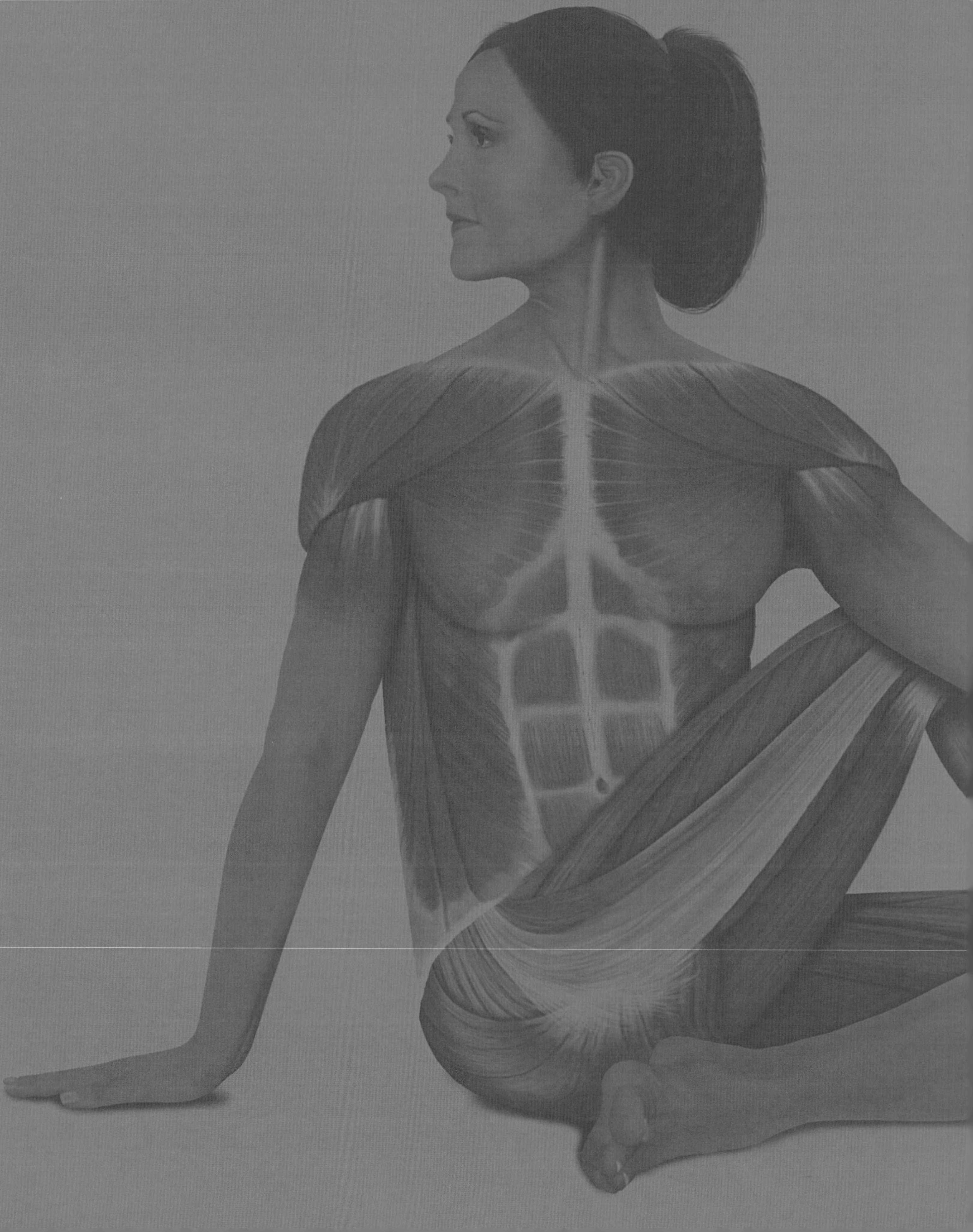

앉은 자세
Seated Position

앉은 자세에서 하는 요가 아사나 자세는 대체로 비틀거나, 전방으로 굴곡시키거나, 아니면 척추를 바로 세운 채 앉은 자세이며, 주로 선 자세에서 하는 요가 동작 다음으로 이어서 하는 아사나 자세이다. 이러한 자세는 일반적으로 선 자세에서 하는 동작보다 단순할 수 있는데, 이는 작용하는 근육이 적기 때문이나, 자세 유지 때문에 일부 수련생에게는 정신적으로 힘이 들 수도 있다. 이러한 방법에서, 앉은 자세에서 하는 요가 자세는 조용한 응시가 요구되며 또한 관절 가동성에 제한이 있는 수련생에게 도움이 된다. 일부 몇 개의 요가 아사나 자세에서는 척추를 바로 편 상태가 요구되는데, 이것은 폐가 압박을 받지 않기 때문에 프라나야마(pranayama)를 수행하는데 많은 도움이 된다.

앉아서 하는 전굴 자세(Seated Forward Bend)

파스치모파나아사나(Paschimottanasana)

앉은 자세에서 상체를 전방으로 굴곡시키는 동작은 햄스트링과 종아리 근육 그리고 허리를 스트레칭시켜 주는 효과가 있다. 골반은 전방으로 기울어지고 척추는 전방으로 신장이 일어나는데, 이렇게 되면 체중이 골반의 좌골 앞 부위로 옮겨지게 되면서 햄스트링과 허리에 더 많은 스트레칭이 가해지게 된다. 다리는 대퇴사두근이 수축하면서 바닥으로 누르게 되고 이로 인해 무릎은 완전하게 펴지게 된다. 이 때 양 손을 발의 외측 부위에 위치시켜 두게 되면 종아리 근육에 더 많은 스트레칭이 일어나게 된다. 발의 위치 또한 아킬레스건과 발목 관절의 인대를 늘려 주는데 도움을 줄 수 있다. 어깨를 머리에서부터 아래로 당겨 내리도록 하는데, 이렇게 했을 때 등의 상부 부위와 목에서 늘어나는 느낌을 가지게 된다. 척추와 다리의 후방 부위를 이렇게 스트레칭시킴으로써 자세의 정렬 상태가 호전되는데, 이것은 일어설 때에 척추를 바로 세우기가 한결 수월하게 되기 때문이다. 상체와 머리를 아래로 내림으로써 심장 박동이 감소하게 되고, 신경 체계가 진정되면서 정신적으로도 안정감을 얻게 된다.

단계

초급

효과

앉은 자세에서 상체를 전방으로 굴곡시키는 동작은 다리의 후방 부위와 허리를 스트레칭시켜 주고 몸 전반에 걸쳐 신장에 대한 감각을 일깨워 준다.
복부가 허벅지에 놓여지기 때문에, 이 아사나 자세는 소화기 계통의 장기를 자극하는데 도움이 된다.

주의사항

디스크 손상을 포함한 허리 부상이 있는 환자는 이 자세를 취할 때 각별한 주의를 요하도록 한다.
만약 햄스트링이나 종아리 근육에 손상이 있을 경우에는 무릎을 약간 굽히도록 한다.

⊕ 수정 보완

척추를 완전하게 펼 수 없는 경우에는 요가 블록(yoga block)을 엉덩이 밑에 깔아 두도록 한다. 이렇게 하면 허리가 더욱 중립의 위치를 갖추게 된다.

만약 허리 부상을 입은 환자의 경우라면, 무릎을 약간 구부리고 그 밑에 요가 매트를 말아 무릎에 받쳐 두도록 한다.

만약 손이 발에 닿지 않으면 요가 스트랩(yoga strap)을 활용해 보도록 한다.

✓ 시도

척추를 최대한 늘리고, 어깨를 머리에서부터 당겨 내려 목이 길어진 상태를 유지한다.

허벅지 근육을 수축시키고, 발은 발가락을 천장으로 향하게 한 상태에서 발뒤꿈치로 바닥을 눌러 하지 전반이 아주 강한 상태가 되도록 한다.

⊗ 주목사항

등이 구부정해지지 않도록 하며, 어깨가 머리 쪽으로 당겨 올려지지 않도록 주의한다. 골반을 전방으로 기울임으로써 척추를 최대한으로 늘리는데 신경을 쓰도록 한다.

발을 강하게 잡아당기면 염좌가 발생할 수 있기 때문에 각별한 주의를 하도록 한다.

시선은 전방을 응시할 때에 목에 부상이 발생할 염려가 있으므로, 전방을 보지 말고 다리를 쳐다보도록 한다.

시행 방법

스텝 1

스텝 자세(staff pose)에서 시작한다 (54쪽).

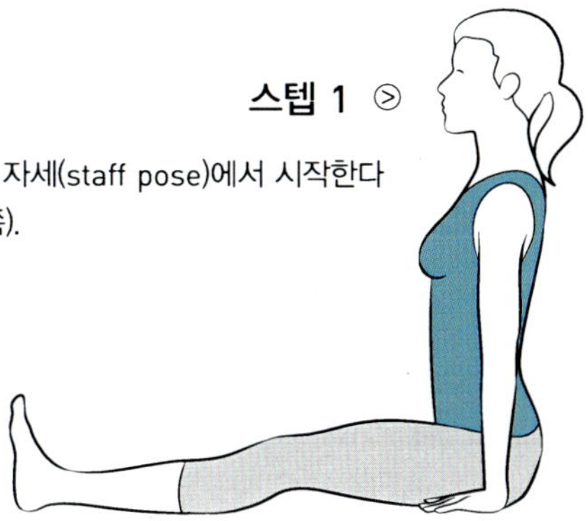

스텝 2

숨을 들이 쉬면서 두 팔을 귀 옆 머리 위로 들어 올린다. 어깨는 머리에서부터 아래로 당겨 내린다. 발뒤꿈치에는 힘을 주어 밀면서 발등을 당겨 발가락이 천장을 향하도록 한다.

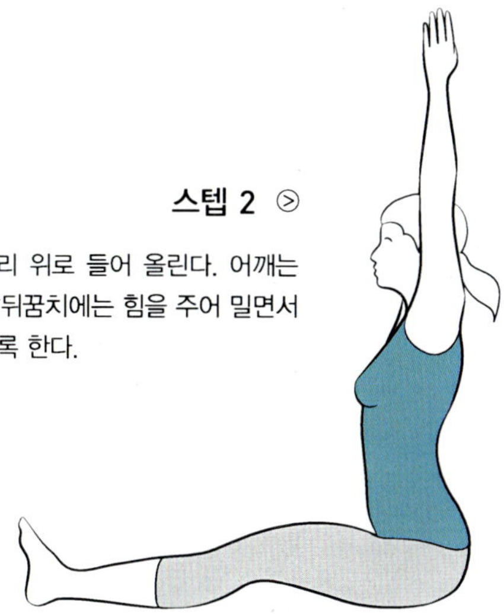

스텝 3

두 팔을 귀 옆에 나란하게 유지하면서, 숨을 내쉬기 시작할 때에 골반을 전방으로 굴곡시키면서 척추를 앞으로 최대한 뻗는다. 허리를 지지하기 위하여 복근을 수축시키고, 두 다리 전체에 강한 힘을 유지하여야 한다.

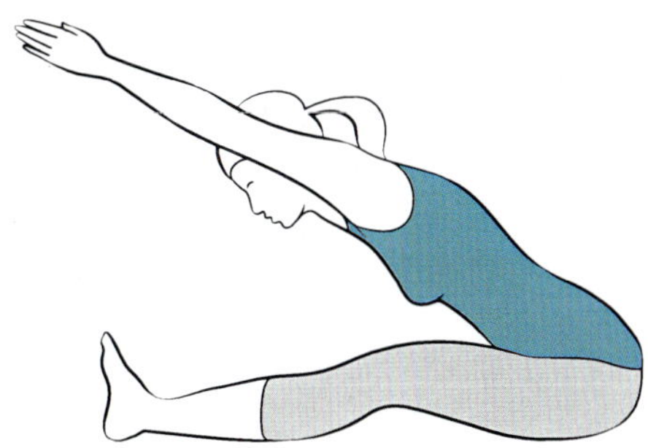

스텝 4

이제 양 손을 발의 외측 부위에 내려놓으면서 상체를 천천히 앞으로 굽힌 다음, 숨을 내쉬면서 상체의 전방 부위를 두 다리 위에 편하게 올려놓는다. 팔꿈치는 양쪽에서 바깥쪽을 향하도록 하고, 양 손은 양 발의 외측 가장자리 부위를 부드럽게 잡아 척추가 잘 늘어나고 다리 뒷부분이 스트레칭이 될 수 있도록 도와준다. 머리의 크라운(crown) 부위가 발을 향하도록 하고, 목은 이완된 상태를 유지한다. 시선은 다리에 두고, 호흡은 심호흡을 하는 것이 좋다.

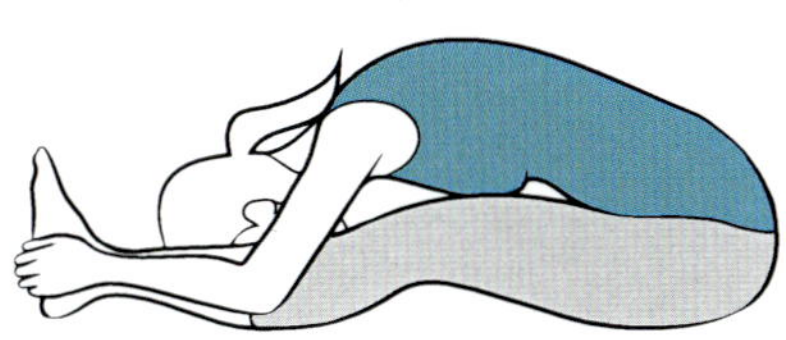

앉아서 하는 전굴 자세(Seated Forward Bend)

파스치모파나아사나(Paschimottanasana)

이 자세에서, 대퇴사두근은 수축을 일으키고, 햄스트링은 늘어나 길어지게 되면서 결과적으로 무릎이 펴지게 된다. 전경골근은 수축하게 되면서 발목이 족배굴곡을 일으킨다. 이렇게 되면 햄스트링, 비복근, 가자미근이 늘어나게 되고, 이 아사나 자세가 완전하게 취해지면서 더욱 많은 스트레칭이 일어나게 된다. 장요근이 수축하면서 골반이 전방으로 기울어지고, 요추가 전방으로 굴곡하게 된다. 그리고 나서 대둔근과 척추기립근이 늘어나면서 척추가 전방으로 굴곡되는 것을 더욱 용이하게 해 준다. 승모근과 전거근이 수축하게 되면서 견갑골이 머리에서부터 아래로 당겨 내려진다.

근육 작동(muscle activity)	주동근(prime mover)	1 장요근 2. 대퇴사두근 3. 전거근 4. 전경골근 5. 승모근
	길항근(antagonist)	6. 햄스트링 7. 척추기립근 8. 대둔근 9. 가자미근, 비복근
척추(spine)	척추는 시상면에서 전방으로 굴곡되고, 관상면 축에서 움직임이 일어난다. 골반은 전방으로 기울어져 있다.	

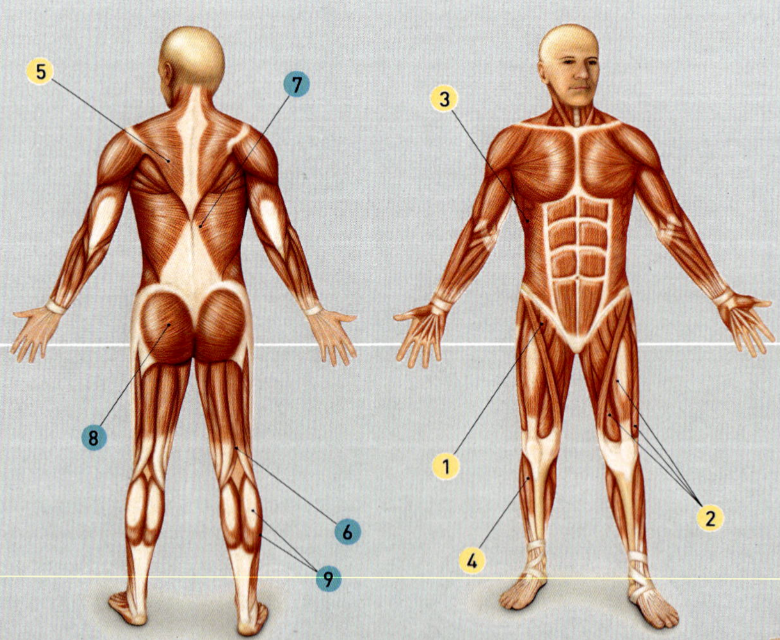

(7은 흉요추근막 아래에 위치해 있다.)

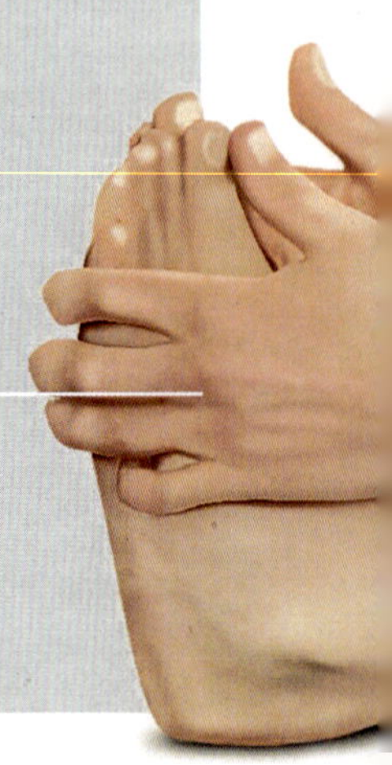

자세의 해부학적 분석

이 장면에서는 보이지 않는 근육:

1 장요근(힙 부위 안쪽 심부에 위치)
4 전경골근(하지)
9 가자미근, 비복근(하지)

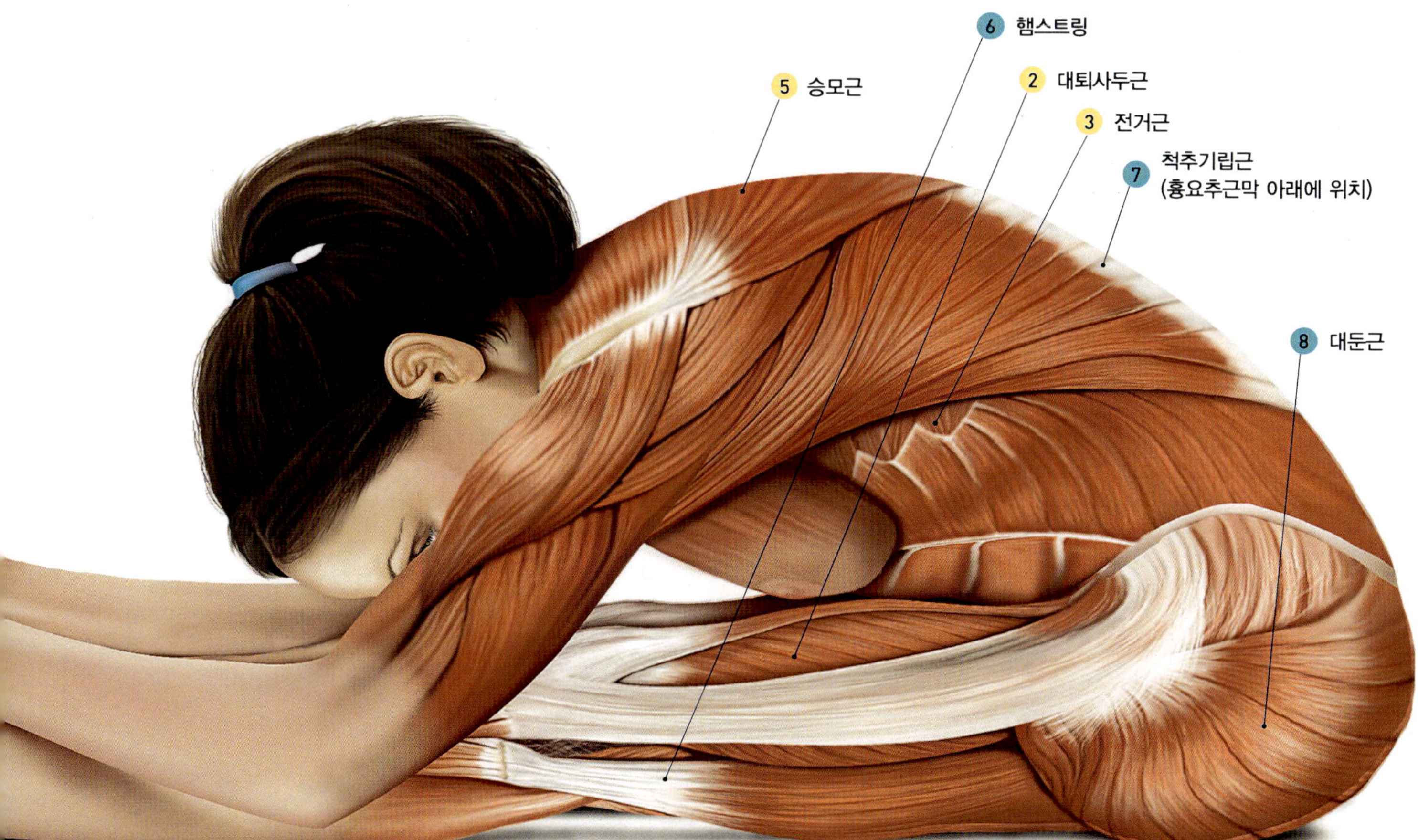

보트 자세(Boat Pose)

나바아사나(Navasana)

보트 자세는 복부와 허리 그리고 다리 근육을 강렬하게 요구하는 아주 심도 있는 아사나 자세이다. 이 자세에서 척추를 유지하기 위해서는 복근과 허리 근육을 수축시켜서 요추 부위가 지지되어져야 한다. 두 다리는 완전하게 펴서 바닥에서 들어 올려 져야 하는데, 그러기 위해서는 장요근, 대퇴사두근, 그리고 힙 굴곡근이 강하게 수축되어야 한다. 상완삼두근을 수축시켜 양 팔을 펴서 바닥과 평행을 이루게 하고, 이 때 어깨는 귀에서부터 아래로 당겨 내려져야 한다. 이 동작은 가슴(흉골)을 가볍게 들어 올리는데 도움이 되며, 몸을 상승시키는 감각을 고무시켜 주고, 허리를 늘려 주는 한편, 코어 근육도 강화시켜 주는 기능을 가지고 있다. 보트 자세를 정기적으로 실행하면 모든 근육을 강하게 해 줌과 동시에 지구력을 증대시켜 주는데, 특히 코어 근육 강화에 많은 효과가 있다. 달리 말하면, 이 자세는 다른 아사나 자세를 실행하는데 많은 도움이 되며, 물구나무서기 자세(Headstand Pose)에서 코어 근육을 안정화시켜 주는데 좋은 역할을 해 준다. 보트 자세에서는 장요근과 힙 굴곡근이 단축되기 때문에 이 아사나 자세를 취한 후에는 이러한 근육들을 스트레칭시켜 주기 위해 힙을 열어 주는 자세 즉 나비(구두수선공) 자세(Cobblers pose)나 비둘기 자세(Pigeon Pose)를 취해 주는 것이 좋다.

단계

중급

효과

보트 자세는 허리와 복부 부위를 상당히 강화시켜 주는 동작이다. 골반을 지지하고 있는 장요근 또한 강화가 되는데, 이는 두 다리를 상체에 가깝게 잡아 당겨 올려야 하기 때문이다. 정신 집중력 또한 증대되는 효과가 있다.

주의사항

보트 자세는 허리를 강렬하게 작용시켜야 하는데, 따라서 허리에 부상이 있는 환자는 이 아사나 자세를 수정 보완시켜 실행하여야 하고, 허리 디스크에 문제가 있는 환자는 이 자세를 피하는 것이 좋다.

⊕ 수정 보완

허리에 가해지는 압박을 최소화시키기 위해서는, 양 무릎을 굽혀 다리가 바닥과 평행을 이루게 한다. 그리고 나서 다리 뒤 근육을 사용하여 좀 더 지지해 주도록 한다. 이렇게 했을 때 가슴(흉골)을 들어 올리기가 수월해 지고, 허리가 구부정해지는 것을 막을 수 있다.

✓ 시도

허리 부위를 지지하기 위해 복근을 강하게 수축시킨다. 양 어깨를 뒤에서 서로 잡아당기면서 가슴(흉골)을 들어 올려 허리에 커브가 생기지 않게 하고, 요추에 과도한 압박이 가해지지 않도록 한다.

두 다리를 서로 견고하게 붙혀서 다리의 모든 근육들이 잘 작용하도록 한다.

⊗ 주목사항

등이 구부정해지지 않도록 주의해야 하는데, 이는 허리에 압박이 가해지지 않게 하기 위해서이다.

힙 굴곡근에 문제가 발생하는 위치까지 다리를 내리지 않도록 한다. 척추의 중립 상태를 유지하는데 정신을 집중하고, 시선은 발 끝을 응시하도록 한다.

시행 방법

스텝 1

스텝 자세(staff pose)에서 시작한다 (54쪽).

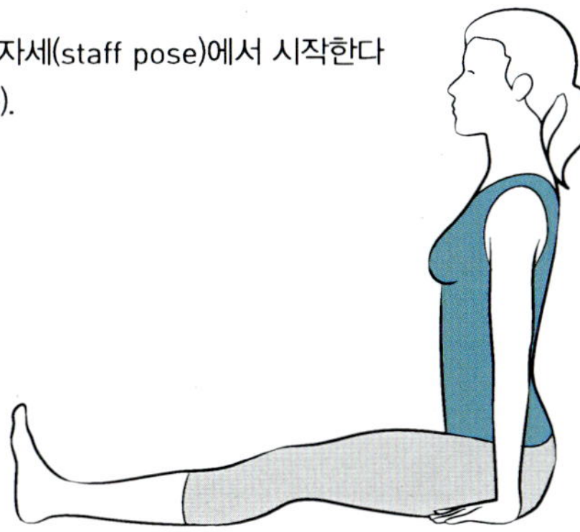

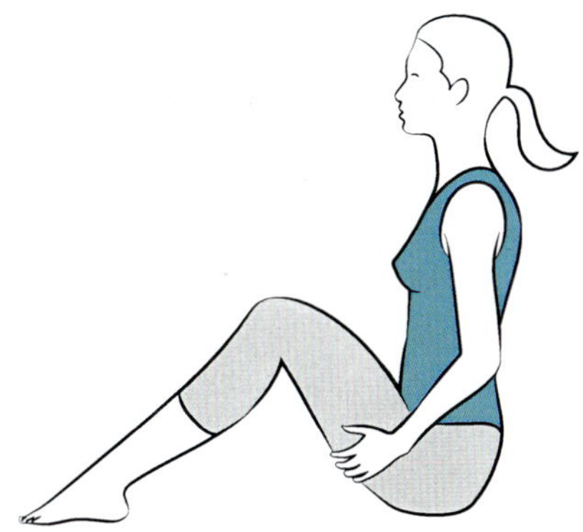

스텝 2

발바닥이 바닥에 닿도록 두 다리를 굽히고, 발뒤꿈치와 엉덩이는 50㎝ 정도의 거리를 두도록 한다. 양 손은 허벅지 뒤편에 가볍게 둔다. 체중을 골반의 뒷부분으로 옮기면서 척추를 편 상태를 유지한 채 뒤로 약간 기울인다. 복근을 수축시켜 척추를 견고하게 지지하고, 호흡은 전 과정 동안 균등하고 안정되게 하도록 한다.

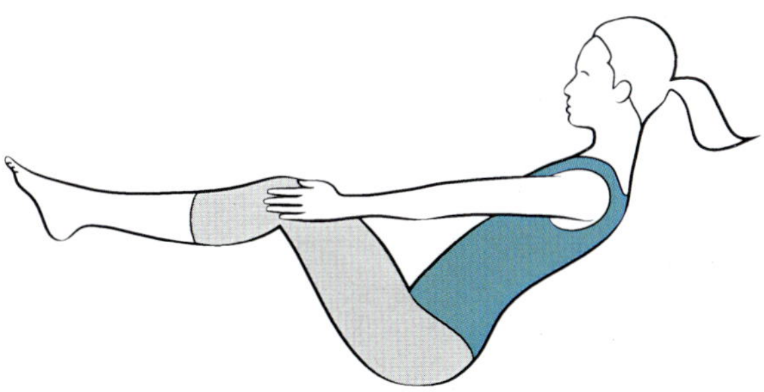

스텝 3

숨을 들이 쉬면서 발을 들어 올리고, 다리는 바닥과 평행을 이루게 한다. 두 다리는 서로 견고하게 당겨 붙이고 양 팔은 전방을 향해 뻗되 바닥과 평행을 이루게 하고, 양 손 바닥이 서로 마주 보게 한다. 안전된 호흡을 지속적으로 하고, 양 어깨를 뒤에서 서로 잡아당겨 가슴(흉골)을 약간 들어 올려 지게 하고, 턱은 바닥과 평행을 이루게 한다.

스텝 4

이제 숨을 내 쉬는 동안에, 다리의 근육을 강하게 작용시켜 두 다리를 완전하게 펴면서 더욱 견고하게 서로 당겨 붙인다. 가슴을 들어 올리고, 양 팔은 바닥과 평행을 이루게 한다. 복근을 더욱 강하게 작용시킬 필요가 있고, 어깨를 등 가운데 척추 쪽으로 당겨야 한다. 호흡은 전 과정 동안 균등하고 안정되게 하도록 한다.

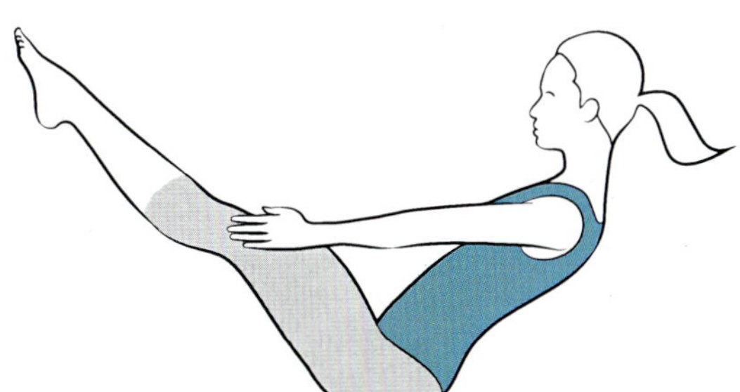

보트 자세(Boat Pose)

나바아사나(Navasana)

보트 자세에서, 힙 굴곡근 중 주로 장요근이 단축되면서 두 다리를 상체로 당겨 올려지게 되고, 힙은 일부 굴곡된 상태가 된다. 골반이 뒤로 기울어지게 되면서 체중의 대부분이 미골과 좌골에 실리게 된다. 척추는 약간 신전된 상태로 뒤로 기울어진 상태가 되면서 척추와 두 다리가 “V” 형상을 만들게 된다.

척추의 현 상태를 지지하고 유지하기 위해서는 복직근과 복횡근을 강력하게 작용시켜야 하는데, 척추기립근과 광배근 또한 마찬가지이다. 대퇴사두근과 가자미근은 다리와 발목을 신전시키기 위해 수축되어야 하고, 팔을 펴기 위해서는 상완삼두근 역시 수축되어야 한다. 전삼각근은 팔을 제자리에 고정시켜 주고, 후삼각근은 견갑골을 제자리에 유지시켜 주는 역할을 한다.

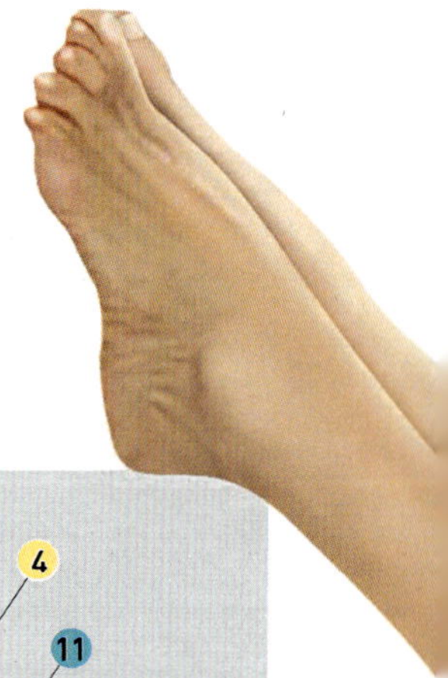

근육 작동(muscle activity)		
	주동근(prime mover)	1 복직근 2 장요근 3 상완삼두근 4 삼각근 5 척추기립근 6 대퇴사두근 7 가자미근
	길항근(antagonist)	8 복횡근 9 광배근 10 햄스트링 11 상완이두근 12 전경골근

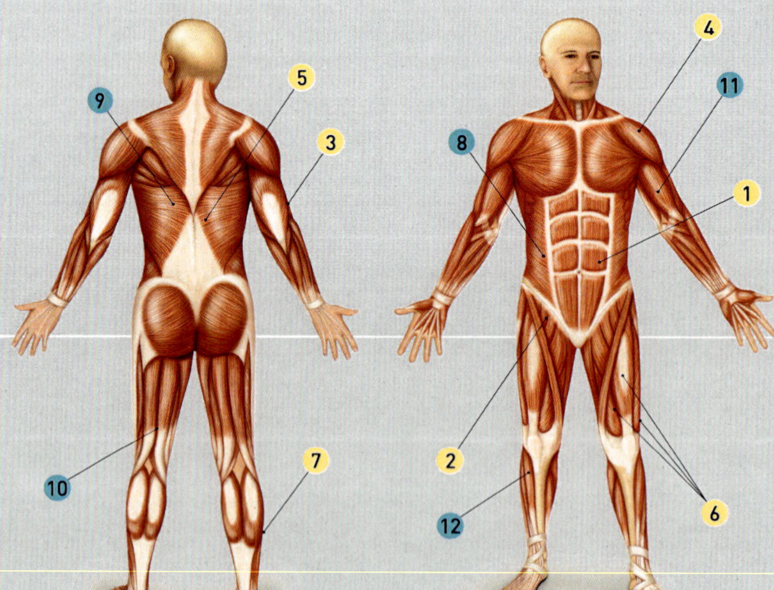

(5는 흉요추근막 아래에 위치해 있다.)

척추(spine)	
	척추는 중립 상태이고, 관상면 축에서 시상면으로 움직임이 일어난다. 골반은 전방으로 기울어져 있다.

자세의 해부학적 분석

이 장면에서는 보이지 않는 근육:

2 장요근(힙 부위 안쪽 심부에 위치)

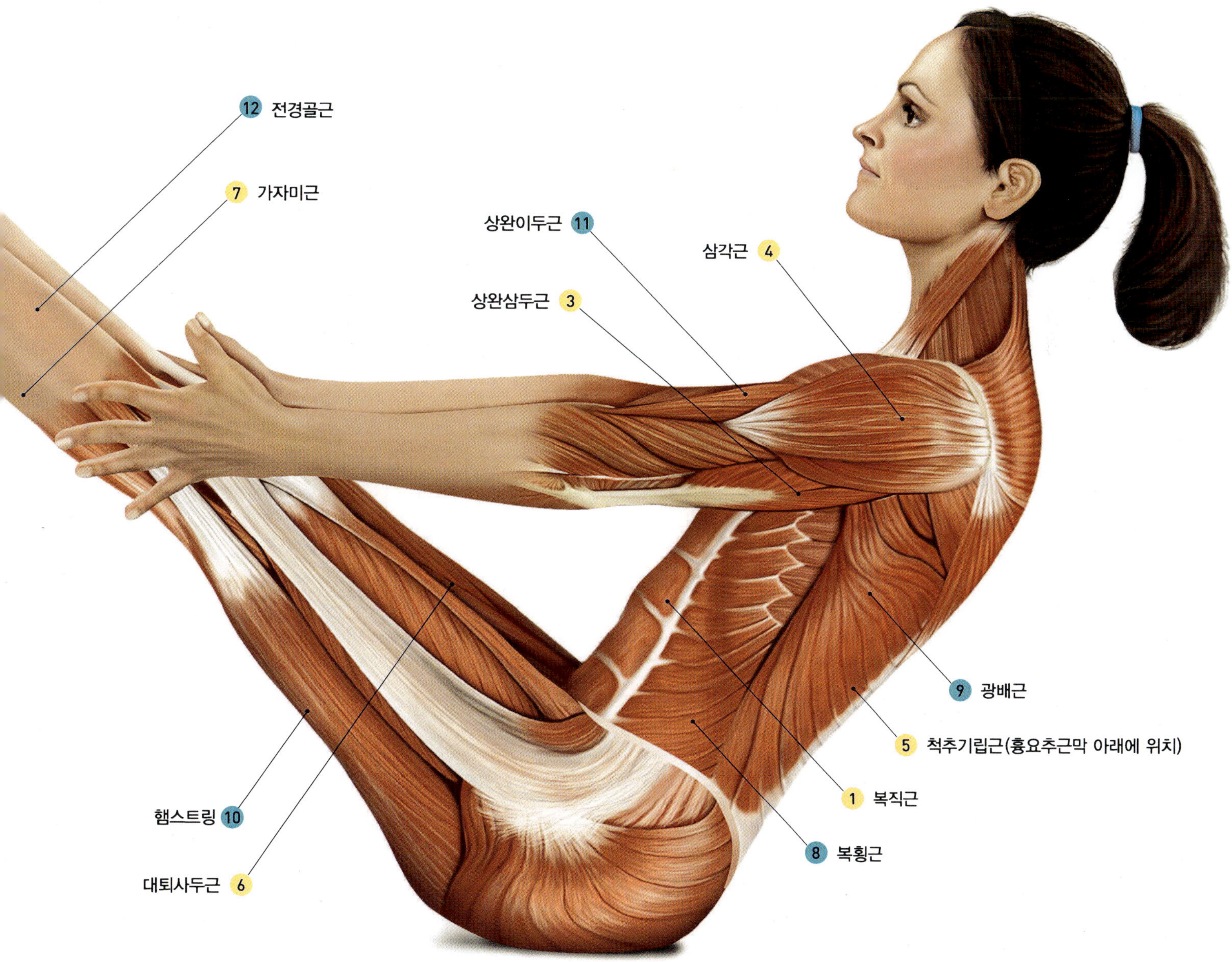

반 척추 비틀기 자세(Half Lord of the Fishes Pose)

아르다 마첸드라아사나(Ardha Matsyendrasana)

반 척추 비틀기 자세는 척추의 유연성을 증대시키기 위한 치료 차원의 척추 비틀기 동작이다. 회전 동작은 상체의 한쪽 면은 스트레칭을 시켜 주고, 다른 한쪽 면은 압박을 가해 주게 된다. 압박을 받는 면은 내장이 부드럽게 마사지를 받게 되면서 해독이 되는 효과가 있는 것으로 알려져 있는데, 특히 소화기 계통이 그렇다.

복사근은 한쪽 면이 스트레칭 되고 다른 한쪽은 늘어나는 반면에, 등 부위에서는 양쪽 모두가 스트레칭과 함께 늘어나는 현상이 나타난다. 우측 팔은 몸통을 지지하기 위해 펴져 있고 반면, 좌측 팔은 척추의 회전을 증가시키기 위해 우측 다리에 저항을 가하는 레버로서의 기능을 한다. 두 다리는 모두 굽혀져 있고, 우측 발로는 바닥을 눌러 척추를 바로 세우는 역할을 하고 있으며, 좌측 다리는 바닥에 편하게 내려 놓여져 있다. 이러한 두 다리의 위치는 힙과 엉덩이 근육을 스트레칭시켜 주는데 도움이 되는데, 달리 말하면 허리 통증을 경감시켜 주는 것이 된다. 이 아사나 자세의 전반적인 효과로는 힙과 어깨를 부드럽게 스트레칭시켜 주고 등 근육을 강하게 스트레칭시켜 주는 것이다.

단계

중급

효과

이 아사나 자세는 등 근육과 흉곽의 결합조직을 스트레칭시켜 줌으로써 척추의 유연성을 증대시켜 준다. 힙 또한 스트레칭이 되는 효과가 있다.
상체의 트위스트 동작은 내장을 부드럽게 자극시켜 주게 되고, 그로 인해 일반적인 기능이 향상된다.

주의사항

이 트위스트 동작은 척추 디스크 부상이나 목 부상이 있는 환자는 피하는 것이 좋다. 무릎 관절에도 많은 영향을 미치기 때문에 다리의 위치를 수정 보완할 필요도 있다.

⊕ 수정 보완

만약 등이 굽어지게 되면, 힙 아래에 요가 블록(yoga block)을 받쳐 주도록 한다. 이렇게 했을 경우 골반과 허리를 좀 더 중립 상태로 만드는데 도움이 된다.

만약 무릎에 부상이 있는 상태라면, 좌측 다리는 펴고 우측 발을 힙에서 좀 더 멀리 떨어진 곳에 위치시켜 두도록 한다.

✓ 시도

상체를 비틀기 전에 척추를 바로 세워 최대한 늘린 상태를 유지한다. 우측 발을 바닥에 힘을 주어 눌러 이 자세를 유지하는데 도움이 되게 한다.

비틀기를 좀 더 강하게 하기 위해서는 좌측 팔을 우측 허벅지 외측 부위에 견고하게 저항을 시키게 하되, 과신전이 되지 않도록 한다.

⊗ 주목사항

척추가 굽어지면 척추 간 디스크에 압박이 가해지기 때문에 이 점 유의하여야 한다.

목은 우측 어깨를 향하도록 부드럽게 돌리되, 너무 과도하게 돌리지 않도록 한다.

좌측 팔로 우측 허벅지를 너무 세게 압박을 가하지 않도록 한다.

시행 방법

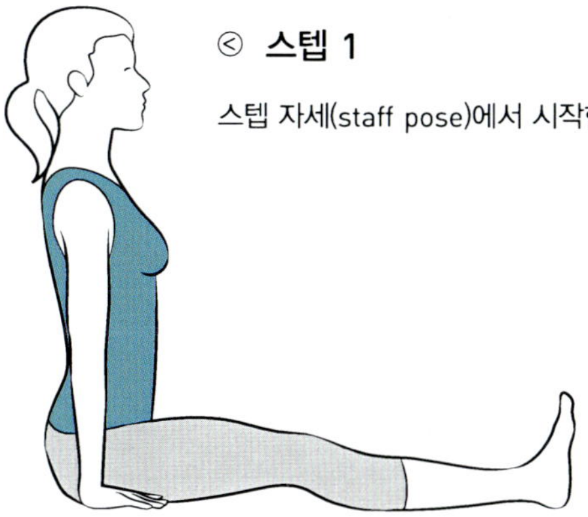

ⓒ 스텝 1

스텝 자세(staff pose)에서 시작한다(54쪽).

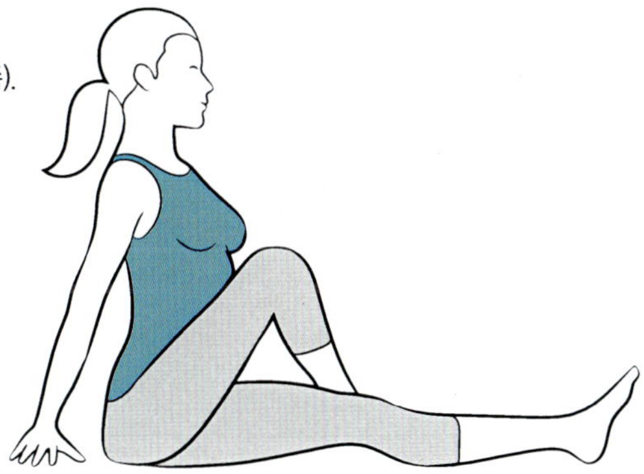

ⓒ 스텝 2

우측 무릎을 굽혀서 발이 좌측 힙의 외측 부위에 위치시켜 둠으로써 우측 다리가 자연히 좌측 허벅지 위에 놓이도록 한다. 우측 발의 발바닥은 바닥에 붙여 두고, 발가락은 전방을 향하게 한다. 척추는 여전히 바로 편 상태를 유지하도록 한다. 호흡은 전 과정 동안 균등하고 안정되게 하도록 한다.

스텝 3

이제 좌측 다리를 굽혀서 발을 우측 힙의 외측 부위에 오게 하고는 발목에 이르기까지 완전히 이완된 상태를 유지하도록 하고, 우측 다리는 바닥 위에 자연스럽게 놓아둔다. 좌측 발의 발가락을 좌측 정강뼈를 향하게 발목을 굽힌다. 우측 발로 바닥을 견고하게 눌러 상체를 바로 들어 올리도록 한다.

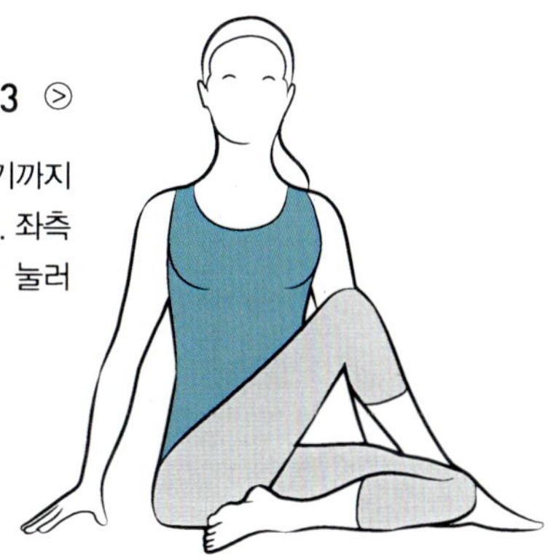

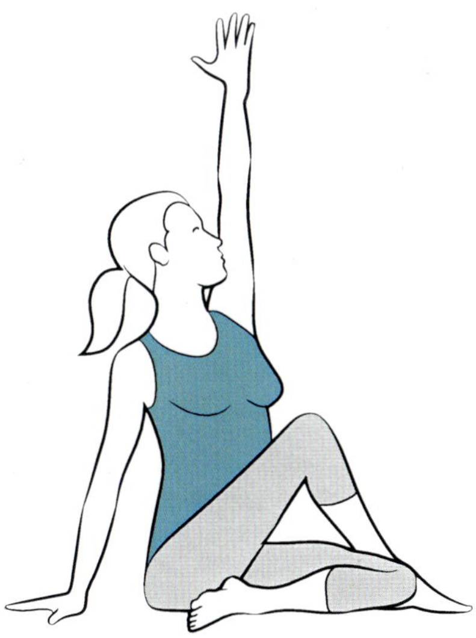

스텝 4

우측 손을 등 뒤쪽에서 꼬리뼈와 일직선상에 놓이도록 하여 바닥에 두고, 숨을 들이 쉬면서 좌측 팔을 천장을 향해 위로 뻗어 올린다. 숨을 내쉬면서 척추를 길게 늘려 들어 올리고 상체를 우측으로 회전시킨다. 좌측 어깨는 전방을 향하고, 우측 어깨는 후방을 향하게 한다.

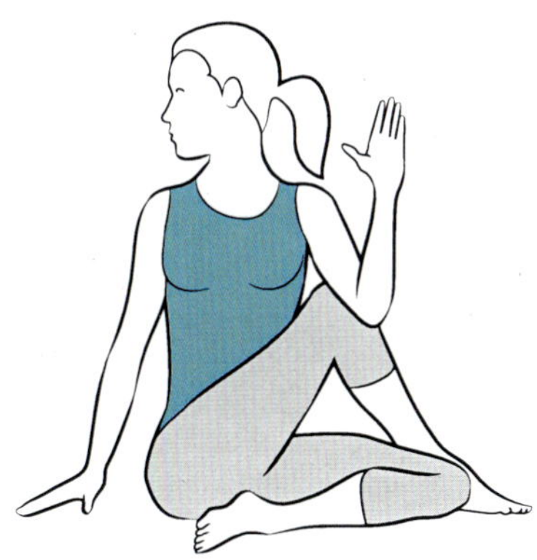

스텝 5

숨을 내 쉬는 동안, 좌측 팔꿈치를 굽혀 우측 허벅지의 외측 부위에 강한 저항을 가한다. 좌측 손의 손가락은 천장을 향하게 하고, 좌측 팔로 우측 허벅지의 외측 부위에 저항하는 힘을 강하게 가해 척추의 회전을 좀 더 증가시키도록 한다. 턱은 바닥과 평행을 이루게 하고, 시선은 우측 어깨를 응시하도록 한다. 고르고 안정된 호흡을 유지하도록 한다.

반 척추 비틀기 자세(Half Lord of the Fishes Pose)

아르다 마첸드라아사나(Ardha Matsyendrasana)

이렇게 앉아서 비트는 자세에서, 무릎이 굴곡되고 대퇴사두근은 스트레칭이 되는데, 이것은 햄스트링이 수축되면서 발생하는 것이다. 우측 장요근의 수축으로 인해 허벅지가 굴곡되고 내전을 일으키게 되면서 허벅지가 상체에 가까워지게 된다. 좌측 힙은 외회전이 일어나고, 장요근은 길어지게 되는데, 그 결과 다리는 외전을 하게 되면서 상체에서 멀어지게 되어 바닥에 편히 안착하게 된다. 이 때 복사근은 상체의 각 양 측에서 흉추와 흉곽을 회전시키기 위해 작용을 하게 되는데, 이 경우 우측 복사근은 단축되고, 좌측 복사근은 늘어나는 현상이 발생하게 된다. 광배근 또한 같은 원리로 단축과 늘어나는 현상이 발생하게 되고, 복직근은 상체를 지지하기 위해 등척성의 상태로 작용하게 된다. 좌측 팔은 상완이두근이 단축되면서 팔꿈치에서 굴곡을 일으키게 되고, 우측 팔은 상완삼두근의 단축으로 인해 완전히 신전이 되고 외회전을 일으킨 상태가 된다.

근육 작동(muscle activity)	주동근(prime mover)	1 내복사근, 외복사근 2 햄스트링 3 광배근 4 장요근
	길항근(antagonist)	5 대퇴사두근 6 복직근 7 척추기립근 8 흉추 반극근 9 대둔근
척추(spine)		척추는 중립 위치에서 회전을 일으키고, 면(plane)에서는 움직임을 일으키지 않는다. 골반 역시 기울어져 있지 않기 때문에 중립 상태에 놓여 있다.

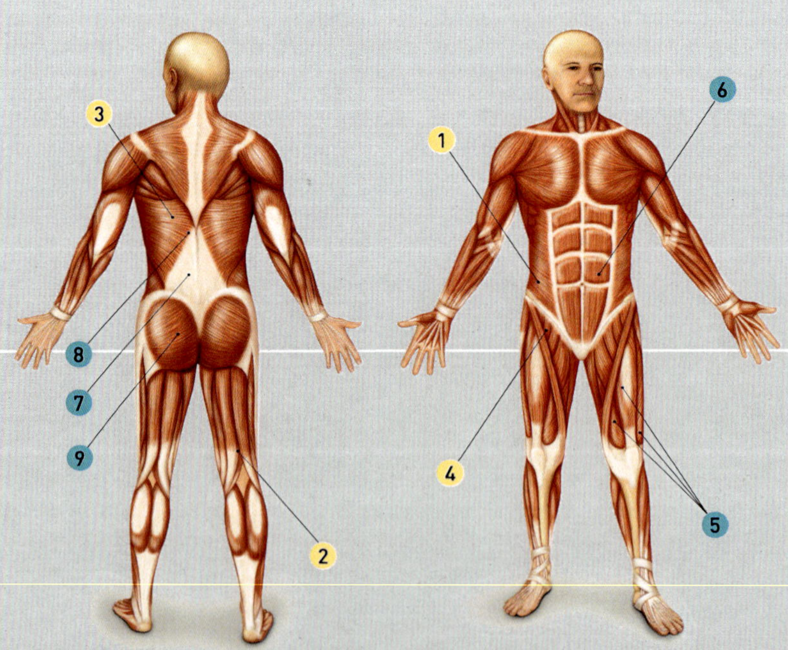

(7은 흉요추근막 아래에 위치해 있다.)

자세의 해부학적 분석

이 장면에서는 보이지 않는 근육:

4 장요근(힙 부위 안쪽 심부에 위치)
7 척추기립근
8 흉추 반극근

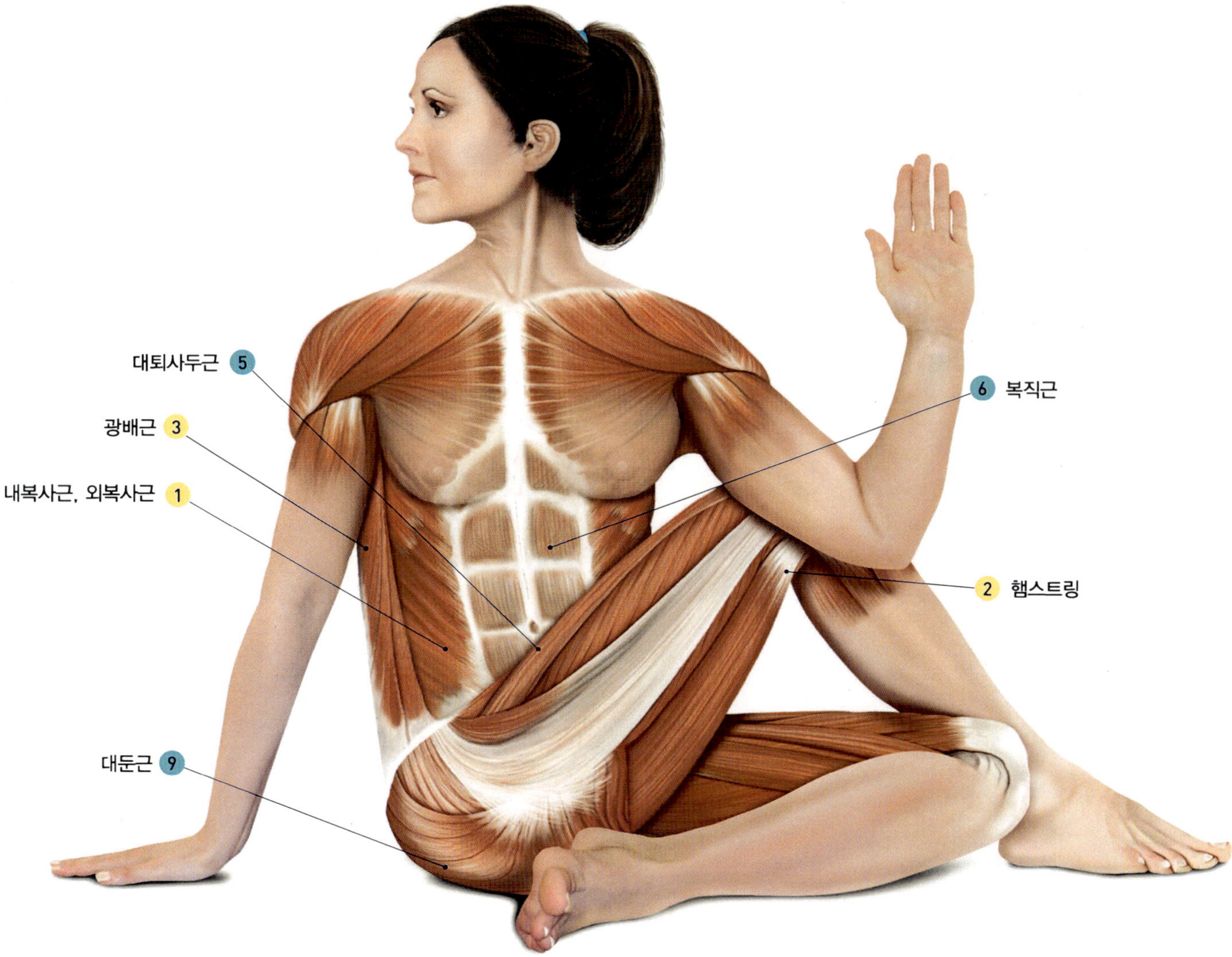

나비(구두 수선공) 자세(Cobbler's Pose)

밧다 코나아사나(Baddha Konasana)

나비(구두 수선공) 자세는 양쪽 힙을 열어 줌으로써 힙의 유연성을 증가시켜 주고 허리를 스트레칭시켜 준다. 이 자세는 또한 허벅지 내측 근육과 서혜부를 스트레칭시켜 주기도 하고, 비둘기 자세(Pigeon Pose)나 무용수의 왕(선활) S자세(Dancers Pose)와 같이 힙을 열어 주는 여러 다른 아사나 자세를 위해 힙을 워밍업 시켜 주는 효과도 있다.

힙의 외부를 둘러싸고 있는 작은 엉덩이 근육들이 단축되면서 허벅지가 벌어지게 되고, 양 발바닥이 서로 맞닿게 된다. 이 동작은 발목을 스트레칭시켜 줄 뿐만 아니라 허벅지의 내측 근육을 늘려 주고, 무릎 관절 주변의 결합조직을 스트레칭시켜 주기도 한다. 이 위치에서 골반은 중립 상태가 된다. 척추를 발목과 발 위에 놓이게 하기 위해서 전방으로 굴곡시킨다. 이렇게 했을 때, 허벅지 내측 근육과 서혜부가 엄청난 스트레칭이 되고, 허리와 엉덩이 근육에서도 역시 스트레칭이 일어나게 된다. 양 손은 양 발에 놓여 있고, 양 팔은 굽혀진 상태에서 팔꿈치가 내측 허벅지 위에 놓여지게 되는데, 이렇게 되었을 때 내측 허벅지와 힙이 더 벌어지게 된다.

단계

중급

효과

나비(구두 수선공) 자세는 양쪽 힙을 열어 주고, 허벅지 내측 근육을 스트레칭시켜 준다. 이 자세는 허리 통증을 감소시켜 주는데 도움이 되고, 좌골신경통을 감소시켜 주는 것으로 알려져 있다.

주의사항

서혜부나 무릎에 부상이 있는 경우에는 이 자세를 취할 때 각별한 주의를 요한다. 디스크와 같은 허리 부상이 있는 환자는 전방으로 굴곡시키는 아사나 자세는 피하는 것이 좋다.

⊕ 수정 보완

만약 힙에 유연성이 떨어진다면, 굽히지 않고 바로 세운 상태로 이완시켜 놓는다.

양 무릎에 압박을 줄이기 위해서 양 발을 골반에서 좀 더 멀리 떨어진 곳에 위치시켜 놓는다.

만약 골반이 뒤로 기울어져 있다면, 요가 블록(yoga block)을 골반 밑에 받쳐 두어 중립의 정렬 상태를 만들도록 한다.

✓ 시도

척추를 바로 세우는데 신경을 쓰고, 양 다리를 천천히 바닥에 내려놓도록 하여, 양쪽 힙의 전방 부위가 점차적으로 열려지게 한다.

상체가 전방으로 굴곡될 때, 척추는 늘어진 상태가 그대로 유지되어 있어야 한다.

양 팔꿈치로 허벅지 내측 부위를 눌러 양쪽 힙의 스트레칭을 증가시켜 주도록 하되, 만약 힙에 유연성이 없다면 이 방법을 피하도록 한다.

⊗ 주목사항

척추가 구부정해지지 않도록 주의한다. 전방으로 기울일 때, 척추는 오히려 똑바로 세우도록 하고, 가슴을 약간 들어 올리며, 상체의 전체가 늘어난 상태로 유지되어야 한다.

어깨와 목 부위의 긴장을 해소시키기 위해서는 양 어깨를 머리에서 멀어지게 아래로 당겨 내리는 것이 좋다.

시행 방법

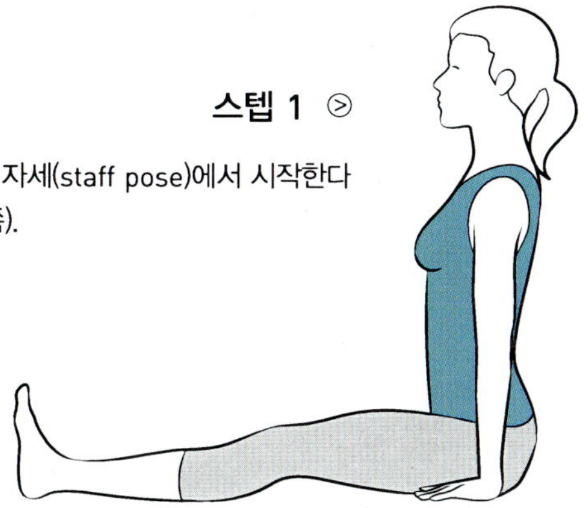

스텝 1 ⊙

스텝 자세(staff pose)에서 시작한다 (54쪽).

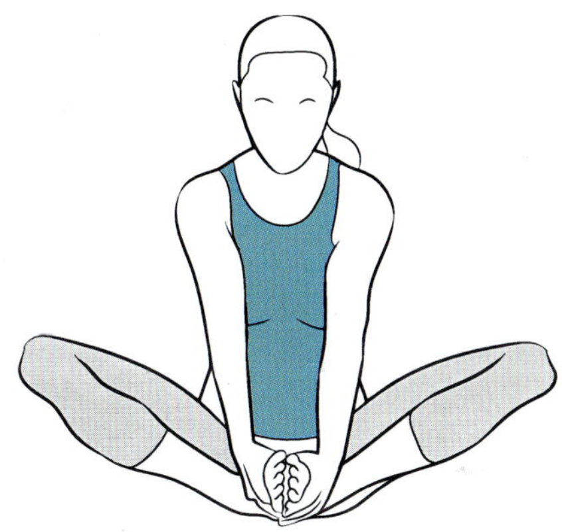

스텝 2 ⊙

양 발바닥을 붙인 채 무릎을 굽히는데, 발뒤꿈치가 골반에서 2인치 정도 떨어진 거리를 유지하는 정도이다. 이제 숨을 내쉬면서 다리를 양쪽 바닥에 내려놓는다. 깍지 낀 양 손으로 발을 감싸 쥐고 무릎에 압박감을 느끼지 않는 한도 내에서 발뒤꿈치를 골반에 최대한 가까이 가져다 놓는다. 척추는 수직으로 똑바로 세운다. 이제 숨을 들이 쉬면서 흉골을 위로 약간 들어 올리고, 어깨는 머리에서부터 아래로 당겨 내린다. 양 발바닥은 서로 힘껏 모으고, 다리는 힙을 이완시킨 상태에서 바닥에 최대한 가깝게 내려놓는다.

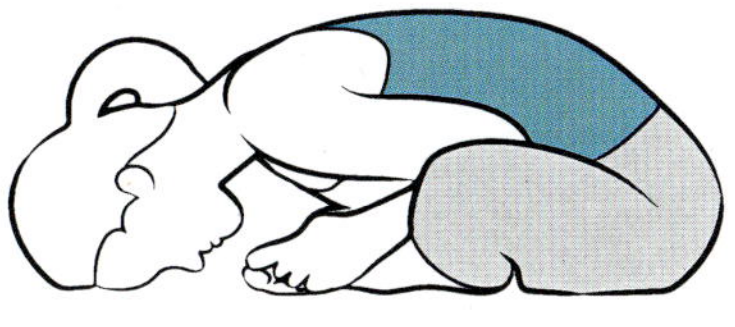

⊙ **스텝 3**

이제 숨을 천천히 내쉬면서 골반을 전방으로 기울이고 상체를 앞으로 숙인다. 허벅지의 내측 내측 부위를 더욱 스트레칭시키면서 가슴을 발로 향하게 한다. 양 팔꿈치는 다리의 내측 부위에 놓여 있어야 한다. 머리와 목은 이완된 상태에서 심호흡을 유지하고 시선은 발가락을 응시하도록 한다.

나비(구두 수선공) 자세(Cobbler's Pose)

밧다 코나아사나(Baddha Konasana)

대퇴사두근은 늘어나고, 햄스트링이 수축이 되면서 무릎은 완전하게 굽혀지게 된다. 이상근, 봉공근, 중둔근, 소둔근은 모두 연합하여 수축을 일으키면서 대퇴골을 외회전시켜 발바닥이 서로 맞닿게 되고, 양 다리가 바닥에 닿게 된다. 이 위치에서 내전근에 스트레칭이 일어나게 된다. 골반은 전방으로 기울어지게 되고, 요방형과 척추기립근은 늘어나게 되면서 척추가 발목과 발을 향해 전방으로 굴곡되는 현상이 일어나게 된다. 승모근에 의해 견갑골이 머리에서부터 멀어지게 당겨 내려지고, 상완이두근이 단축되면서 팔꿈치가 굴곡된다.

근육 작동(muscle activity)

주동근(prime mover)

1 중둔근, 소둔근
2 봉공근
3 승모근
4 이상근
5 햄스트링
6 상완이두근

길항근(antagonist)

7 내전근
8 척추기립근
9 요방형근

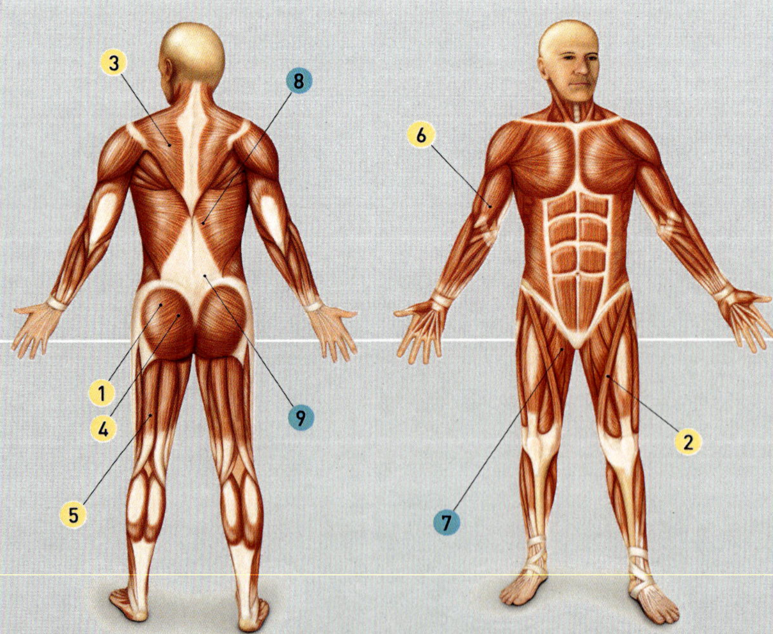

(1과 4는 대둔근 아래에 위치해 있고, 8과 9는 흉요추근막 아래에 위치해 있다.)

척추(spine)

척추는 관상면 축에서 시상면으로 움직이는데, 전방굴곡 동작을 일으킨다.
골반은 전방으로 기울어져 있다.

자세의 해부학적 분석

이 장면에서는 보이지 않는 근육:

1 중둔근, 소둔근(대둔근 아래에 위치)
4 이상근(대둔근 아래에 위치)
6 상완이두근
8 척추기립근(등에 위치)

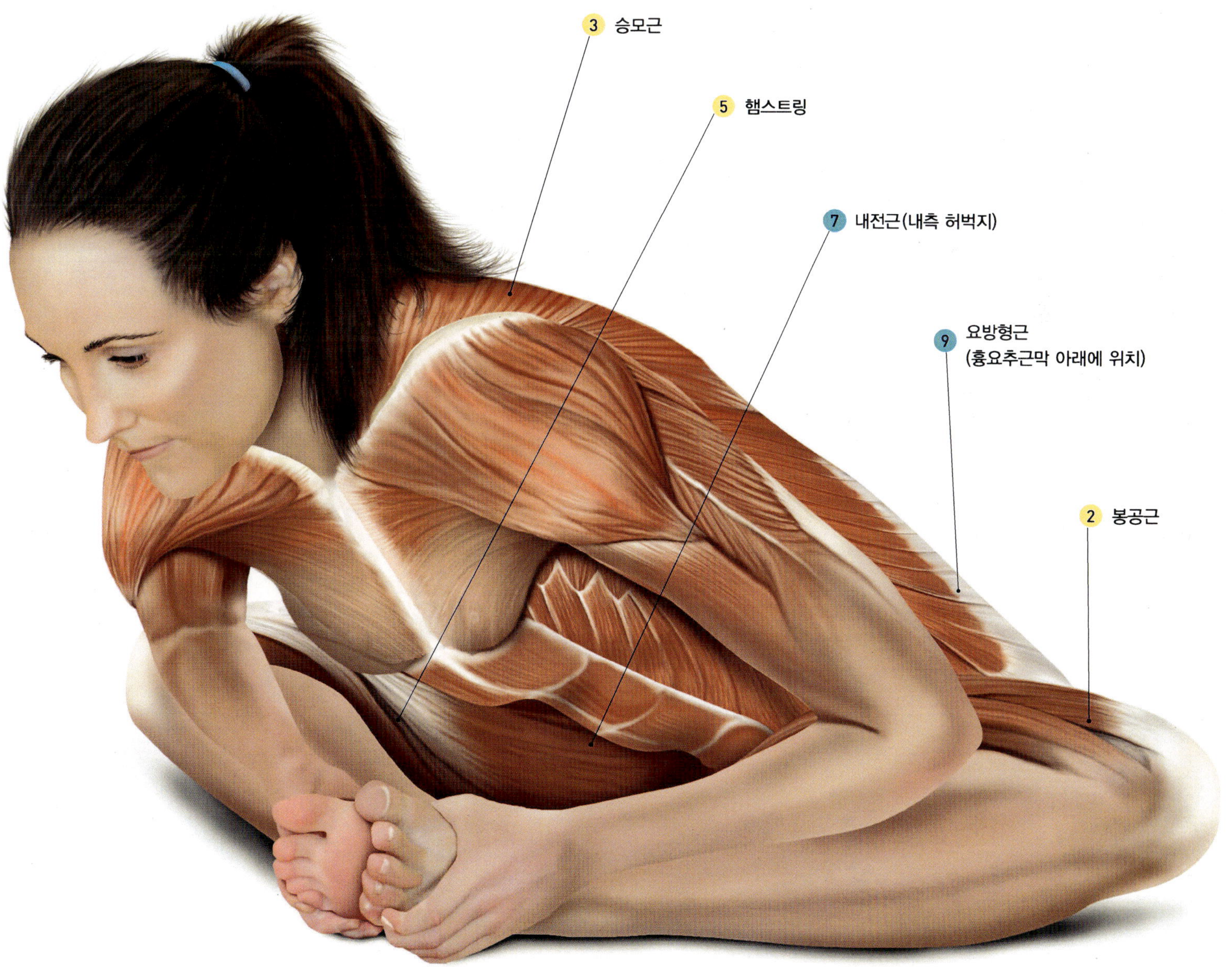

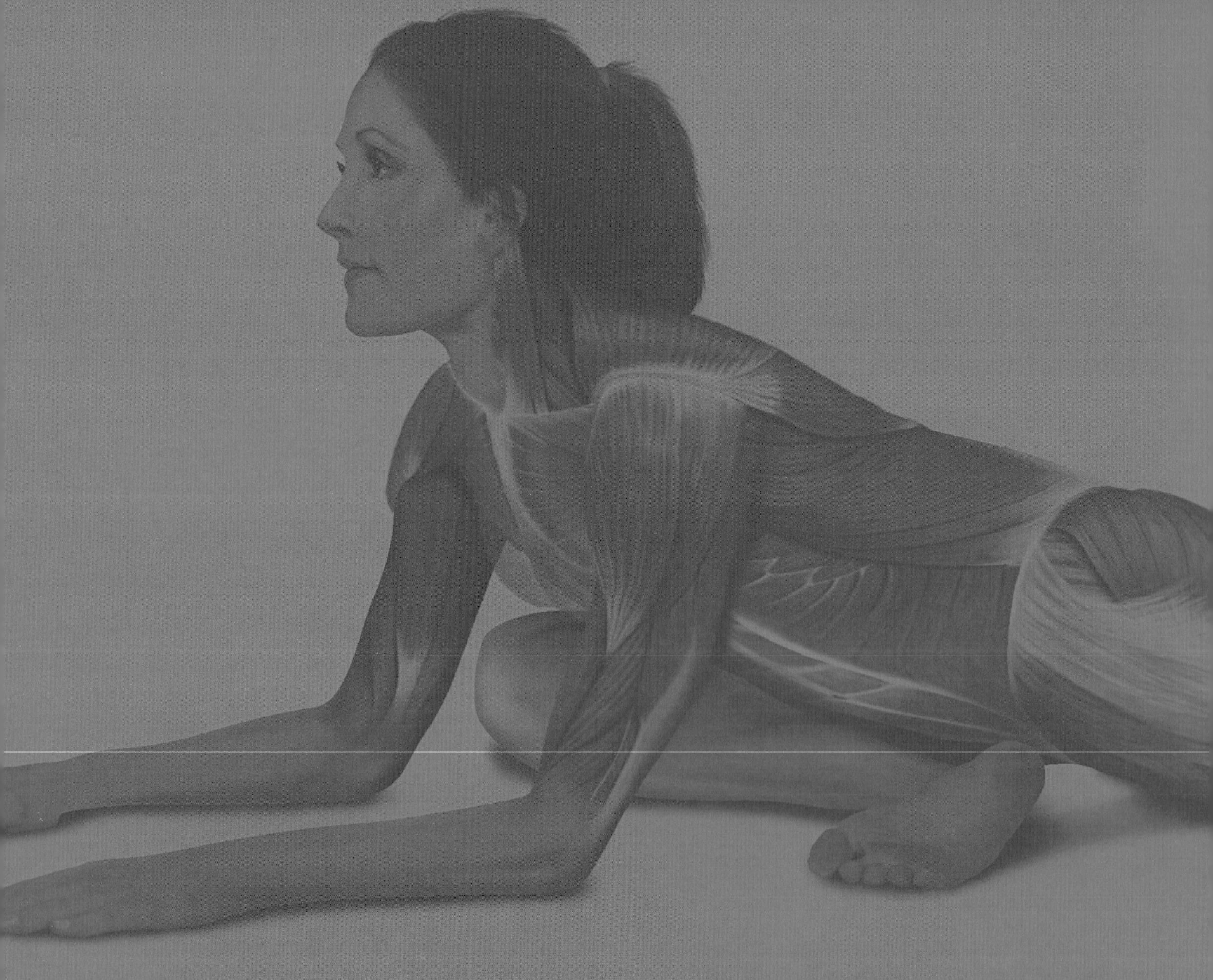

후방굴곡 자세
Backbend Pose

후방굴곡 아사나 자세는 전방굴곡과는 반대로 후방으로 신전시키는 것이고, 일반적으로 몸이 따뜻해지고 좀 더 유연해 졌을 때 하는 동작으로, 하타 요가(Hatha yoga) 세션의 마지막 부분에서 실행되고 있다. 이 자세들은 복근과 힙 굴곡근들이 스트레칭이 될 때에 효과를 나타낸다. 바퀴 자세(Wheel Pose)와 같이 좀 더 진전된 후방굴곡 아사나 자세에서는 어깨와 가슴 부위를 포함한 상체의 전반적인 전방 부위에서 많은 스트레칭이 일어난다. 이 자세는 전반적인 유연성을 증대시켜 주는데 드라마틱한 효과를 가지고 있다.

정신적으로는, 후방굴곡 자세는 활기를 북돋워 주고, 사고를 명료하게 해주며, 체내의 에너지 레벨을 증대시켜 준다.

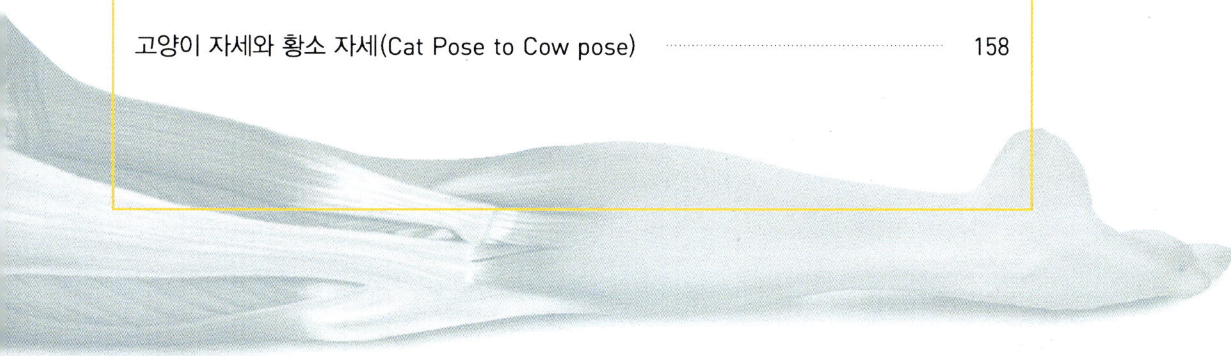

코브라 자세(Cobra Pose)

부장가아사나(Bhujangasana)

코브라 자세는 척추 전반을 강화시켜 주기 위한 것으로써 아사나 후굴 자세 중에서 좀 더 부드러운 동작이다. 팔은 굴곡된 상태에서 양 손으로 바닥을 가볍게 누르고 있고, 가슴은 바닥에서 들어 올려져 있으며, 척추기립근이 단축되면서 신전된 자세가 나타나는데, 특히 흉추의 유연성이 증가하게 된다.

승모근을 포함한 등 상부의 근육이 어깨를 머리에서부터 아래로 당겨 내려 목을 더 길게 만들어 주게 됨으로써 상체의 전반이 길어진 느낌을 가지게 된다. 양 발이 스트레칭이 된 상태에서 다리로 바닥을 누르게 되면서 허벅지와 엉덩이 근육을 수축시키는데 많은 도움이 된다. 동시에 복근은 늘어나면서 스트레칭이 되는데, 이 때 하복부에 가해지는 가벼운 압박은 소화기 계통에 치료 효과를 가져다주기도 한다.

단계

초급

효과

코브라 자세는 양 다리의 근육과 척추기립근을 강화시켜 주고, 또한 복근과 가슴 근육이 스트레칭되는 효과가 있다.

주의사항

허리 디스크나 손목 부상이 있는 환자는 이 자세를 취할 때 각별한 주의를 요하는 것이 좋다.

⊕ 수정 보완

허리 부상이 있는 경우에는 가슴의 상부만 바닥에서 들어 올리도록 하여, 척추에서는 최소한의 신전만 발생하도록 한다. 또한 손바닥에 강한 압박을 가하여 양 팔이 척추를 더 잘 지지할 수 있도록 한다.

허리 부상이 있는 경우를 위해서는 다리를 더 넓게 벌리는 것이 좋다.

손목에 부상이 있는 경우에는 양 손을 너무 세게 누르지 않도록 한다.

✓ 시도

척추와 양 다리가 늘어나 있는 상태를 그대로 유지하도록 한다.

상체를 들어 올릴 때, 양 손바닥을 세게 누르거나 팔만을 사용해 들어올리기 보다는 등 근육을 최대한 사용하도록 하여야 한다.

양 어깨를 귀에서부터 아래로 당겨 내려 목 주변의 공간을 확보하도록 한다.

⊗ 주목사항

턱을 바닥과 평행을 이루게 하고, 목 뒷부분에 압박이 가해지지 않도록 한다.

대신에, 목을 길게 늘이는데 신경을 쓰도록 한다.

엉덩이 근육을 너무 긴장시켜 과활성화가 일어나지 않도록 해야 한다. 왜냐하면, 이 근육이 과활성화가 되면 허리에 긴장이 가해지기 때문이다.

시행 방법

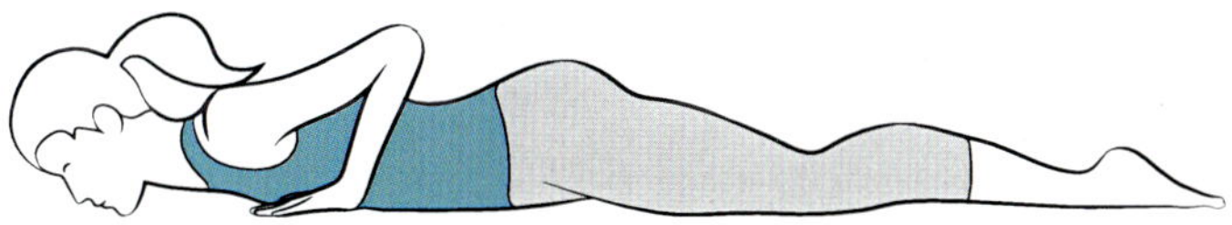

Ⓐ 스텝 1

얼굴을 바닥으로 향하게 하고 엎드려 누운 자세에서, 양 손의 손가락을 전방으로 향하게 한 채 가슴 옆에 둔다. 두 다리는 서로 밀착시켜 붙여 놓고, 양 발을 길게 스트레칭시킨 상태를 만든다. 발등으로 바닥을 누르고, 양 발뒤꿈치는 서로 모아 둔다. 허벅지 근육과 엉덩이 근육을 수축시킨다.

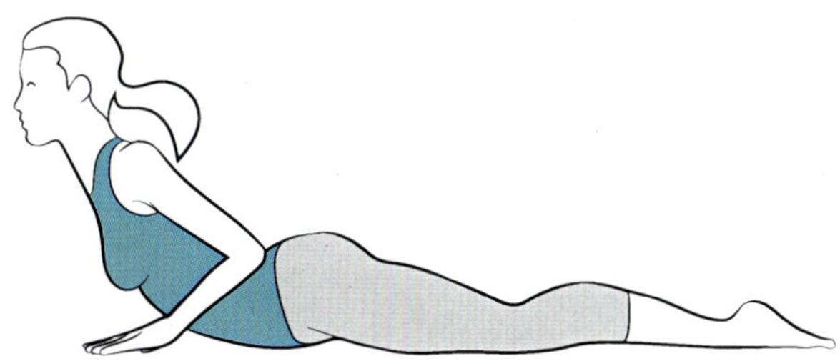

스텝 2 Ⓑ

이제 양 팔을 흉곽에 붙이고, 양 손으로 바닥을 가볍게 누른다. 숨을 들이 쉬면서 마치 흉골(sternum)이 바닥에서 떼어지는 것처럼 가슴을 바닥에서 들어 올린다. 가슴을 스트레칭시키고, 어깨가 귀 아래로 내려오도록 당겨내린다. 턱은 바닥과 평행을 이루게 하고, 시선은 약간 상방을 응시하도록 하며, 목은 늘어나 있는 상태를 그대로 유지하도록 한다.

코브라 자세(Cobra Pose)

부장가아사나(Bhujangasana)

코브라 자세를 취하는 동안, 흉추는 척추기립근과 광배근이 수축하면서 신전된다. 팔꿈치는 상완삼두근이 늘어나고 상완이두근이 단축되면서 굴곡된 상태가 된다. 상완삼두근은 이 자세에서 팔을 등척성 수축의 상태로 고정시켜 주는 역할을 한다. 견갑골은 승모근과 능형근에 의해 머리에서부터 아래로 그리고 척추 쪽으로 당겨 내려지게 된다. 힙과 무릎 관절은 완전히 길게 뻗어 펴져 있고, 발등으로 바닥을 누르고 있는 상태가 된다. 대퇴사두근은 구심성 수축을 일으키고, 대둔근이 등척성 수축을 일으키게 됨으로써 천골과 골반 부위를 안정되게 지지해 주게 된다. 가슴이 들어 올려 지게 되면서 흉근(pectoralis)과 복직근(rectus abdominis) 늘어나게 되고 척추가 신전과 함께 스트레칭이 된다.

자세의 해부학적 분석

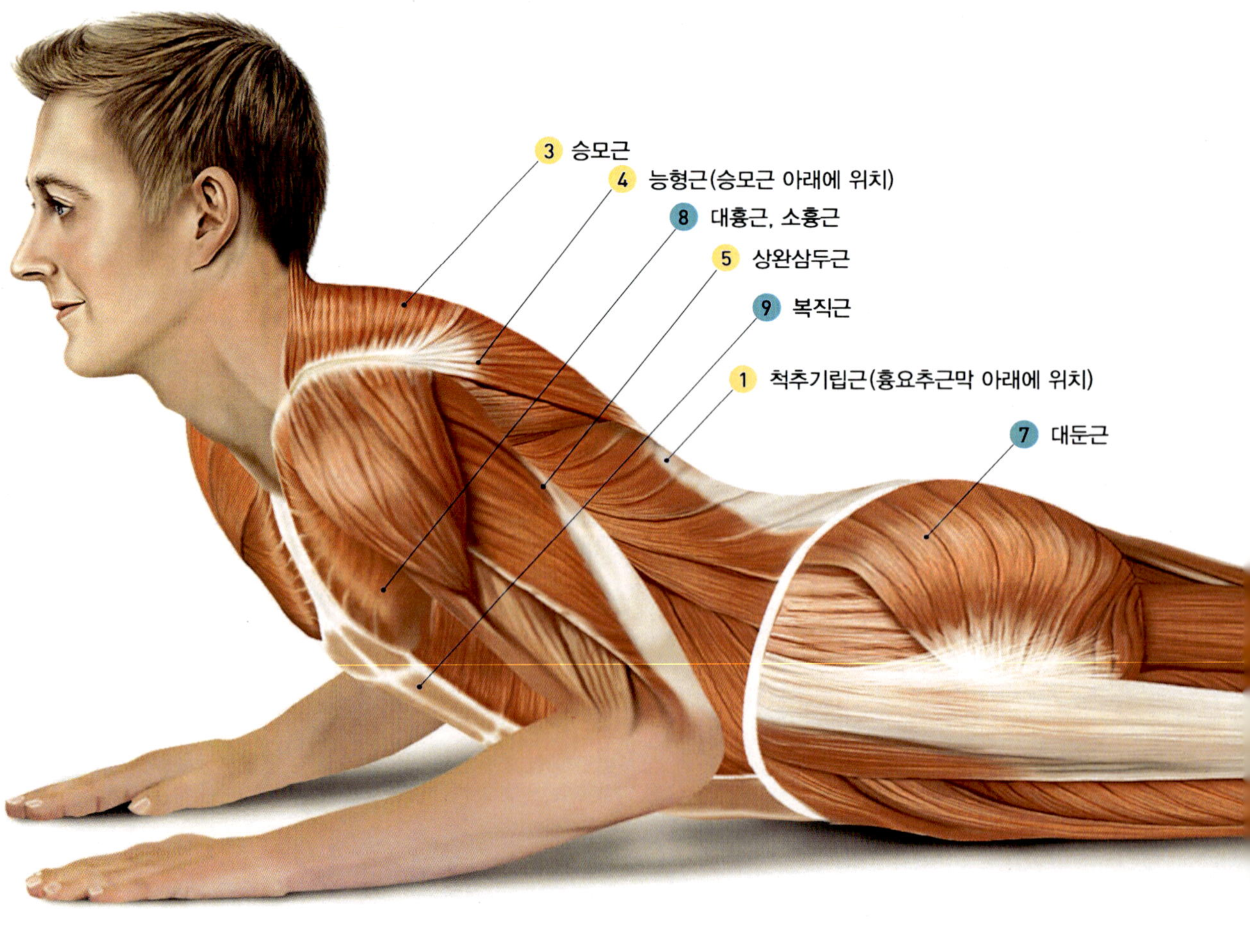

근육 작동(muscle activity)	주동근(prime mover)	1 척추기립근(흉요추근막 아래에 위치) 2 대퇴사두근 3 승모근 4 능형근(승모근 아래에 위치) 5 상완삼두근
	길항근(antagonist)	6 햄스트링 7 대둔근 8 대흉근, 소흉근 9 복직근
척추(spine)		척추는 관상면 축을 중심으로 시상면에서의 움직임을 일으킨다. 골반은 중립 위치에 있다.

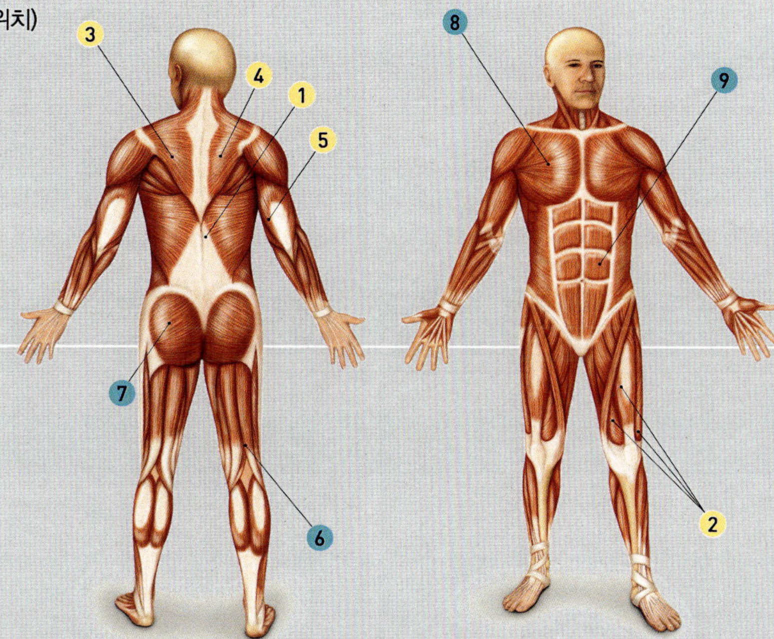

(1은 흉요추근막 아래에 위치해 있고, 4는 승모근 아래에 위치해 있다.)

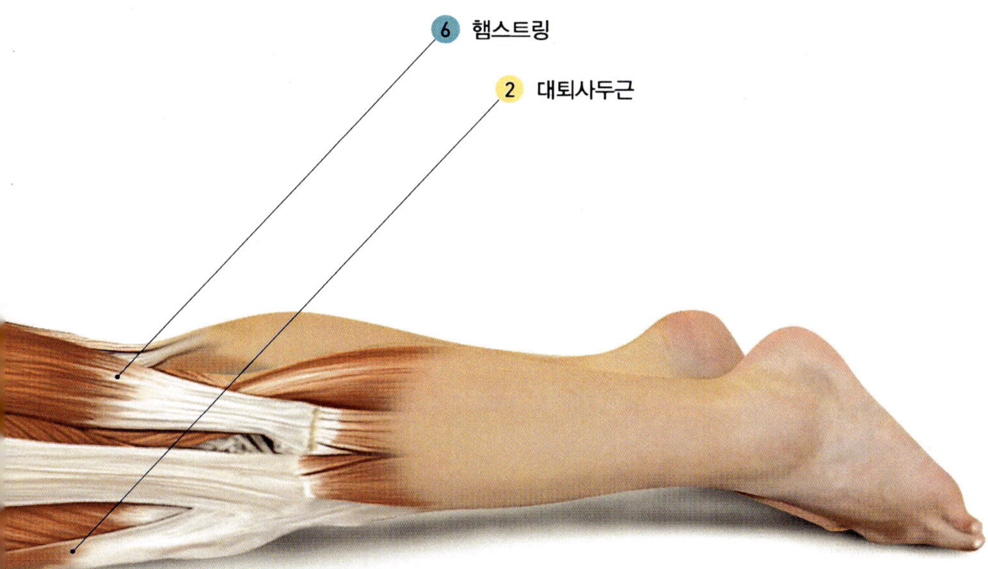

위로 향한 개 자세(Upward-Facing Dog Pose)

우르드바 무카 스바나아사나(Urdhva Mukha Svanasana)

이 아사나 자세는 양 팔과 다리의 힘이 상당히 요구되는 후방굴곡 동작이다. 척추는 신전된 상태가 되며, 신체의 전방에 위치해 있는 근육 특히 힙 굴곡근과 복근이 많이 늘어난다. 두 다리는 골반 너비만큼 벌어진 상태에서 스트레칭이 일어나고, 허벅지와 엉덩이 근육은 허리를 지지해 주기 위해 왕성한 활동을 하게 된다. 복근은 스트레칭이 되기도 하지만, 허리를 지지하기 위해 수축 또한 발생하게 된다. 팔은 상완삼두근의 수축과 함께 완전히 펴지게 되면서 상체가 들어 올려 지게 된다. 가슴과 어깨의 전방 부위는 스트레칭이 되는 반면, 등 상부 부위의 근육은 어깨를 아래로 잡아 당겨 내리는 기능을 한다. 이러한 동작은 상체의 전방 부위 전체를 열어 주게 되는데, 달리 말하면 이 동작은 자세의 정렬 상태를 개선시켜 주는 것이 된다. 턱은 시선과 함께 바닥과의 평행선에서 살짝 들어 올려 진 상태를 유지한다. 이렇게 했을 때, 머리의 크라운(crown) 부분을 들어 올리는데 많은 도움이 된다.

단계

중급

효과

이 아사나 자세는 힙의 전방 부위 근육, 복근, 그리고 가슴 및 어깨 근육이 스트레칭되면서 자세가 개선되는 효과가 있다.
척추의 유연성이 전반적으로 증대되고, 몸에 에너지가 충만해 지며, 피곤증이 많이 호전된다.

주의사항

허리 부상이 있는 환자는 이 자세를 취할 때 각별한 주의를 요하는 것이 좋다.
허리 디스크나 손목 부상이 있는 환자의 경우에는 이 아사나 자세는 절대적으로 피하는 것이 좋고, 코브라 자세가 보다 더 적절하다고 볼 수 있다.

⊕ 수정 보완

힙과 두 다리를 바닥에서 들어 올려 유지하기가 힘든 경우에는, 담요를 말아 허벅지의 상부에 놓으면 허리를 좀 더 지지해 줄 수 있어 허리가 훨씬 더 편할 수 있다.

⊘ 시도

척추 전체를 늘리도록 하여 상체 내에 공간을 확보하는데 주력하도록 한다.

발로 바닥을 견고하게 눌러 다리가 강하게 잘 작용하게 한다. 이렇게 해야 허리에 가해지는 압박을 피하는데 도움이 된다.

목 부위에 가해지는 과도한 긴장을 피하기 위하여, 등 상부 근육을 사용하여 양 어깨를 머리에서부터 아래로 당겨 내리도록 한다.

⊗ 주목사항

상체가 양 어깨에 걸쳐져 있는 상황이 발생하지 않도록 양 팔을 강하게 작용시키고, 상체는 완전히 열려 있는 상태가 되어야 한다.

다리는 절대 이완되거나 풀려있어서는 안 되며, 척추를 지지하기 위해 다리와 엉덩이 근육들은 언제나 강하게 작용하여야 한다.

양 발을 힙의 너비보다 더 넓게 벌리지 않도록 하는데, 이는 허리에 가해지는 스트레스를 줄이기 위한 것이다.

시행 방법

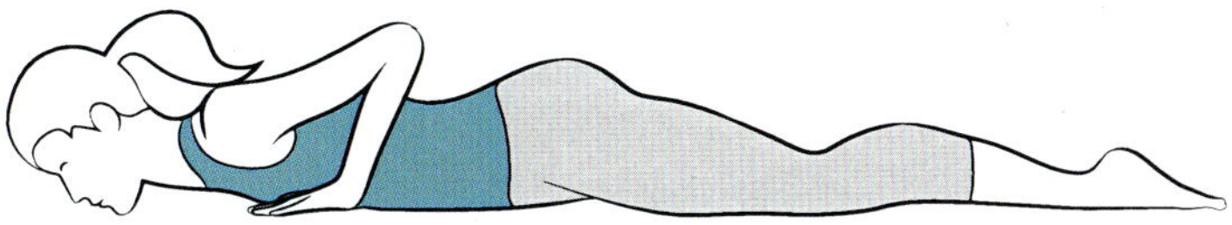

⊙ 스텝 1

다리를 최대한 뻗고, 양 발 등을 바닥에 편히 놓은 채 엎드려 누운 자세에서 시작한다. 호흡은 고르게 하고, 양 발을 힙의 너비보다 더 넓게 벌리지 않도록 한다. 이제 팔꿈치를 굽혀 손바닥을 흉곽 중앙 부위의 양쪽 옆 바닥에 두고, 전완(forearm)을 바닥과 수직을 이루게 한다. 손가락은 최대한 벌리고, 손바닥에서 스트레칭이 일어나는 것을 느끼도록 한다.

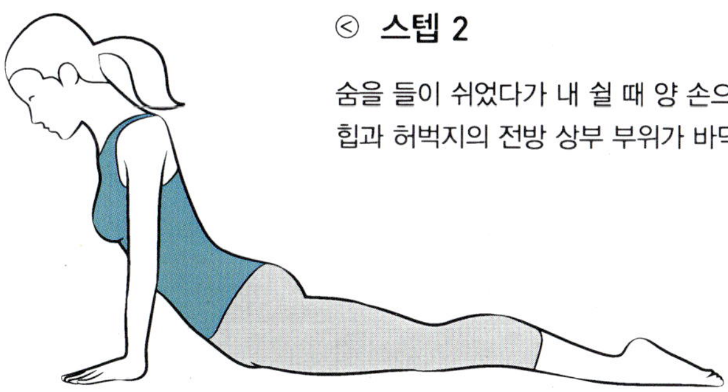

⊙ 스텝 2

숨을 들이 쉬었다가 내 쉴 때 양 손으로 바닥을 견고하게 누르고 팔을 펴면서 상체를 힙과 허벅지의 전방 상부 부위가 바닥에서 약간 떨어질 정도까지 들어 올린다.

스텝 3 ⊙

안정된 호흡을 계속하면서, 이제 가슴을 앞으로 약간 내민 다음, 어깨를 아래로 내려 가슴이 좀 더 열려지게 한다. 양 어깨의 전방 부위가 스트레칭되면서 팔꿈치의 내측 부위는 전방을 향하게 될 것이다. 턱은 시선과 함께 바닥과의 평행선에서 약간 들어 올리고, 목은 늘어나 길어져 있는 상태를 그대로 유지한다.

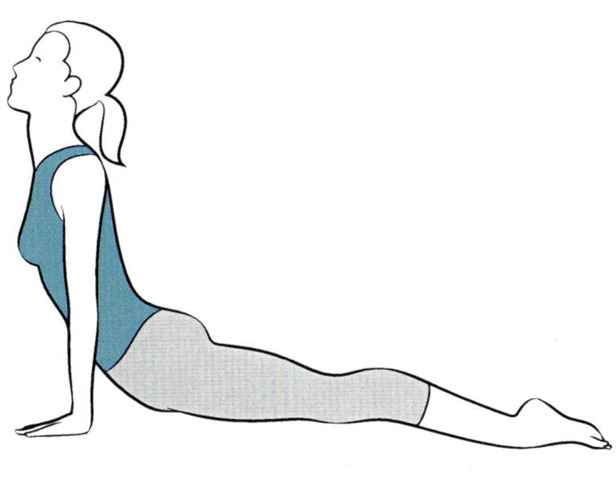

위로 향한 개 자세(Upward-Facing Dog Pose)

우르드바 무카 스바나아사나 (Urdhva Mukha Svanasana)

위로 향한 개 자세에서, 상완삼두근은 수축이 일어나고, 상완이두근은 길어지면서 팔은 완전히 펴지게 된다. 양 손은 어깨 바로 아래 수직선상에 놓여지기 때문에 척추는 척추기립근과 광배근의 수축과 함께 척추 전체가 신전된 상태가 된다. 복직근과 복횡근은 척추가 신전되면서 원심수축(eccentric contraction)이 일어나고, 어깨 전방 부위와 팔꿈치 내측 부위는 외회전을 일으키며, 승모근은 견갑골을 아래로 당겨 내리는 반면, 가슴근육(pectoralis)은 늘어나 이완된 상태가 된다. 대퇴사두근은 구심수축(concentric contraction)을 일으키게 되면서 무릎은 신전이 되고, 다리는 쭉 펴지게 된다. 햄스트링은 대둔근과 마찬가지로 등척성 수축을 일으키면서 이 동작을 도와준다. 이렇게 되면서 요추를 비롯해 천골과 장골이 지지를 받게 된다.

자세의 해부학적 분석

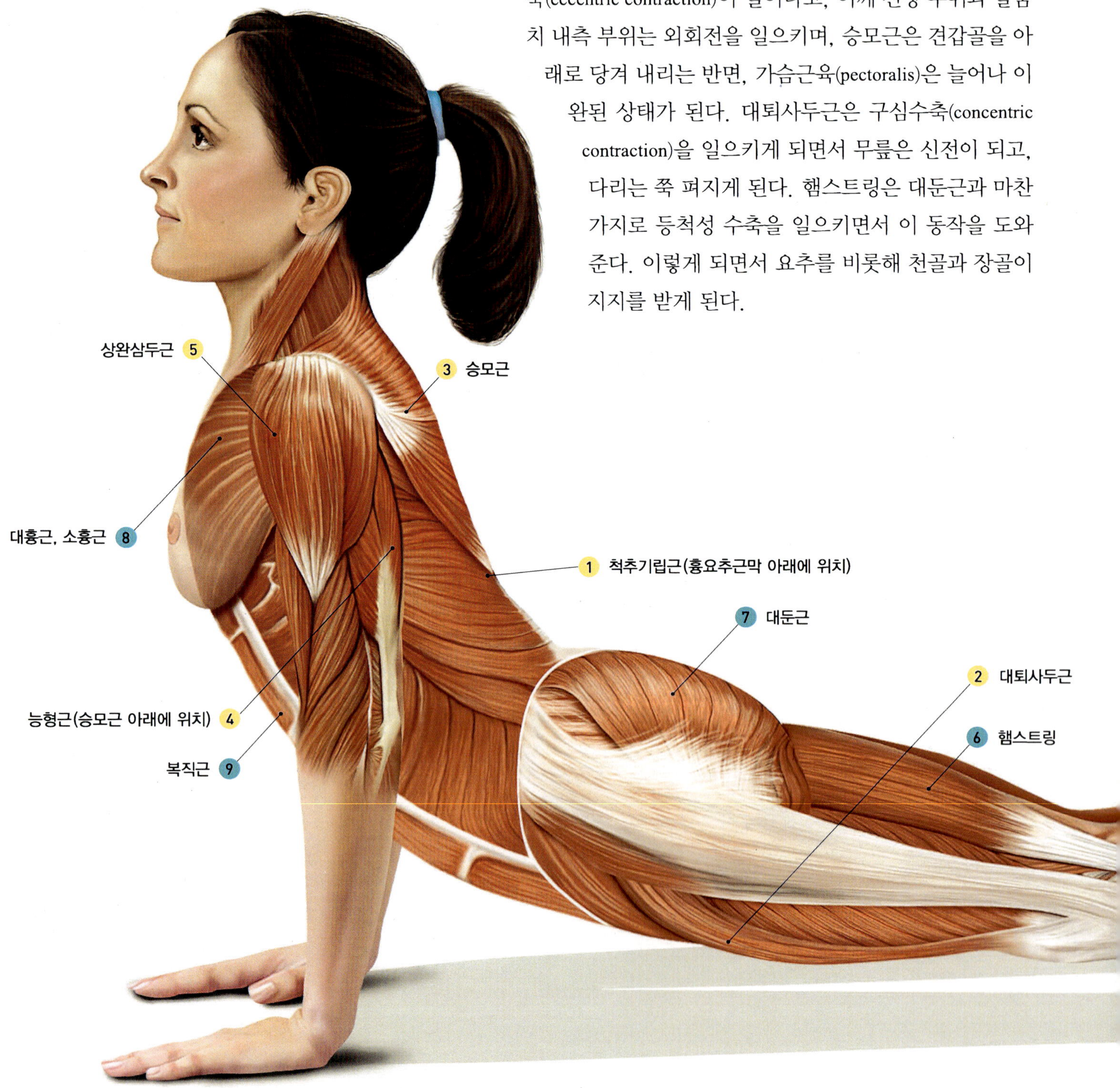

근육 작동(muscle activity)	주동근(prime mover)	1 척추기립근 2 대퇴사두근 3 승모근 4 상완삼두근 5 삼각근
	길항근(antagonist)	6 햄스트링 7 대둔근 8 대흉근, 소흉근 9 복직근
척추(spine)		척추는 신전되어 있고, 관상면 축을 중심으로 시상면에서의 움직임을 일으킨다. 골반은 후방으로 기울어져 있다.

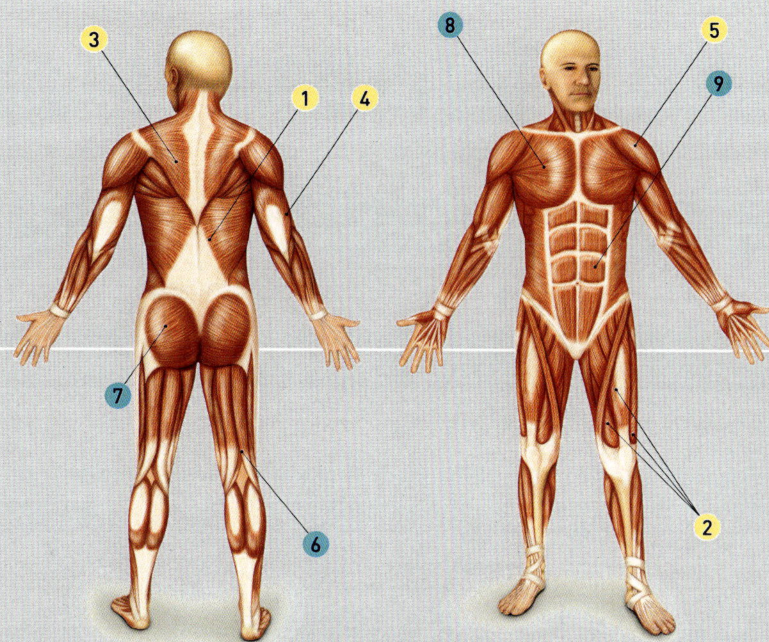

(1은 흉요추근막 아래에 위치해 있다.)

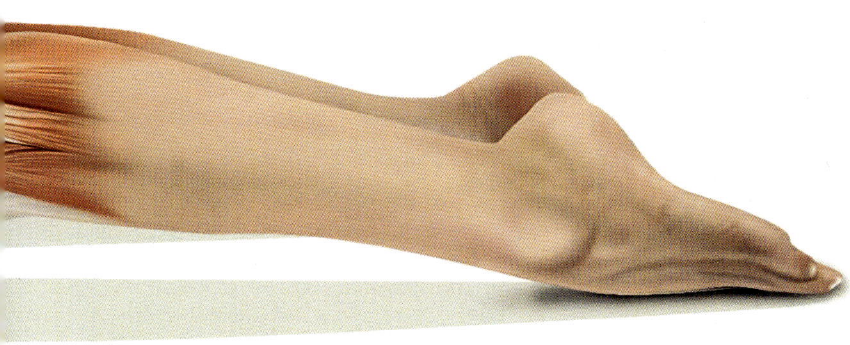

비둘기 자세(Pigeon Pose)

에카 파다 카포타아사나(Eka Pada Kapotasana)

비둘기 자세는 힙을 열어주는 아사나 동작으로서 골반 근육을 스트레칭시켜 줄 뿐만 아니라, 무용수의 왕(선활) S자세(Dancers Pose)나 나비(구두 수선공) 자세(Cobbler Pose)와 같은 다른 아사나 동작을 위해 힙을 워밍업 시켜 주는 준비 동작이 될 수 있다. 앞쪽에 있는 다리는 굽혀져 있고, 우측 무릎은 스트레칭이 되어 있는데, 우측 모든 엉덩이 근육도 마찬가지이다. 이 비둘기 자세를 규칙적으로 실행하면 재발성 요통이나 좌골신경통과 같은 허리와 관련된 통증을 경감시키는 치료적 효과가 나타나는데, 이는 골반 후방 부위를 둘러싸고 있는 근육들을 스트레칭시켜 주기도 하기 때문이다.

좌측 다리는 힙 굴곡근들이 스트레칭되고 길어진 상태에서 몸 뒤쪽으로 신전되어 있다. 좌측 발을 펴서 신전시켜 놓음으로써 발목관절이 스트레칭된 상태가 된다. 양 팔을 바닥 위에 편히 대고 척추를 정방으로 굴곡시켜 우측 다리 위에 올려놓으면 상체를 스트레칭시키는데 도움이 된다. 이러한 방법으로 힙을 열어 주면, 힙과 무릎 그리고 발목 관절의 일반적인 가동성이나 유연성을 증대시켜 주게 된다. 달리기 선수나 싸이클 선수와 같은 많은 운동선수들에게는 이 비둘기 자세가 힙 관절의 정상적인 가동범위를 유지시켜 주는데 많은 도움이 되는 것으로 알려져 있다. 이 자세를 규칙적으로 실행하면 재활치료에 대한 조속한 회복을 가져올 수 있고, 부상의 위험도 줄일 수가 있다.

단계

중급

효과

이 아사나 자세는 골반 부위 특히 엉덩이 근육과 힙 굴곡근들을 스트레칭시켜 준다. 이 아사나 동작은 비정상적인 자세를 개선시켜 주며, 힙의 큰 가동범위를 요하는 다른 아사나 자세를 별 탈 없이 잘 소화시켜 주는 효과를 가지고 있다.

주의사항

무릎의 건이나 인대에 부상이 있는 환자는 이 자세를 취할 때 각별한 주의를 요하는 것이 좋다.
허리 디스크나 좌골신경통이 있는 환자의 경우에는 수정 보완된 비둘기 자세를 취하는 것이 좋다.

⊕ 수정 보완

만약 허리에 부상이 있는 경우라면, 이 자세를 천천히 실행하도록 하고 요가 블록(yoga block)이나 담요를 말아 우측 힙 아래에 받쳐 상체를 지지하도록 한다.

무릎에 부상이 있는 환자의 경우에는, 우측 발을 힙 가까이에 두어 굽혀져 있는 무릎이 덜 신전되게 하고, 우측 힙을 지지하기 위해 그 아래에 요가 블록(yoga block)이나 담요를 말아 받쳐 둔다.

✓ 시도

좌측 다리를 길게 쭉 펴고, 이 다리의 힙 굴곡근에서 스트레칭이 일어나는 것을 느끼도록 한다.

관절에 스트레스를 줄이기 위해서 체중의 중심을 잘 조절하도록 해야 한다.

엉덩이 근육 전반에 걸쳐 스트레칭이 골고루 잘 되게 하려면, 우측 무릎을 우측 골반과 라인을 잘 맞추어야 한다.

⊗ 주목사항

뒤로 뻗어 있는 다리의 발뒤꿈치가 바깥쪽으로 나가지 않도록 하며, 발가락을 스트레칭시켜야 하는데, 발 등까지 그 스트레칭 느낌이 전달되도록 하여야 한다.

우측 발은 우측 무릎에 무리가 가지 않는 범위 내에서 전방을 향하게 한다.

시행 방법

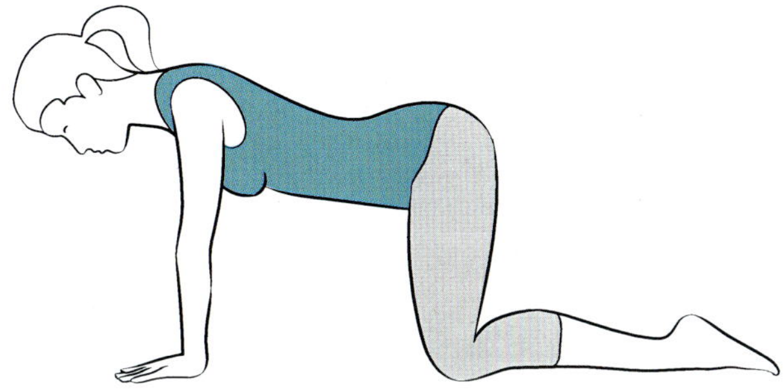

스텝 1 ⓩ

박스 자세(Box Position)에서 시작한다(P.55).

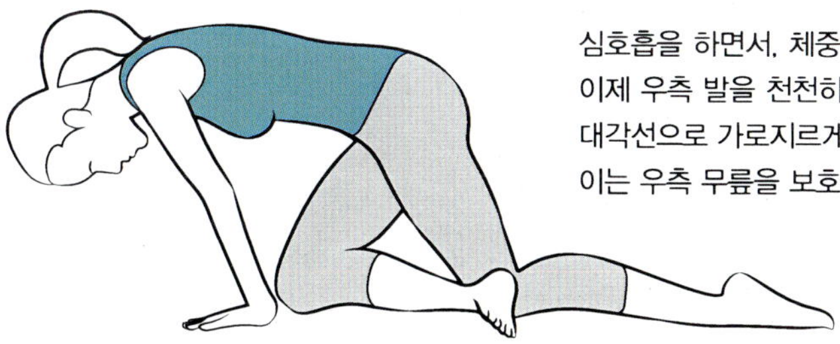

ⓒ 스텝 2

심호흡을 하면서, 체중을 양 팔에 싣고 우측 무릎을 우측 손목 바로 뒤편에 위치시켜 둔다. 이제 우측 발을 천천히 좌측 편에 옮겨 놓음으로써 우측 다리가 약간 기울어지면서 바닥에 대각선으로 가로지르게 만든다. 우측 발목을 굽혀서 발가락이 정강뼈를 향하게 해야 하는데, 이는 우측 무릎을 보호하기 위해서이다.

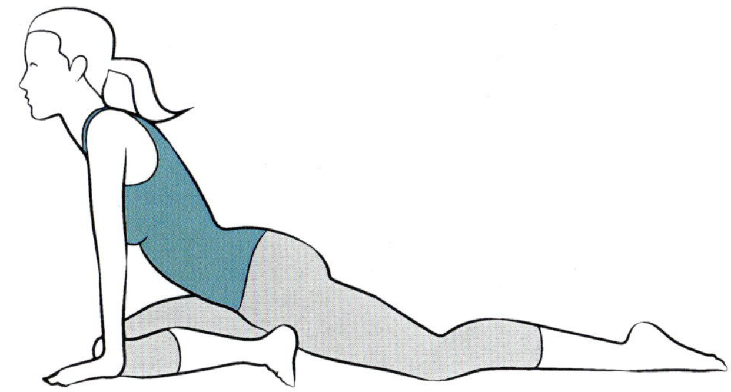

스텝 3 ⓩ

숨을 내쉬면서 좌측 다리를 뒤로 내 뻗도록 하는데, 무릎은 펴고, 힙은 바닥을 향해 움직이게 한다. 숨을 들이 쉬는 단계에서 양 손을 우측 다리 양 옆으로 옮겨 놓고, 척추는 똑바로 위로 들어 올린다. 어깨는 귀에서부터 아래로 당겨내리고, 턱은 바닥과 평행을 이루게 한다.

ⓥ 스텝 4

숨을 내쉬면서, 상체를 앞으로 굽혀 앞쪽 다리 위에 올려놓으면서 양 팔의 전완(forearm)을 우측 다리 앞 바닥 위에 가볍게 내려놓는다. 심호흡을 계속 유지하면서, 좌측 다리를 뒤로 더욱 뻗어 힙이 더 내려와 바닥에 닿게 한다. 양 어깨는 이완된 상태를 그대로 유지하고, 시선은 양 손의 전방 바닥을 응시한다.

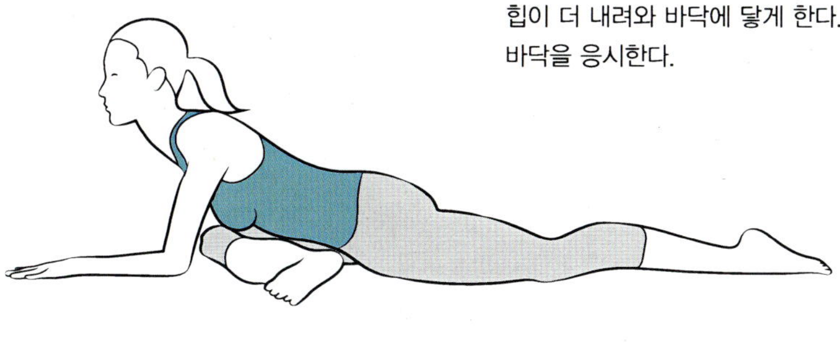

비둘기 자세(Pigeon Pose)

에카 파다 카포타아사나(Eka Pada Kapotasana)

비둘기 자세를 취하는 동안, 다리는 바닥에 내려진 상태에서 우측 대퇴골은 외회전이 일어나게 되고, 우측 무릎은 굴곡된 상태가 된다. 이 자세에서는 대퇴사두근과 대둔근, 중둔근, 소둔근은 길어지게 되고, 햄스트링은 구심수축(concentric contraction)을 일으키게 된다. 전경골근은 단축되면서 우측 발목이 족배굴곡되고, 가자미근은 길어지게 된다. 좌측 다리는 대퇴사두근이 단축되면서 완전히 신전된 상태가 된다. 힙 굴곡근 중 특히 대퇴직근이 길어지면서 힙의 움직임이 이루어지게 된다. 대둔근 역시 좌측에서 수축을 일으키면서 힙 관절이 신전되는 것을 도와준다. 척추는 요방형근이 길어지면서 전방으로 굴곡되고, 골반은 전방으로 기울어지게 된다. 또한 비둘기 자세에서는 상체가 허벅지 쪽으로 움직이게 됨에 따라 우측 장요근은 단축되고, 좌측 장요근은 길어지는 현상이 나타난다.

자세의 해부학적 분석

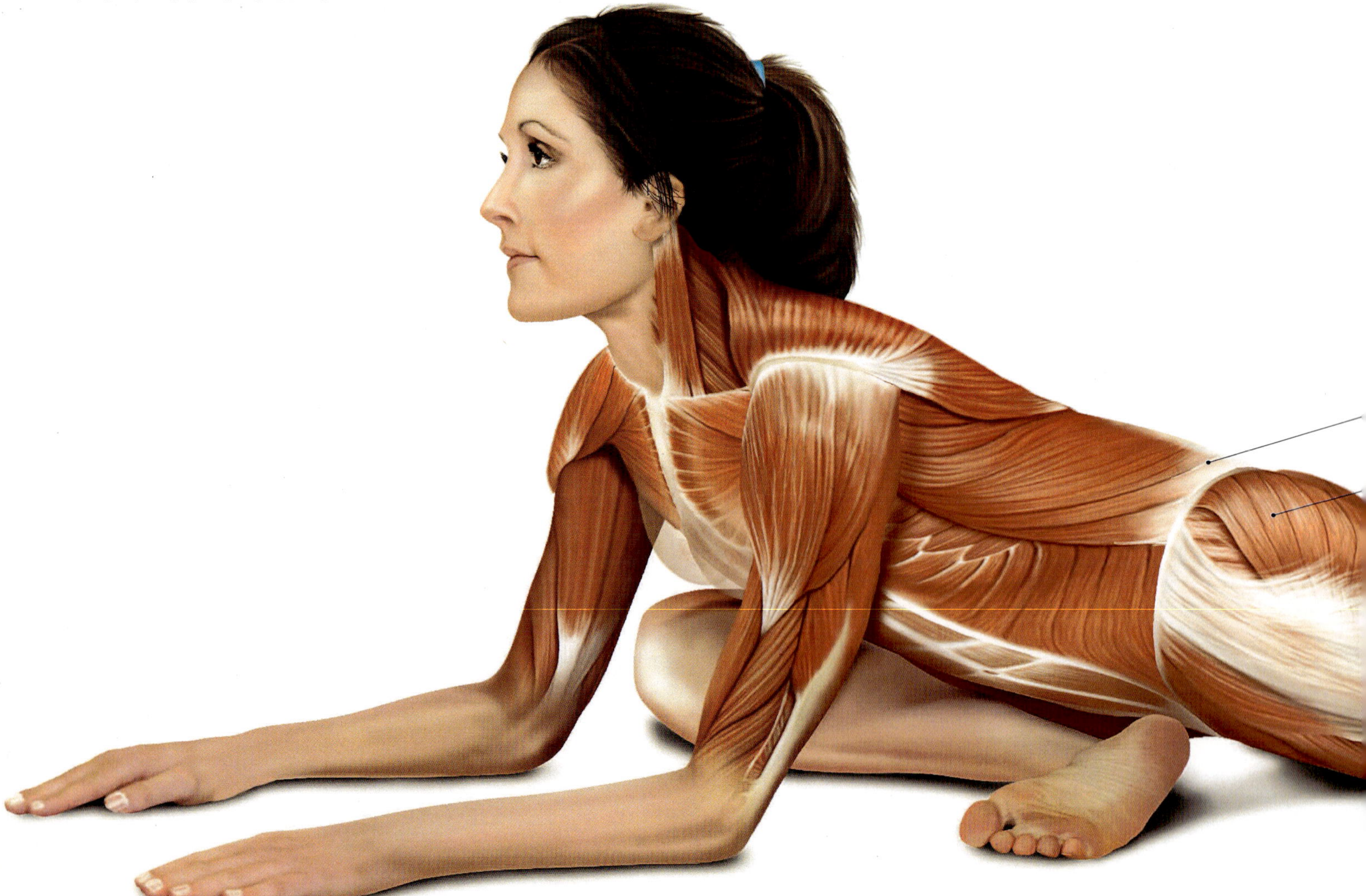

근육 작동(muscle activity)	주동근(prime mover)	1 대퇴사두근(좌측 다리) 2 전경골근(우측 다리) 3 햄스트링
	길항근(antagonist)	4 대둔근, 중둔근, 소둔근 5 대퇴직근 6 장요근 7 요방형근
척추(spine)		척추는 시상면에서 전방으로 굴곡되어 있고, 관상면 축을 중심으로 움직임을 일으킨다. 골반은 전방으로 기울어져 있다.

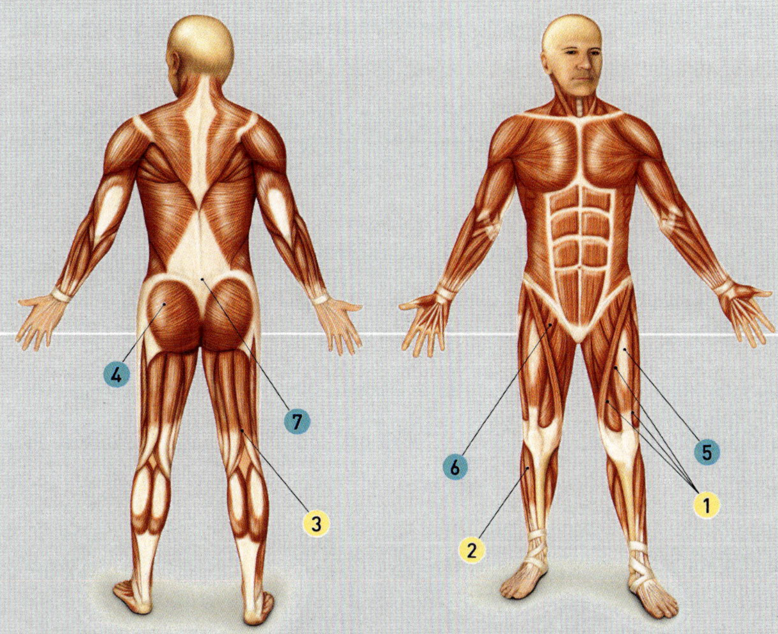

(7은 흉요추근막 아래에 위치해 있다.)

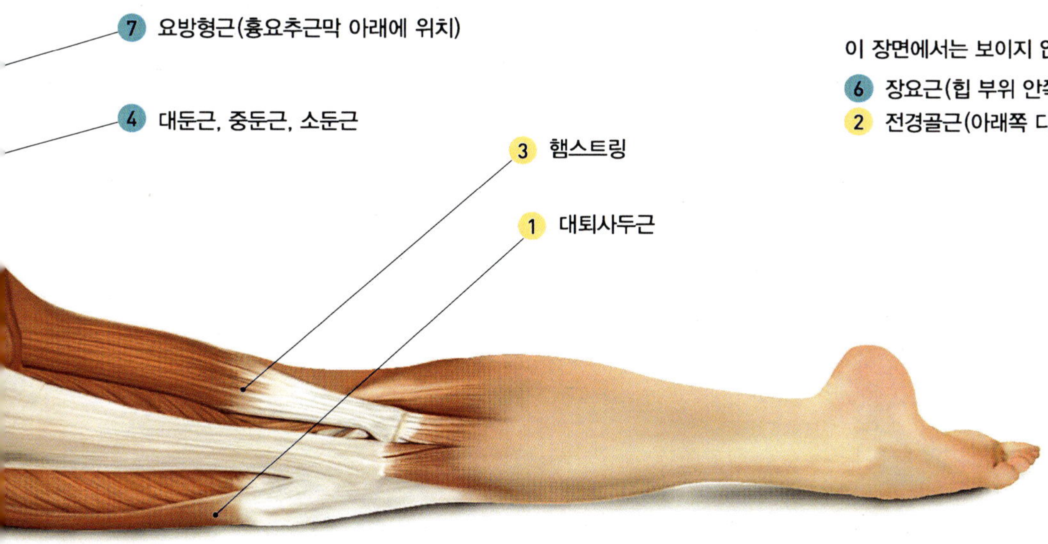

이 장면에서는 보이지 않는 근육:

6 장요근(힙 부위 안쪽 심부에 위치)

2 전경골근(아래쪽 다리)

바퀴 자세(Wheel Pose)

우르드바 다누라아사나(Urdhva Dhanurasana)

바퀴 자세는 고급 아사나 자세로서 기본 요가 아사나 자세 중에서는 최고의 숙달을 요하는 동작이다. 이 자세를 실행하는데 있어서는 어깨와 힙 그리고 척추 관절의 유연성이 많이 요구되나, 꾸준히 연습을 하면 이 모든 관절의 가동성이 크게 개선될 수 있다. 대부분의 움직임은 흉추 부위에서 일어나며, 심하게 휜 상태로 나타나게 되는데, 이는 등 근육의 강한 수축과 단축이 발생하면서 일어나는 것이다. 이 자세는 복근을 엄청나게 스트레칭시켜 주고, 동시에 흉곽을 포함한 상체의 전방 부위 전체를 완전히 열어 준다. 양 팔은 완전히 신전된 상태가 되면서 어깨 관절을 스트레칭시키고 가슴을 열어 주는데 도움이 된다. 이렇게 되었을 때 척추에서 심오한 신전이 일어나게 된다. 양 발은 힙의 너비만큼 벌려진 상태에서, 두 다리는 역시 신전되어 있고, 힙의 전방 부위가 스트레칭되면서 힙 굴곡근은 길어지게 되며, 대퇴사두근은 강하게 작용하게 된다. 엉덩이 근육들은 골반과 허리를 지지하기 위해 수축하게 된다. 이 자세에서 나타나는 전반적인 효과는 어깨와 힙 그리고 척추 관절의 유연성과 안정성을 증대시켜 주는 것이다.

단계

고급

효과

이 바퀴 자세는 상체의 전반적인 부위를 스트레칭시켜 주면서, 척추와 어깨 그리고 힙 관절의 가동범위를 증대시켜 주기도 한다.
그리고 또한 이 아사나 자세는 사지를 강화시켜 주고, 몸 전신에 에너지를 불어넣어 주며, 정신을 고양시켜 주는 효과도 있다.

주의사항

등이나 어깨 부상 혹은 고혈압 환자는 이 바퀴 자세를 취할 때 각별한 주의를 요한다.

⊕ 수정 보완

고혈압이 있는 환자나 등에 심한 부상을 입은 환자는 어깨 브리지 자세(Shoulder Bridge Pose)를 취하는 것이 훨씬 더 적절하다.
어깨에 부상이 있는 경우에는, 벽에서 50 cm 정도 떨어져 등을 지고 선 자세에서 시작한다. 이 자세에서 두 팔을 머리 위로 뻗어 올린 다음, 손바닥을 뒤로 보내 벽을 짚어 척추에 아치가 약간 생성되게 한다. 완전한 바퀴 자세(Wheel Pose)로 전환하기 전에, 어깨 부상이 회복될 때까지 이 변형된 방법으로 시행하도록 한다.

✓ 시도

팔꿈치를 펴면서 양 손바닥으로 바닥을 견고하게 누르고, 목을 이완시켜 줌으로써 가슴이 최대한 열려지게 한다.
엉덩이 근육을 작동시키되 너무 경직되지 않도록 해야 하는데, 이는 요추 부위에 원치 않는 압박이 가해지기 때문이다.
상완삼두근의 지지 역할을 최대한 잘 이끌어 내기 위해서는 팔꿈치를 어깨와 라인을 맞추는 것이 좋다.

⊗ 주목사항

허리 부위에 압박이 가해지는 것을 피해야 하는데, 이렇게 하기 위해서는 두 다리를 견고하게 유지하고 척추를 최대한으로 늘리는 것이다. 양 손으로 바닥을 견고하게 누르고, 가슴을 전방으로 부드럽게 내밀어 가슴을 열어 주는데 각별히 신경을 쓰도록 한다. 이러한 동작은 단지 허리를 뒤로 젖히는 것보다 척추를 훨씬 더 많이 후방굴곡 시킬 수 있다.

시행 방법

스텝 1 ⊳

두 다리를 굽힌 채 바닥에 바로 누운 자세에서 시작한다. 팔은 몸 양 옆에 나란히 놓아둔다. 호흡은 천천히 그리고 안정된 호흡을 취한다.

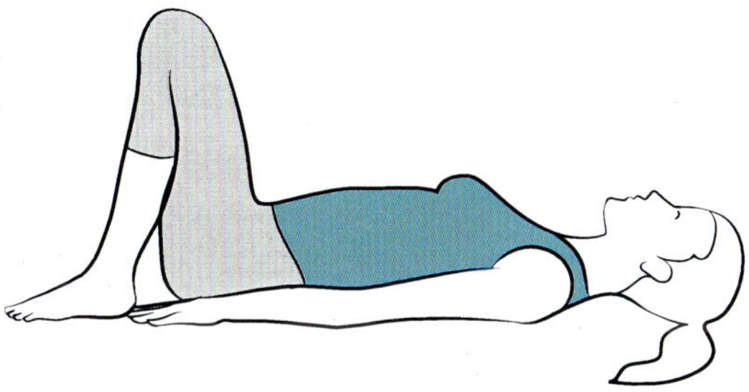

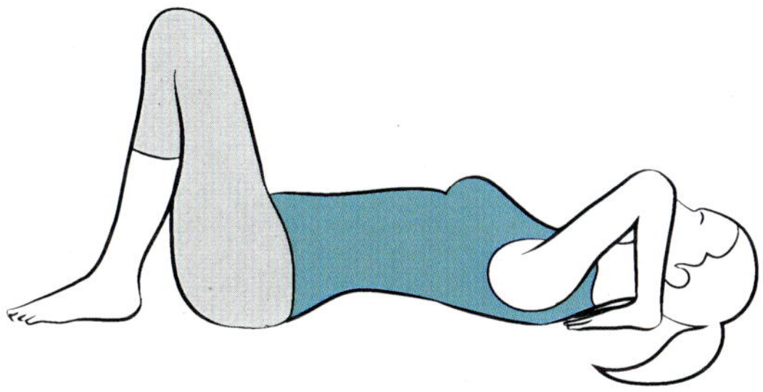

⊲ **스텝 2**

숨을 들이 쉬면서 손바닥을 손가락이 어깨를 향하게 한 채 양 목 옆 바닥에 둔다. 이 때 양 손바닥은 전체가 바닥에 닿아 있으면서 어깨는 굽혀져 있는 상태여야 한다. 손가락은 스트레칭이 되도록 하고, 발가락은 이완된 상태가 유지되도록 한다.

스텝 3 ⊳

이제 숨을 깊이 들이 쉬고, 양 손과 발을 바닥에 세게 눌러 팔과 다리를 신전시켜 펴면서 척추를 바닥에서 들어 올린다. 흉곽의 전방 부위가 들어 올려 지면서 척추에 아치가 형성되어야 한다. 양 무릎과 팔꿈치는 아직은 일부가 굽혀져서 바닥 바로 위 공중에 정지해 있는 상태여야 한다.

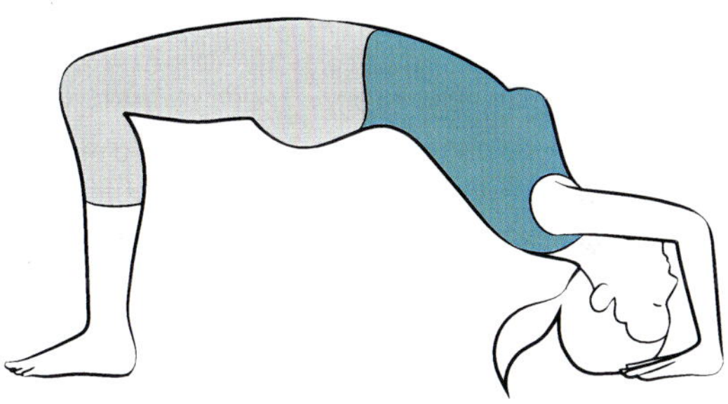

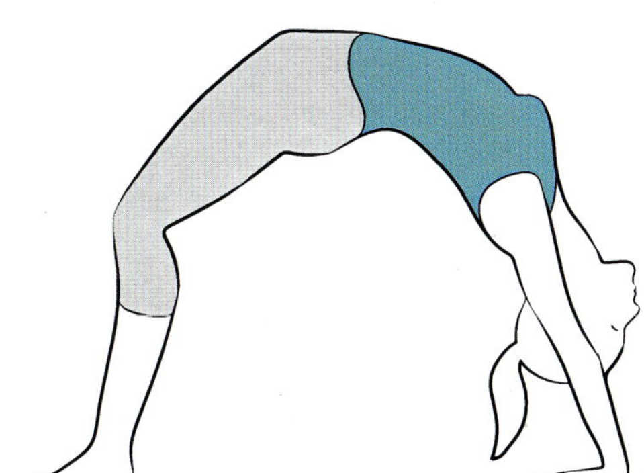

⊲ **스텝 4**

안정된 호흡을 유지하면서, 양 팔과 다리를 완전히 신전시킨다. 이 때 척추에 압박이 가해지지 않도록 주의한다. 양 팔꿈치는 어깨와 선을 맞추고, 무릎은 발목과 일직선상에 놓이도록 선을 맞추도록 한다. 발로 바닥을 세게 눌러 힙을 위로 들어 올린다. 엉덩이 근육을 약간 이완시키고, 상체를 이완시켜 가슴이 열리고 스트레칭이 되게 한다. 목과 머리는 이완된 상태를 유지하고, 시선은 바닥과 수평을 이루게 한다.

바퀴 자세(Wheel Pose)

우르드바 다누라아사나(Urdhva Dhanurasana)

바퀴 자세는 심오한 후방굴곡 동작으로써 가슴과 복부를 엄청 스트레칭시켜 줌과 동시에 척추를 감싸고 있는 주변 근육들을 강화시켜 준다. 양 팔은 어깨와 팔꿈치에서 완전히 신전되어 펴진 상태이다. 상완삼두근은 수축되고, 삼각근은 길어지면서 어깨 관절이 열려지게 된다. 척추기립근과 광배근을 비롯한 등 부위의 근육들은 척추를 신전시키기 위해 강력하게 수축하게 된다. 대흉근과 소흉근 그리고 복직근, 복횡근과 같은 길항근들은 모두 길어지게 되면서 상체가 열려지고 스트레칭이 된다. 힙 굴곡근은 늘어나서 길어지게 되고, 대둔근은 수축되면서 힙이 신전을 일으키게 된다. 무릎에서는 일부 굴곡 현상이 발생하는데, 이는 대퇴사두근이 무릎 관절을 안정화시켜 주기 위해 수축 작용을 일으키기 때문이다.

근육 작동(muscle activity)

주동근(prime mover)

1 척추기립근
2 광배근
3 대둔근
4 대퇴사두근
5 삼각근

길항근(antagonist)

6 복직근
7 복횡근
8 힙 굴곡근
9 대흉근, 소흉근

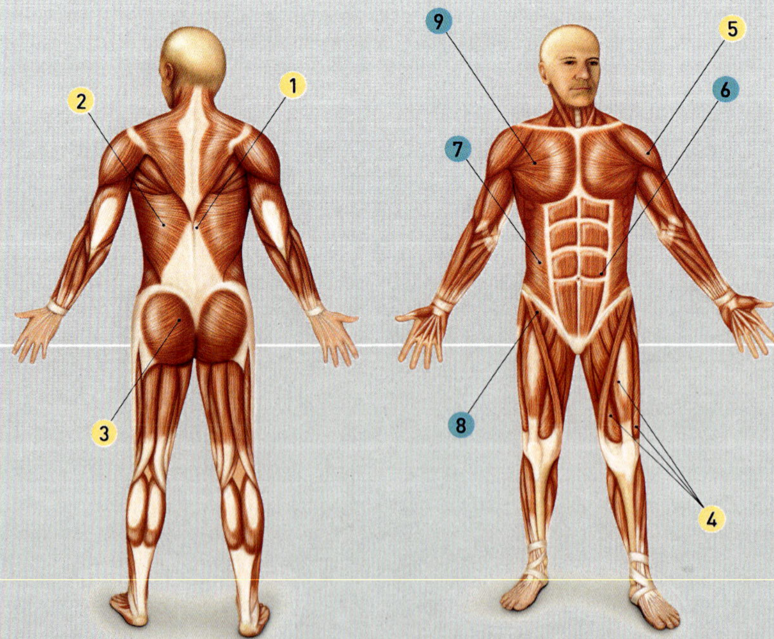

(1은 흉요추근막 아래에 위치해 있다.)

척추(spine)

척추는 신전되어 있고, 관상면 축을 중심으로 시상면에서의 움직임을 일으킨다.
골반은 후방으로 기울어져 있다.

자세의 해부학적 분석

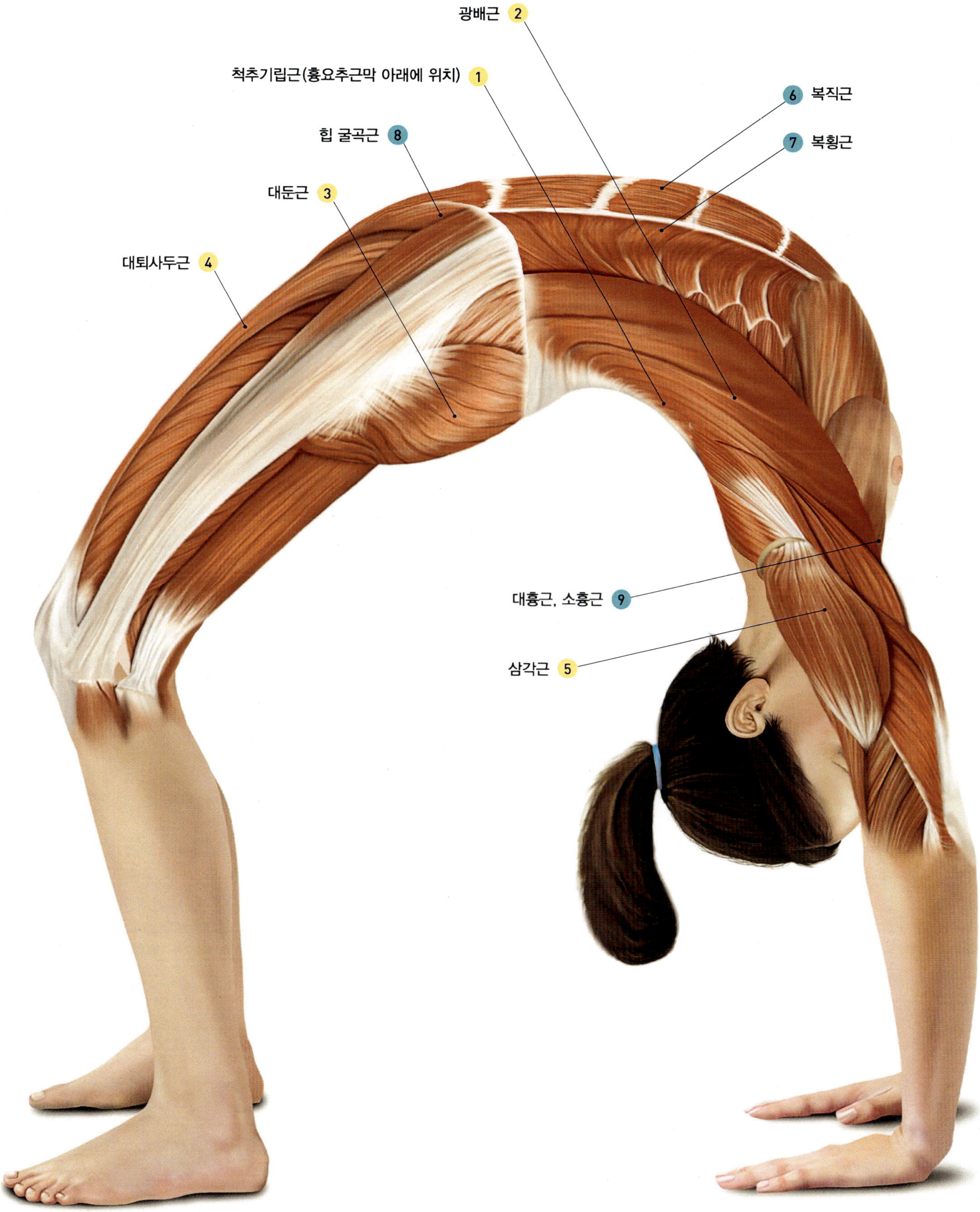
광배근 2
척추기립근(흉요추근막 아래에 위치) 1
6 복직근
힙 굴곡근 8
7 복횡근
대둔근 3
대퇴사두근 4
대흉근, 소흉근 9
삼각근 5

고양이 자세와 황소 자세(Cat Pose to Cow pose)

마르자리아사나, 비틸라아사나(Marjariasana to Bitilasana)

고양이와 황소 자세는 두 가지를 함께 동시에 실행할 수 있는 부드러운 아사나 동작으로서 척추에 유연성을 증대시켜 주는데, 특히 흉부 부위에 더 많이 적용된다. 고양이 자세를 취하는 동안에, 등 근육은 스트레칭이 되는 반면에 복근은 수축이 일어난다. 이 동작은 복부 내의 장기들을 부드럽게 마사지 해 주게 된다. 황소 자세에서는 오히려 등 근육이 수축되고 복근은 스트레칭이 되는 현상이 일어난다. 이러한 방법으로 척추의 가동성을 증대시켜 줌으로써 몸통의 전후방에 위치해 있는 모든 근육들을 스트레칭과 함께 강화시켜 주기도 하지만, 관절 액을 척추 주변에 순환시켜 주고, 근육 내의 혈액 순환을 증가시켜 주기 때문에 척추 간 디스크의 공간이 넓어지기도 한다.

고양이와 황소 자세 모두에서, 양 손바닥을 바닥에 대고 손목 굴곡근을 스트레칭시키게 되는데, 이러한 체중-부하(weight-bearing) 동작은 골 밀도를 점차적으로 증가시켜 주고, 손목을 강화시켜 주게 된다. 이렇게 함으로써 손목의 유연성이 증대되고, 바퀴 자세(wheel Pose)와 같은 손목 유연성을 요하는 아사나 동작을 더욱 잘 실행할 수 있게 된다.

단계

초급

효과

고양이와 황소 자세는 척추와 그 주변에 부착해 있는 근육, 결합조직의 유연성을 증대시켜 줌으로써 허리 통증을 감소시켜 주는 결과를 가져온다.
손목의 유연성이 증가하고 강화되는 효과도 있다.

주의사항

손목이나 무릎 부상이 있는 환자의 경우에는, 수정 보완된 아사나 자세를 취하는 것이 좋다.
채찍질 손상(whiplash injury)과 같은 목 부상의 경우는, 황소 자세에서 목을 중립 정렬 상태로 유지하는 것이 좋다.

⊕ 수정 보완

만약 무릎 부상이 있는 경우라면, 담요를 말아 무릎 아래에 두어 쿠션 역할을 하게 한다. 만약 손목을 굽힐 수 없는 상태라면 양 팔은 펴서 몸 옆에 두고, 이마에 의자를 받쳐 두고 하는 것이 좋다.

✓ 시도

고양이 자세를 취할 때는 머리의 크라운(crown) 부위와 꼬리뼈를 바닥 아래로 내리고 척추의 중간 부위를 아치를 만들어 구부정하게 만들어 척추 사이의 공간을 확보하여 주도록 한다.

황소 자세를 취하기 위해서는 어깨를 양 귀 아래로 당겨내리면서 허리에서 목까지의 부위를 최대한 늘려 주고, 흉곽의 전방 부위를 최대한 스트레칭시키는데 목표를 두어야 한다.

⊗ 주목사항

고양이 자세에서, 많은 체중이 손목에 실리지 않도록 하고, 대신에 몸통 근육을 부드럽게 수축시켜 신체의 전반이 작동할 수 있도록 하여야 한다.

황소 자세를 취할 때, 목과 허리는 압박이 느껴질 정도로 신전을 시키지 않도록 하며, 대신에 목과 허리에서 늘어나는 느낌이 드는 정도의 편안한 상태까지만 굴곡시키도록 한다.

시행 방법

스텝 1 ⊙

박스 자세(Box Position)에서 시작한다(55페이지).

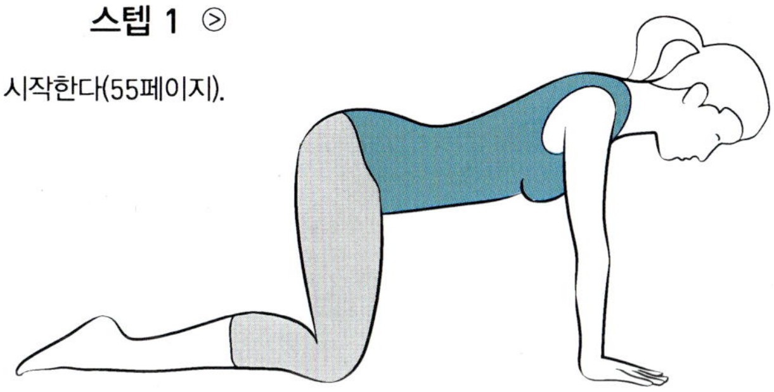

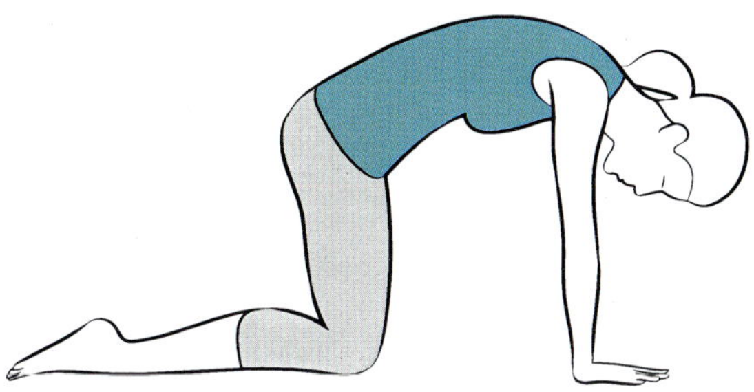

⊙ **스텝 2**

고양이 자세를 취하기 위해서는, 숨을 깊게 내쉬면서 척추를 구부정하게 만드는데, 그 움직임이 등의 중앙에서 일어나도록 한다. 꼬리뼈와 머리의 크라운(crown) 부분이 바닥을 향하고, 턱은 가슴을 향하도록 하여야 한다. 견갑골은 벌어져 서로 멀어지게 하고, 복근은 수축시켜 척추 쪽으로 잡아당긴다. 등은 전반적으로 길어져 스트레칭이 되면서, 볼록한 형태를 이루게 된다.

스텝 3 ⊙

황소 자세로 돌아가기 전에 잠시 멈춘 상태를 유지한다. 숨을 들이쉬면서 흉추를 아래로 내리고, 꼬리뼈와 머리의 크라운(crown) 부분은 들어 올린다. 어깨는 양 귀로부터 아래로 당겨내리고, 몸통의 전방 부위는 턱에서부터 배꼽까지 늘리도록 한다. 이제 척추는 오목한 형태를 이루게 된다.

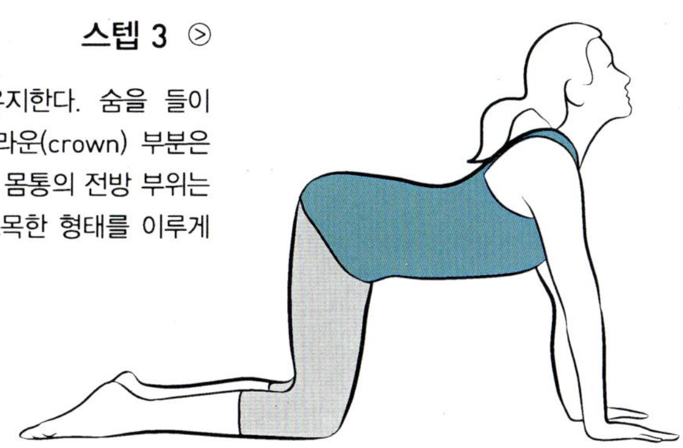

고양이 자세와 황소 자세(Cat Pose to Cow pose)

마르자리아사나, 비틸라아사나(Marjariasana to Bitilasana)

고양이 자세의 시작 위치에서는, 상완삼두근이 수축되면서 팔은 신전된 상태가 되고, 장요근이 단축되어 힙이 굴곡을 일으키면서 허벅지가 바닥과 수직을 이루게 된다. 고양이 자세를 취하는 동안에, 척추는 볼록한 형태를 취하게 되는데, 이는 복직근과 복횡근이 구심수축(concentric contraction)을 일으키기 때문에 얻어질 수 있는 것이다. 이로 인해 흉추 부위가 구부정해 지며 여기에 복사근이 협력을 하게 된다. 대흉근과 전삼각근이 수축을 일으켜 단축되면서 등의 상부 부위가 둥글게 만들어지는데 도움이 된다. 척추 관절이 이렇게 되기 위해서는 척추기립근이 편심으로 늘어나야 하고, 견갑골이 서로 벌어져 전인(protraction)이 되면서 승모근이 스트레칭된 상태가 되어야 한다. 두판상근과 경판상근 그리고 광배근을 포함한 다른 등 부위의 모든 근육들은 원심으로 늘어나서 길어져야 한다.

황소 자세로 전환시킬 때, 늘어나고 단축되는 주요 근육들이 효과적으로 정 반대의 작용을 하게 되면서 척추가 오목한 형태로 취해지게 된다.

NB: 고양이 자세에서 황소 자세로 전환할 때 주동근과 길항근은 서로 반대 작용을 하게 된다.

		A: 고양이 자세	B: 황소 자세
근육 작동(muscle activity)	주동근(prime mover)	1 복직근 2 복횡근 3 내복사근, 외복사근 4 전삼각근	1 척추기립근 2 광배근 3 승모근 4 두판상근 5 경판상근 6 흉최장근
	길항근(antagonist)	5 척추기립근 6 광배근 7 승모근 8 두판상근 9 경판상근 10 흉최장근	7 복직근 8 복횡근 9 내복사근, 외복사근 10 전삼각근
척추(spine)	척추의 움직임은 시상면에서 일어나는데, 그 근본은 관상면 축이 중심이 된다. 고양이 자세에서, 척추는 굴곡 상태가 되고, 골반은 후방으로 기울어진다. 황소 자세에서, 척추는 신전 상태가 되고, 골반은 전방으로 기울어진다.		

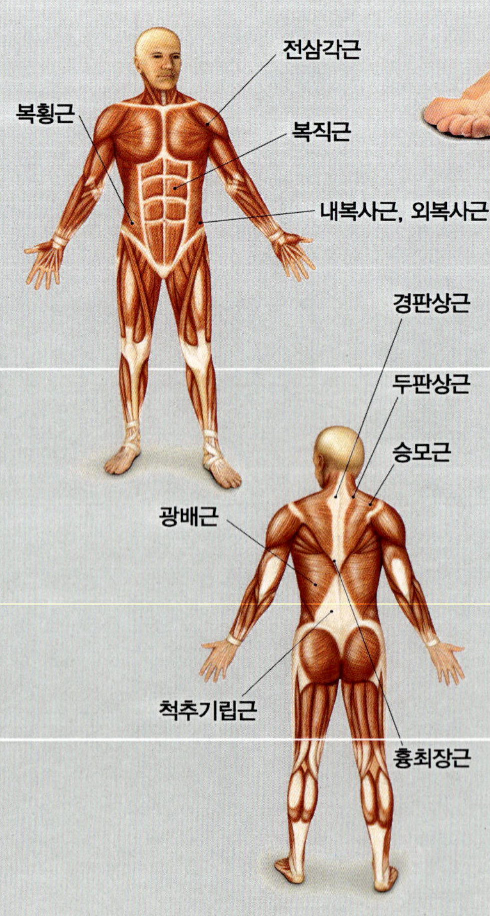

자세의 해부학적 분석

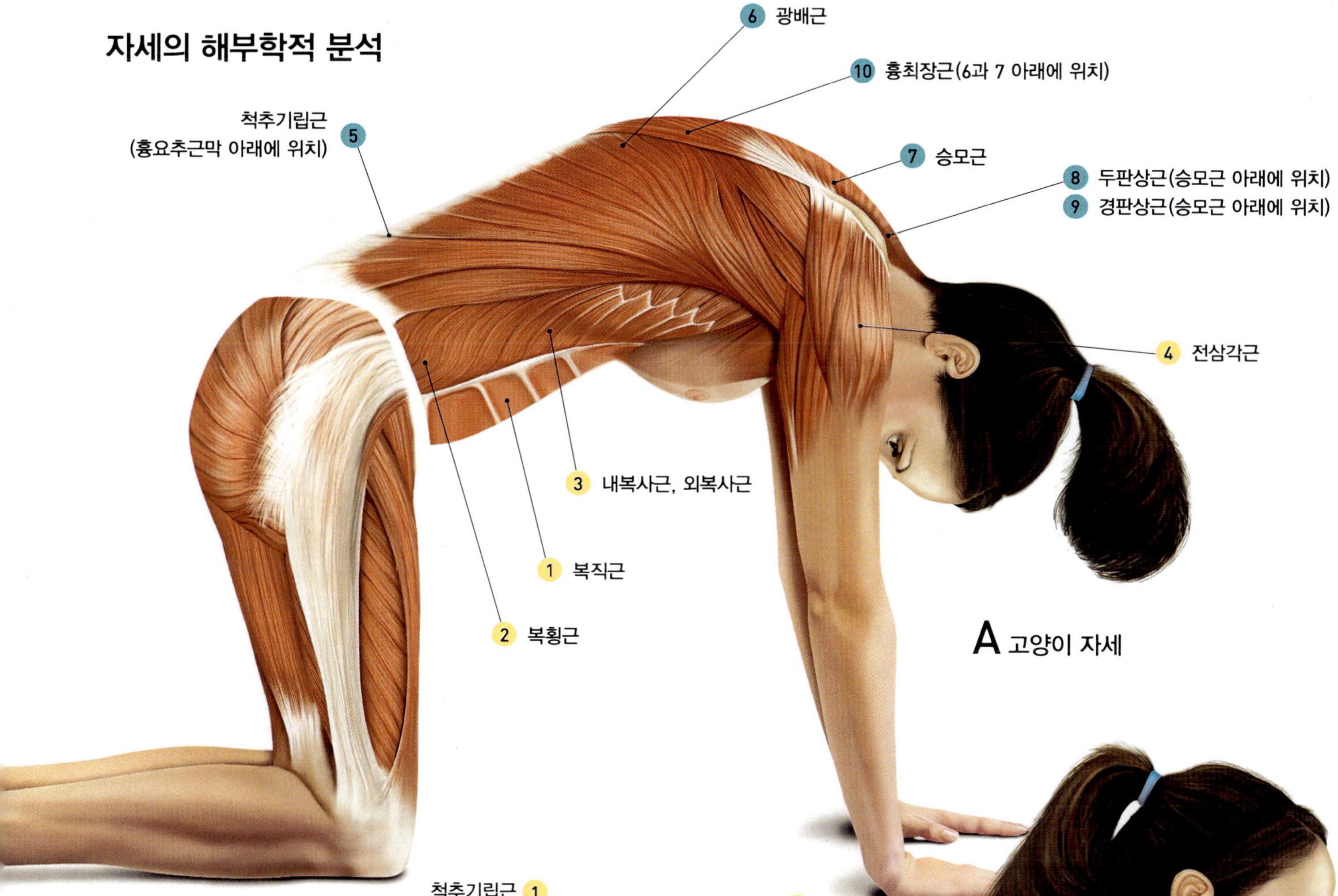

A 고양이 자세

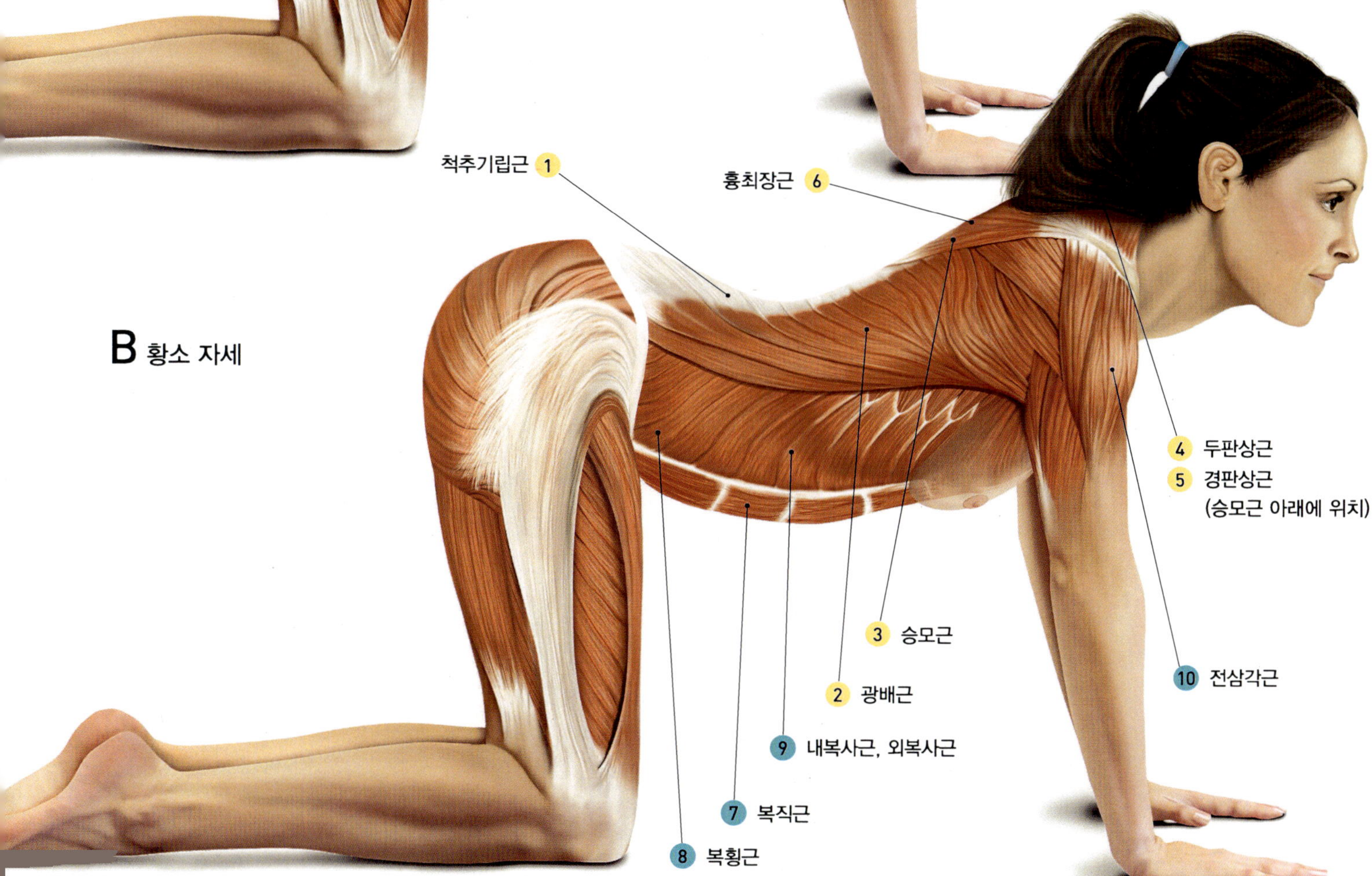

B 황소 자세

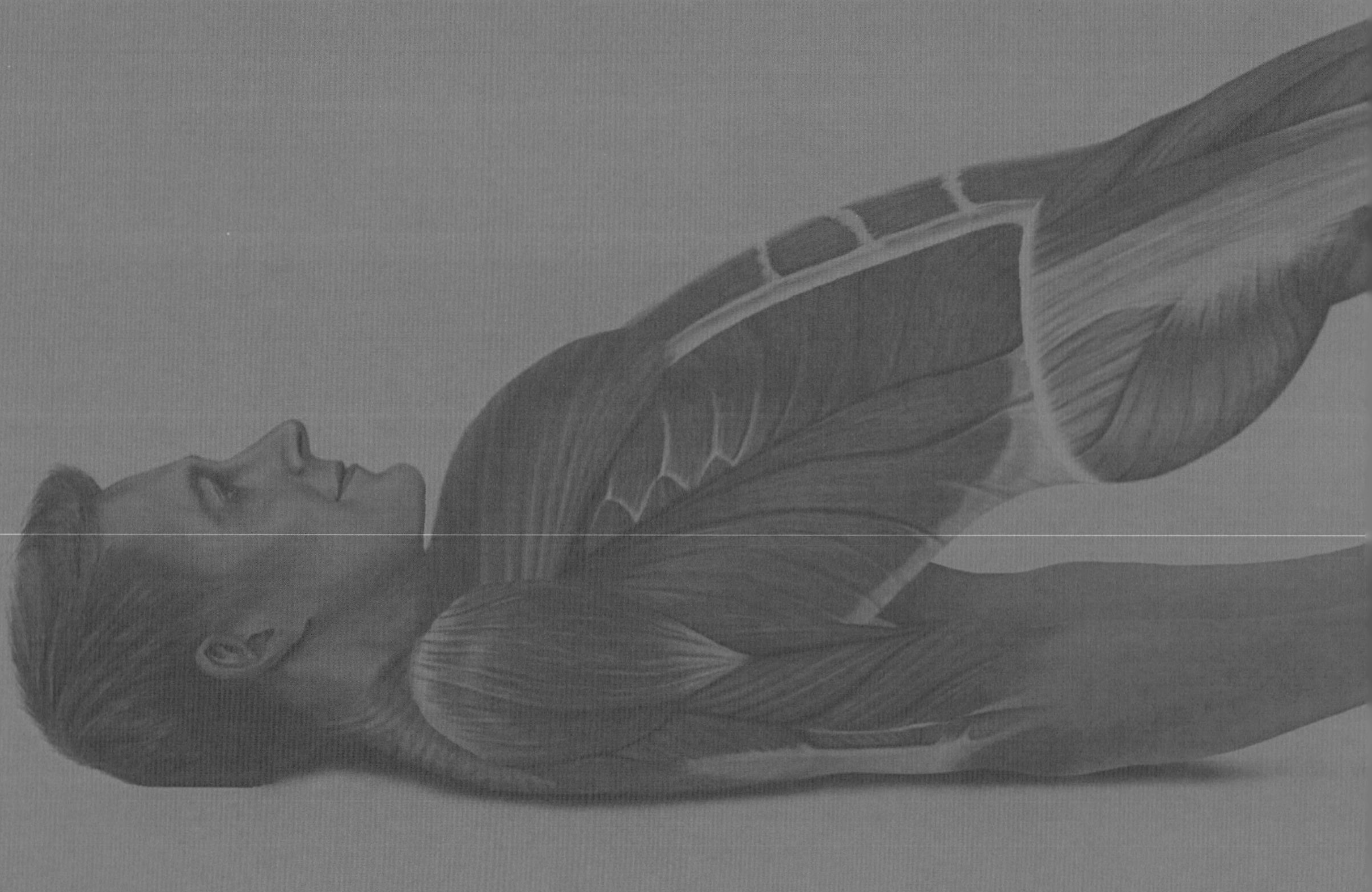

역전 자세
Inversions

역전 자세는 머리가 심장보다 아래에 위치하는 자세이다. 여기에 속하는 자세에는 두 개의 명확한 그룹이 있는데, 그 중 하나는 어깨로 선 자세(Shoulder Stand Pose)나 아래로 향한 개 자세(Upward–Facing Dog Pose)를 포함한 비교적 정적인 자세이며, 또 다른 하나는 머리로 선 자세(Headstand Pose)와 같은 좀 더 자극적인 자세이다. 후자는 두려움이나 자신감 부족과 같은 정신적 결여(emotional block) 상태를 극복하는데 많은 도움이 된다. 각 역전 자세의 일반적인 효과는 뇌에 산소의 공급과 재생산을 호전시켜 주어 정신 집중력과 기억력을 증진시켜 주는데 있다.

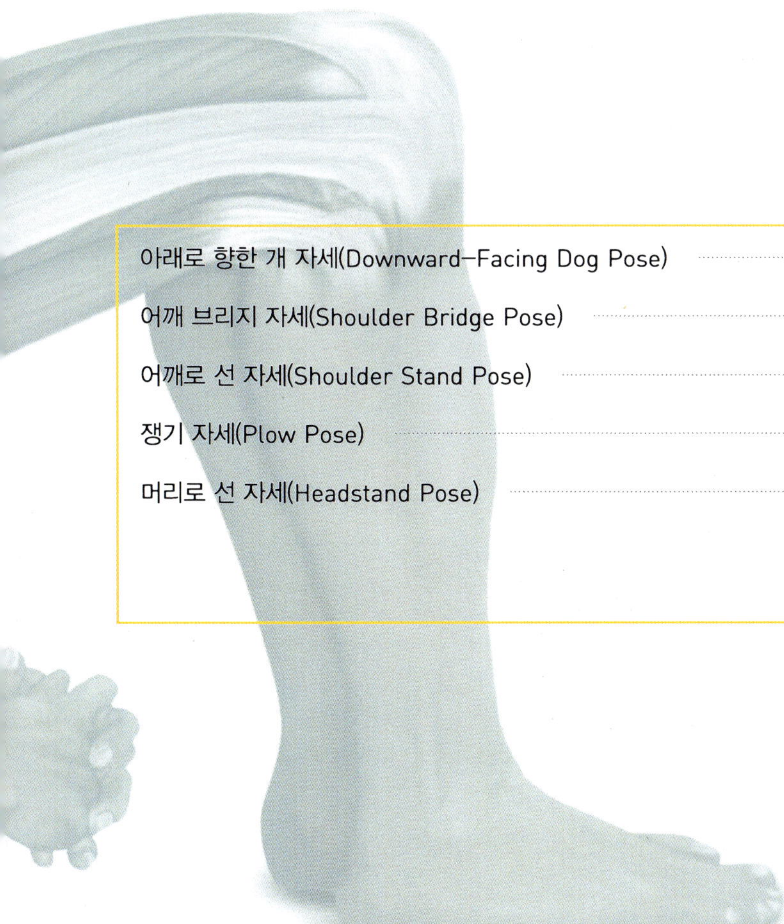

아래로 향한 개 자세(Downward-Facing Dog Pose)

아도 무카 스바나아사나(Adho Mukha Svanasana)

아래로 향한 개 자세는 좀 더 도전적인 자세들 사이사이에서 휴식 자세로 가끔 활용되는 기본자세이기도 하다. 팔을 완전히 편 채 손바닥으로 바닥을 누르고, 손가락은 펴져 전방을 향해 있는데, 이렇게 했을 때 손목에 압박이 최소화 된다. 또한 이 동작은 팔을 강화시켜 주고, 어깨 관절과 가슴은 스트레칭을 시켜 주는 반면에 등 상부 부위의 근육들은 어깨의 정상 정렬 상태를 유지하기 위하여 수축된 상태가 된다.

척추는 중립 위치에 놓여 있으면서 천골에서 목 부위까지 최대한 늘려진 상태이며, 흉곽 부위 또한 공간이 확보된 상태이다. 두 다리는 허벅지에 강한 힘이 주어진 채 펴져 있으며, 발뒤꿈치가 바닥으로 향하게 함으로써 종아리 근육이 늘어나고, 발목 관절의 유연성이 증가하게 된다. 골반은 전방으로 기울어지게 되고, 좌골과 미골은 위로 들어 올려 지게 되면서 다리의 후방 부위는 더욱 스트레칭이 된다. 이렇게 함으로써 허리와 엉덩이 근육은 좀 더 스트레칭이 가능해지고 허리 통증을 이완시키는데 도움이 된다.

단계

초급

효과

이 아사나 자세는 양 어깨를 열어 주고, 척추를 따라 모든 근육들을 늘려 주는 효과가 있다.
이 자세를 취하게 되면 햄스트링과 비복근이 스트레칭되고, 가슴은 열려지며, 전반적으로 자세의 정렬 상태가 호전된다.

주의사항

저혈압 환자는 이 자세를 장시간 하지 않는 것이 좋다.
손목 부상이 있는 환자는 이 아사나 자세를 취할 때 각별한 주의가 요망된다.

⊕ 수정 보완

이 아사나 자세를 수정 보완한 자세로는, 힙을 양 무릎에 정렬을 맞춘 상태로 무릎을 꿇고 있는 자세가 될 수 있다. 양 팔을 전방으로 내 뻗고, 가슴을 바닥으로 내리며, 이마는 바닥에 내려놓도록 한다.

목에 부상이 있는 경우에는, 이 자세에서 머리의 정점에 요가 블록(yoga block)을 받쳐 두면 목이 지지되면서 편할 수 있다.

⊘ 시도

양 손바닥에 견고하게 힘을 주어 척추 전체를 늘려 주도록 하고, 발뒤꿈치를 바닥에 내리기 전에 힙을 위로 들어 올리도록 하고, 발뒤꿈치를 내리면서 힙을 뒤로 살짝 밀도록 한다.

목을 완전히 이완시키고, 양 어깨를 머리로부터 아래로 당겨 내려 목 주변에 공간을 확보하도록 한다.

⊗ 주목사항

발뒤꿈치로 바닥을 힘껏 누르지 않도록 하는데, 이는 아킬레스 건에 염좌가 발생할 수 있기 때문이다. 대신에, 발뒤꿈치는 바닥에 천천히 내리고, 양 손으로 바닥을 세게 눌러 어깨 관절에 부드러운 스트레칭이 일어나도록 하는 것이 좋다.

시행 방법

스텝 1 ⊙

박스 자세(Box Position)에서 시작한다 (55페이지).

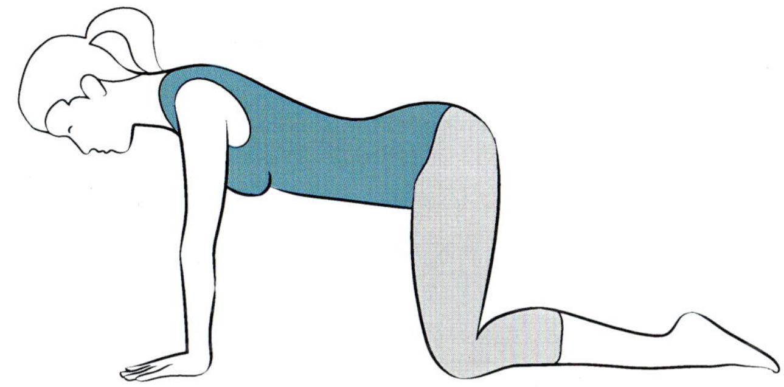

⊙ **스텝 2**

양 손을 손바닥의 너비만큼 서서히 앞으로 움직여 간다. 손가락은 펴되 중지가 전방을 향하도록 하고, 발가락은 아래로 당겨 내린다.

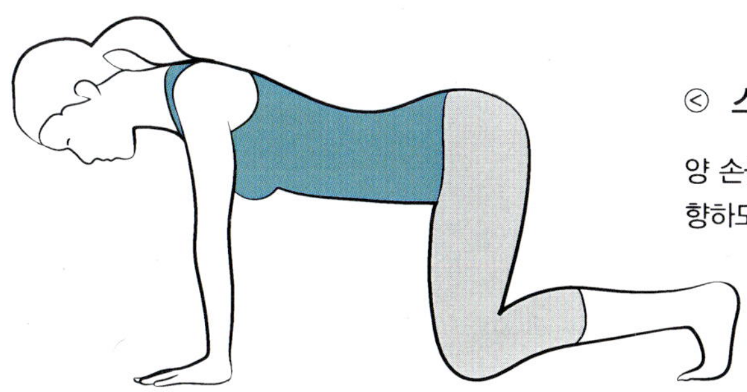

⊙ **스텝 3**

이제 숨을 들이 쉬고 양 손으로 바닥을 힘껏 누르면서 무릎을 바닥에서 들어 올리고, 동시에 힙도 점차적으로 위로 들어 올린다. 우선 무릎을 약간 굽히면서 발뒤꿈치를 바닥에서 들어 올린다. 척추를 최대한 늘리고, 좌골을 위로 들어 올리는데 집중하도록 한다. 양 손으로 바닥을 여전히 힘껏 누르고, 숨을 깊게 내쉰다.

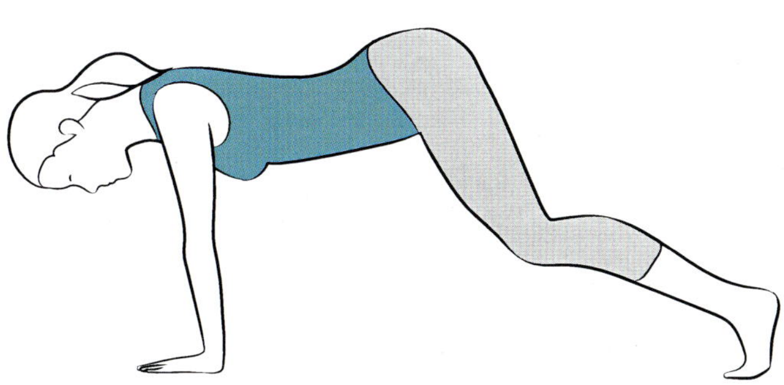

⊙ **스텝 4**

이제 발뒤꿈치를 바닥에 내려 무릎을 완전히 펴지게 한다. 양 팔과 척추 그리고 두 다리는 이제 완전히 펴진 상태가 되어야 한다. 복근을 부드럽게 수축시키고, 양 어깨를 머리로부터 아래로 당겨내리고 목을 이완시킨다. 시선은 아래 다리를 응시하고, 안정된 호흡을 취한다.

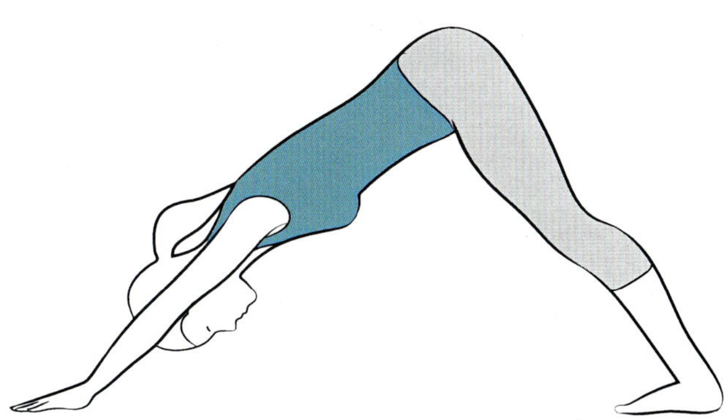

아래로 향한 개 자세(Downward-Facing Dog Pose)

아도 무카 스바나아사나(Adho Mukha Svanasana)

아래로 향한 개 자세에서, 양 팔과 두 다리는 펴져 있어서 여러 주요 근육들의 스트레칭에 도움이 되는 반면에, 대퇴사두근은 무릎을 신전시키기 위해 단축되어 있다. 삼각근은 팔을 어깨에서 신전시키기 위해 늘어나게 있는데, 이로 인해 상완(upper arm)은 내회전이 되고, 전완(lower arm)은 회내 상태가 된다. 이러한 내회전 상태로 인해 어깨가 안정되게 된다. 상완삼두근이 구심수축을 일으키면서 상완이두근이 늘어나게 되고, 팔꿈치 관절은 완전한 신전을 일으키게 된다. 이제 승모근은 견갑골을 머리로부터 당겨 내리기 위해 구심수축을 하게 된다. 척추기립근은 스트레칭이 되는 반면, 장요근은 단축을 일으키게 되면서 힙 관절이 부분적으로 굴곡 상태가 된다. 골반이 이러한 각도를 형성하게 됨으로써 대둔근, 햄스트링, 가자미근, 그리고 비복근 이 모든 근육들은 늘어나서 길어지게 된다. 발목 관절은 전경골근의 수축으로 인해 일부 족배굴곡 상태를 이루게 된다.

근육 작동(muscle activity)

주동근(prime mover)

1 장요근
2 대퇴사두근
3 승모근
4 전경골근
5 전삼각근

길항근(antagonist)

6 햄스트링
7 척추기립근
8 대둔근
9 가자미근, 비복근
10 후삼각근

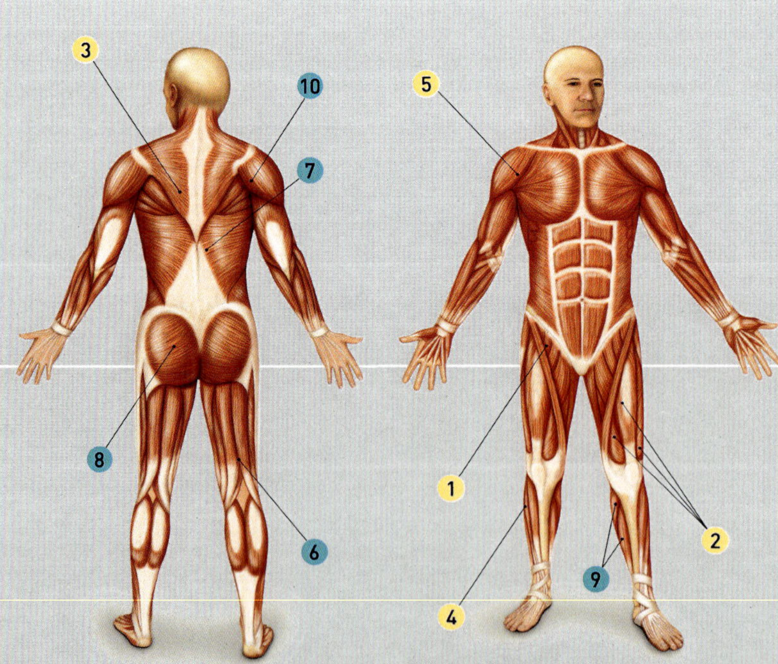

(7은 흉요추근막 아래에 위치해 있다.)

척추(spine)

척추는 중립 상태에 있고, 관상면 축을 중심으로 시상면에서의 움직임을 일으킨다.
골반은 전방으로 기울어져 있다.

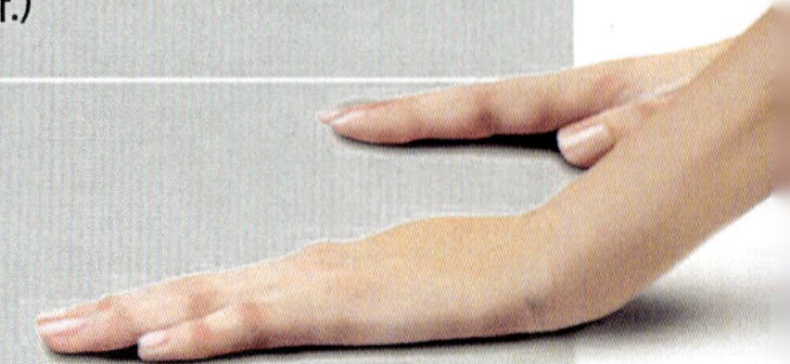

자세의 해부학적 분석

이 장면에서는 보이지 않는 근육:

1 장요근(힙 부위 안쪽 심부에 위치)

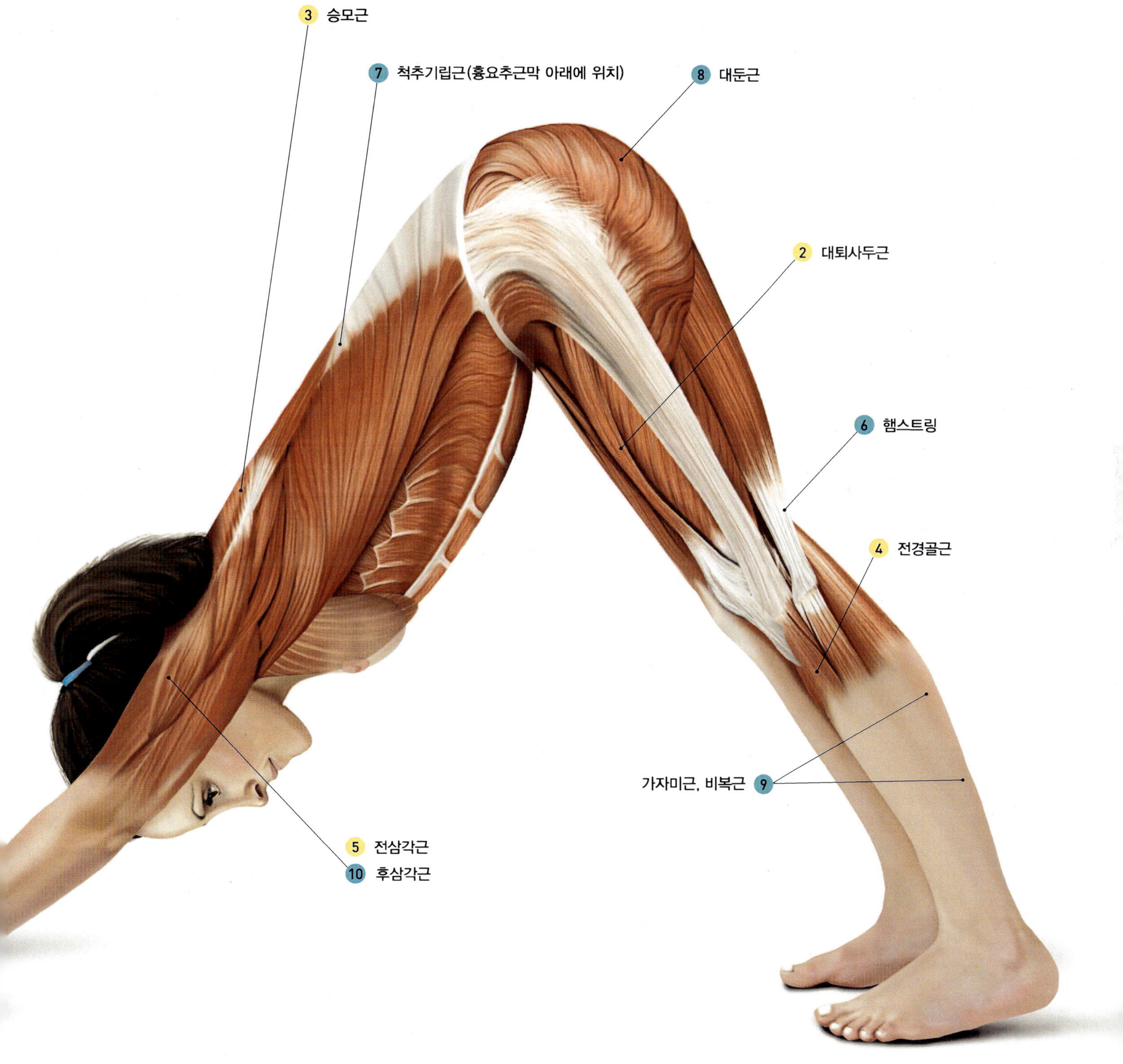

어깨 브리지 자세(Shoulder Bridge Pose)

세투 반다아사나 사르방가아사나(Setu Bandhasana Sarvangasana)

어깨 브리지 자세는 후방굴곡 자세 중에서 비교적 부드러운 자세에 속한다. 이 자세는 다리 근육과 등 근육을 강화시켜 주고, 척추와 어깨의 유연성을 증대시켜 준다. 또한 이 자세는 바퀴 자세(Wheel Pose)와 같이 좀 더 난이도가 있는 자세를 취하기 전에 할 수 있는 유용한 자세인데, 이는 가슴과 어깨가 스트레칭되고 척추에 가동성이 가해지기 때문이다.

무릎은 굴곡된 상태이고, 발목은 무릎 아래 수직을 이루고 있으며, 양 발은 힙 너비만큼 벌려져 있다. 이 자세에서는 무릎에 염좌 발생을 피할 수 있고, 대둔근에 불필요한 긴장 상태를 일으키지 않을 수 있다. 척추 전반에 걸쳐 아치가 형성될 때까지 척추와 힙을 바닥에서 들어 올린다. 양 팔은 손가락을 서로 깍지 끼운 채 척추 아래 바닥에 내려놓고, 양 견갑골은 등 가운데로 서로 당기며, 가슴은 턱을 향해 당겨 올린다. 이렇게 하면 가슴과 어깨 전방 부분을 스트레칭을 시킬 수 있고, 척추기립근도 강화시킬 수가 있다. 양 무릎을 힙과 정렬을 맞추기 위해서는 햄스트링과 엉덩이 근육을 수축시키면서 두 다리에 강한 힘을 주어야 하나 대퇴사두근은 무릎을 굽힐 수 있도록 이완시켜 늘어진 상태가 되도록 해야 한다.

단계

중급

효과

이 아사나 자세는 척추 근육과 다리 근육 그리고 힙 부위의 근육들을 강화시켜 주는 효과가 있다. 그리고 또한 이 자세는 가슴, 어깨, 척추의 유연성을 증가시켜 주고, 전신에 활기를 북돋워 주며, 에너지를 충만시켜 준다.

주의사항

고혈압이나 목, 허리에 부상이 있는 환자는 이 아사나 자세를 취할 때 각별한 주의를 요한다.

⊕ 수정 보완

고혈압이나 허리에 부상이 있는 환자는 허리 아래에 요가 브릭(yoga brick)이나 길고 단단한 베개를 받쳐 척추를 지지해 주는 수정 보완된 자세를 취하는 것이 좋다.

목 부상이 악화되는 것을 방지하기 위해서는 척추 아래에 손가락을 깍지 끼워 두는 동작 대신에 양 팔을 쭉 펴서 바닥에 편히 내려놓아 두는 것이 좋다.

✓ 시도

무릎은 힙의 전방 부위와 일 비스듬한 대각선을 이루게 하고, 양 어깨를 등 가운데로 서로 잡아 당겨 가슴과 척추가 좀 더 잘 들어 올려 지게 한다.

⊗ 주목사항

그 위치에서 힙을 더 들어 올리지 않도록 하는데, 이는 척추에 압박이 가해지지 않도록 하기 위해서이다.

무릎 관절에 염좌를 방지하기 위해서는 무릎이 발목보다 더 넓게 벌어지지 않도록 하는 것이 좋다. 발뒤꿈치로 바닥을 누르거나 발가락을 들어 올리지 않도록 하고, 대신에 발가락은 이완시켜야 하는데, 이는 허리에 가해지는 긴장을 최소화하기 위한 것이다.

시행 방법

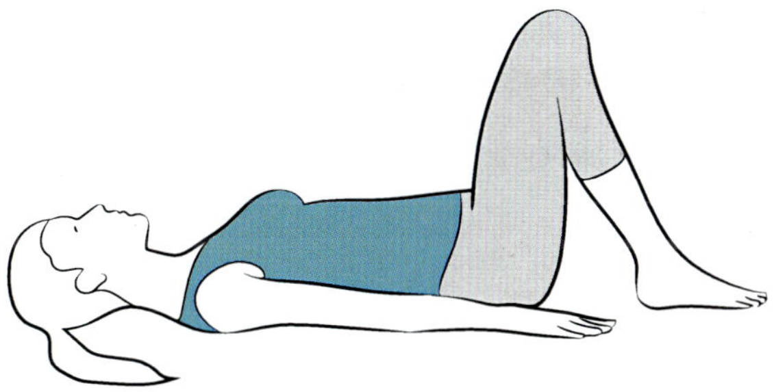

ⓢ 스텝 1

두 다리는 굽히고, 양 발을 힙의 너비만큼 벌리고 바로 누운 자세에서 시작한다.

스텝 2 ⓢ

양 무릎이 발목의 수직선상 위에 놓이도록 한다. 양 팔은 손바닥이 바닥을 향하게 한 채 몸 양 옆 바닥위에 편히 놓아둔다. 머리와 목은 그대로 두고, 양 발바닥을 바닥에 붙인 상태에서 숨을 내쉬면서 척추와 힙을 바닥에서 들어 올린다. 이 자세에서 무릎과 어깨는 대각선으로 일직선상에 놓이게 되며, 척추는 중립 상태가 된다.

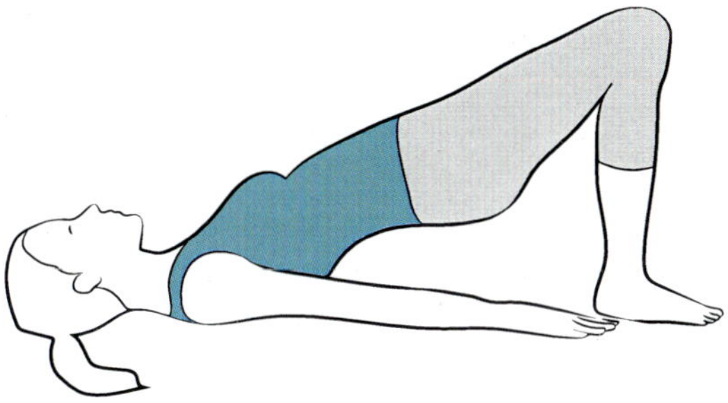

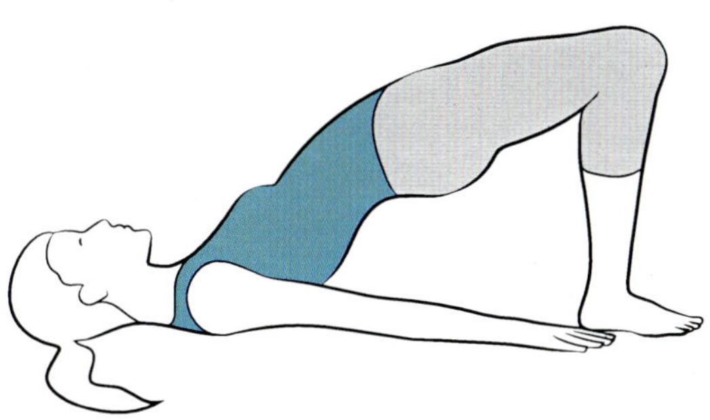

ⓢ 스텝 3

이제 숨을 들이 쉬면서 골반을 좀 더 높이 들어 올려 가슴이 턱을 향해 움직여지도록 하고, 척추가 약간 후방 굴곡되면서 등의 중간 부분에서 아치가 형성되게 한다. 호흡을 안정되게 유지하고, 양 팔을 척추 아래에서 모으면서 양 어깨를 등 가운데로 서로 잡아당긴다. 등 아래에서 손가락을 서로 깍지 끼운다. 엉덩이 근육과 햄스트링 그리고 하복근을 포함한 하체의 근육들을 수축시킨다.

어깨 브리지 자세(Shoulder Bridge Pose)

세투 반다아사나 사르방가아사나(Setu Bandhasana Sarvangasana)

어깨 브리지 자세를 취하는 동안, 햄스트링은 수축되고, 무릎은 굽혀진 상태가 된다. 이 상태에서 대퇴사두근과 힙 굴곡근은 늘어나게 되면서 대퇴골을 제자리에 고정시키는 역할을 하게 된다. 대둔근 또한 수축하여 골반과 천장관절을 지지한다. 척추 그 중에서도 주로 흉추는 요방형근과 척추기립근이 수축되면서 신전된 형태를 이루게 된다. 어깨를 완전한 브리지 형태로 만들기 위해 힙을 들어 올림으로써 가슴근육(pectorial)과 전삼각근은 늘어나게 되고, 승모근이 수축되면서 양 어깨가 등 가운데 척추 쪽으로 당겨 모아지게 되며, 흉골(sternum)이 턱 쪽으로 당겨진다. 발목 관절은 발바닥이 바닥에 평평하게 닿아 있으면서 중립 상태에 놓여있다.

자세의 해부학적 분석

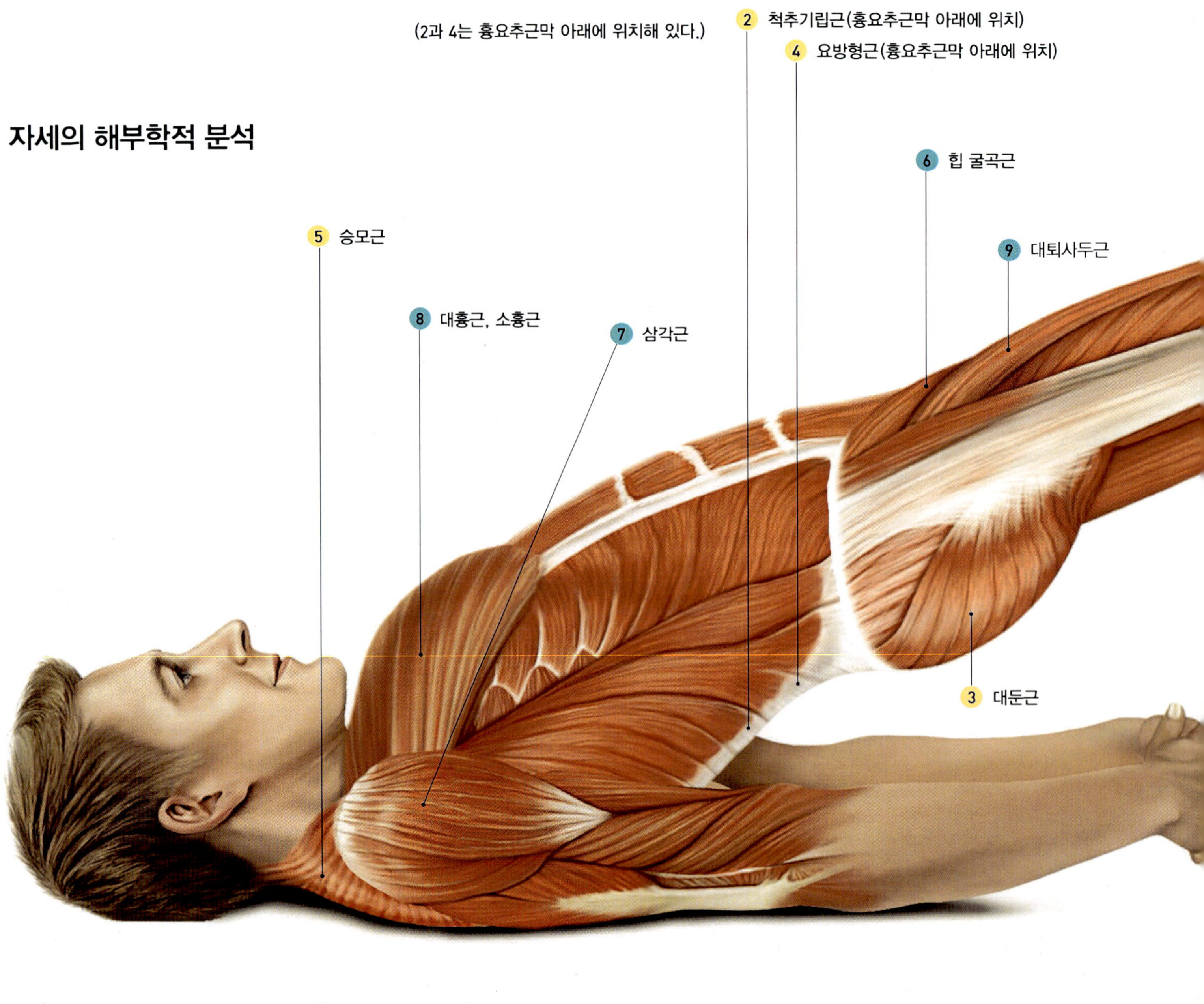

근육 작동(muscle activity)		
주동근(prime mover)	1 햄스트링 2 척추기립근 3 대둔근 4 요방형근 5 승모근	
길항근(antagonist)	6 힙 굴곡근 7 삼각근 8 대흉근, 소흉근 9 대퇴사두근	

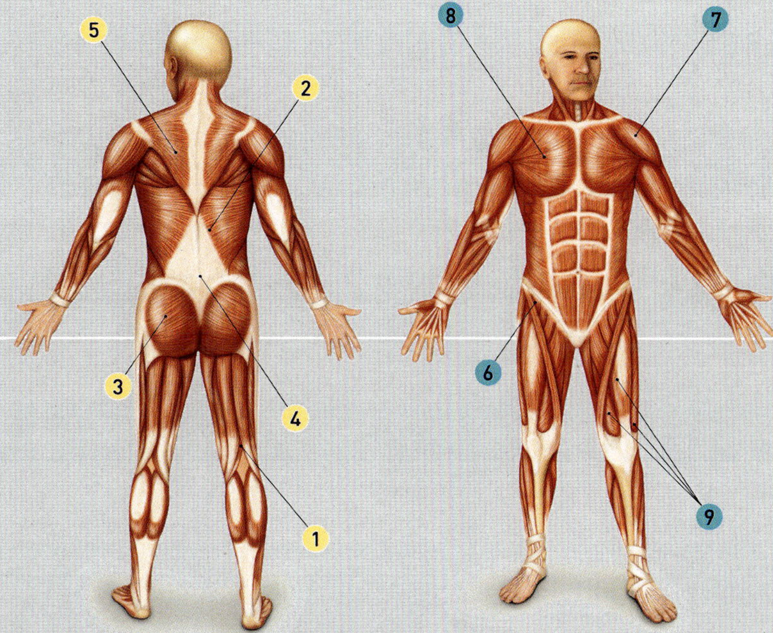

(2과 4는 흉요추근막 아래에 위치해 있다.)

척추(spine)	
척추는 신전 상태에 있고, 관상면 축을 중심으로 시상면에서의 움직임을 일으킨다. 골반은 전방으로 기울어져 있다.	

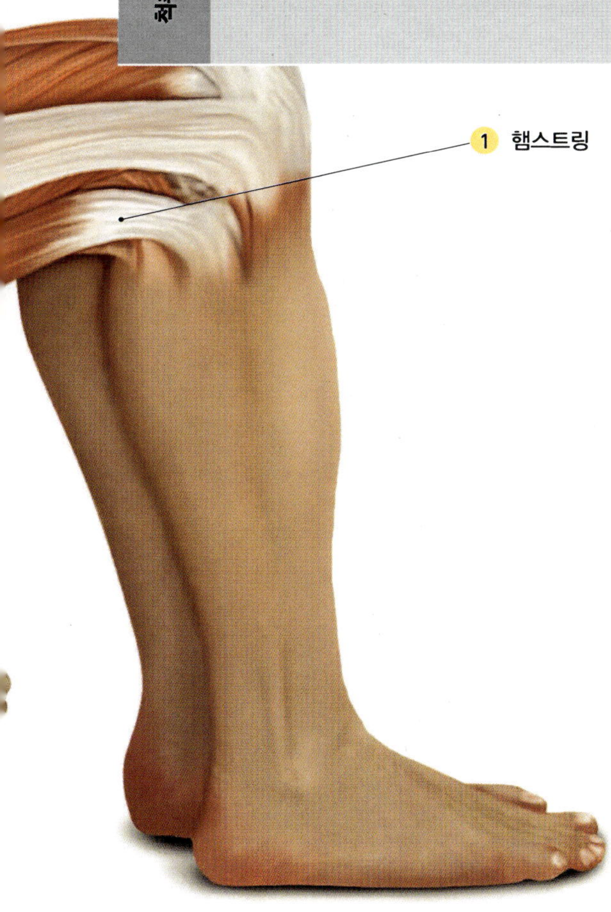

어깨로 선 자세(Shoulder Stand Pose)

사르방가아사나(Sarvangasana)

어깨로 선 자세는 모든 주요 관절들의 유연성과 강함이 요구되기 때문에 사전에 예행 연습 시간을 가지는 것이 좋다. 이 자세는 역전 자세인데, 이는 머리가 심장 아래에 위치해 있다는 의미이며, 몸 전신을 강화시켜 주며, 호흡의 기능을 개선시켜 준다.

턱은 가슴 쪽으로 당겨지고, 체중이 주로 어깨에 실리게 되면서 목에서 스트레칭이 일어난다. 팔꿈치는 굽혀 양 손바닥을 등 가운데에 가볍게 두어 상체를 지지하게 한다. 척추는 천장을 향해 위로 일자로 뻗어 늘어나 있는 상태가 되는데, 이 상태는 척추기립근은 스트레칭이 되고, 복근은 수축된 상태가 되어야 이루어질 수 있다. 두 다리와 발 또한 서로 모아 진 채, 위로 향해 뻗어 스트레칭이 된 상태가 되어야 한다. 가슴과 어깨의 전방 부위는 스트레칭이 되는 반면, 등 상부 부위와 어깨의 후방 부위는 양 어깨를 등 가운데로 모으기 위해 수축이 된 상태이다. 이렇게 되었을 때 어깨의 정점 위로 움직여 갈 수 있으며, 척추를 효과적으로 똑바로 세울 수가 있다.

단계

중급

효과

어깨로 선 자세는 등 근육과 복근을 강화시켜 주고, 어깨와 척추의 유연성을 개선시켜 준다.
갑상선과 복부 내장이 자극되어 신진대사가 원활해진다. 이 아사나 자세는 심장과 폐를 강화시켜 주는데, 달리 말하자면, 호흡 기능이 개선되는 효과가 있다.

주의사항

목에 부상이 있는 환자나 고혈압 환자는 이 아사나 자세를 피하도록 한다.

⊕ 수정 보완

어깨로 선 자세를 수정 보완하기 위해서는, 두 다리를 90도로 굽혀서 발바닥을 벽에다 댄 채, 등을 대고 바로 누운 자세를 취한다. 발로 벽을 세게 밀면서 무릎, 힙 그리고 어깨가 일직선상에 놓일 때까지 힙과 척추를 바닥에서 들어 올린다. 양 손으로는 등을 지지해 주고, 발은 여전히 벽에 대고 보조 역할을 하게 한다.

⊘ 시도

벽에서 발을 위로 좀 더 올려 몸 전체가 더 늘어나게 하고, 두 다리를 힘껏 모아서 하지가 강화될 수 있도록 한다.

팔꿈치를 서로 끌어 당겨 가슴이 가로로 스트레칭이 일어나게 하는데, 이 역시 체중이 목에 실리지 않고 양 어깨에 집중되도록 해야 한다.

⊗ 주목사항

턱은 흉골과 평행을 이루게 하여 머리가 움직이지 않도록 하여야 하는데, 이는 목의 부상을 피하기 위한 것이다.

힙의 체중이 양 손에 실리지 않고 척추를 향해 작용하도록 하여 몸 전체에서 들어 올려 지는 느낌이 발생하게 한다.

시행 방법

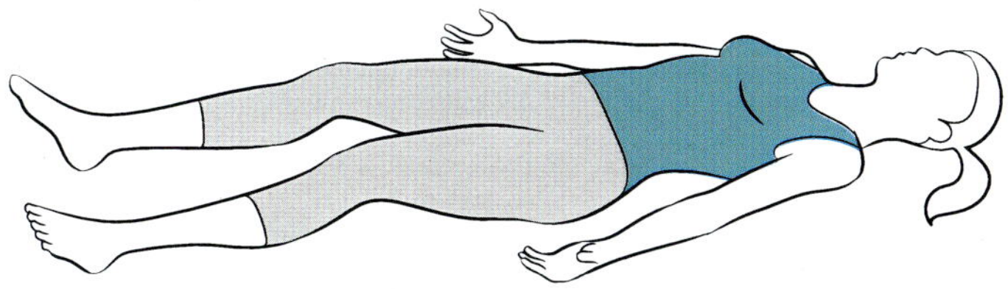

스텝 1

송장 자세(Corpse Pose)에서 시작한다(55쪽)

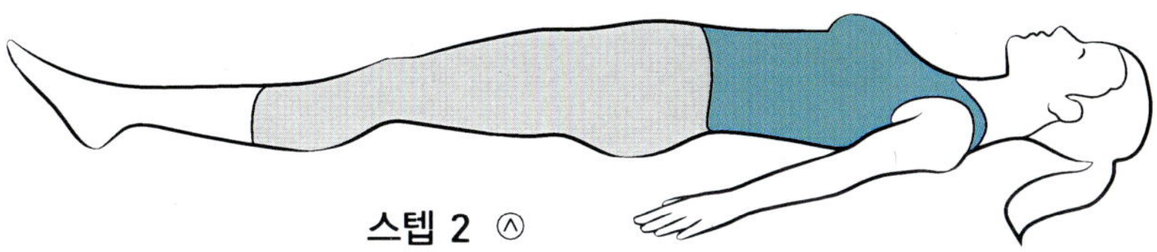

스텝 2

손바닥을 바닥을 향하게 한 채 양 팔을 몸 옆으로 모으고, 두 다리 역시 서로 힘껏 모아 붙인다.

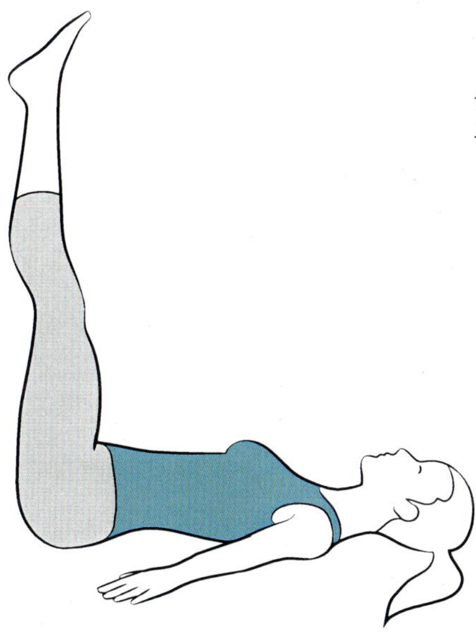

스텝 3

숨을 내쉬면서 복근을 수축시켜 두 다리를 바닥과 수직을 이룰 때까지 들어 올린다. 힙은 여전히 바닥에 놓여져 있으며, 이 때 몸은 90도 각도를 이루게 된다.

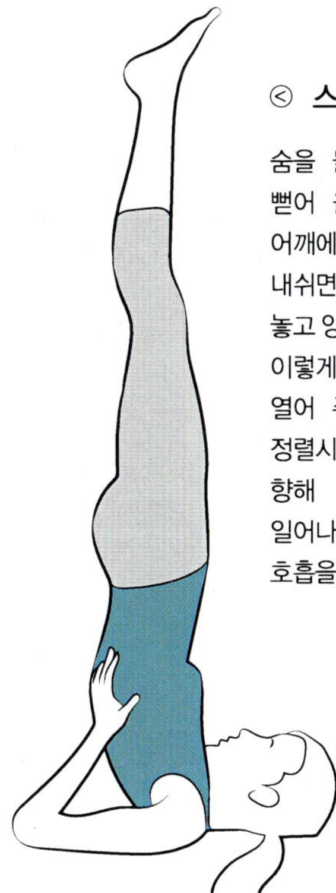

스텝 4

숨을 들이 쉬는 동안, 두 다리를 위로 뻗어 올리면서 척추를 바로 세워 힙을 어깨에 수직으로 정렬을 이루게 한다. 숨을 내쉬면서 양 손을 어깨 가까이에 가져다 놓고 양 팔꿈치를 서로 약간 모으도록 한다. 이렇게 하면 어깨의 전방 부위와 가슴을 열어 주고, 힙을 좀 더 중립의 상태로 정렬시켜 주는데 도움이 된다. 발은 천장을 향해 뻗어 발가락에까지 스트레칭이 일어나게 한다. 호흡은 고요하고 안정된 호흡을 해야 한다.

어깨로 선 자세(Shoulder Stand Pose)

사르방가아사나(Sarvangasana)

어깨로 선 자세를 취하는 동안, 경추는 굴곡된 상태를 이루는 반면, 흉추와 요추는 중립의 상태를 유지하게 된다. 어깨, 골반, 무릎, 그리고 발목은 모두 정렬 상태에 놓여 있다. 척추를 이 위치로 움직이기 위해서는 광배근과 척추기립근을 우선적으로 스트레칭을 시킨 다음 수축을 시키는데, 그리고 나서 상체를 안정화시키기 위해서 마지막으로 등척성 수축을 시켜야 한다.복직근 또한 고정시켜 주는 역할을 함으로써 상체를 안정화시켜주는데 많은 도움이 된다. 골반은 중립의 정렬 상태에 놓여 있고, 두 다리는 완전히 펴져 있다. 이 자세는 대둔근은 수축되고, 힙 굴곡근이 원심성으로 늘어나 있을 때에 가능하게 된다. 무릎은 대퇴사두근과 햄스트링이 서로 등척성 수축을 이루면서 완전히 신전된 상태에서 고정되어 있다. 발목은 비복근과 가자미근이 수축으로 인해 단축이 되면서 족저굴곡 상태를 이루고 있다. 양 팔을 굴곡된 상태로 만들기 위해서는 전삼각근, 대흉근, 그리고 상완삼두근 이 모든 근육들을 늘리고, 상완이두근, 승모근, 그리고 후삼각근을 단축시킨 상태를 유지해야 한다.

근육 작동(muscle activity)

주동근(prime mover)

1 광배근
2 대퇴사두근
3 비복근
4 상완이두근
5 대둔근
6 삼각근

길항근(antagonist)

7 햄스트링
8 척추기립근
9 대흉근, 소흉근

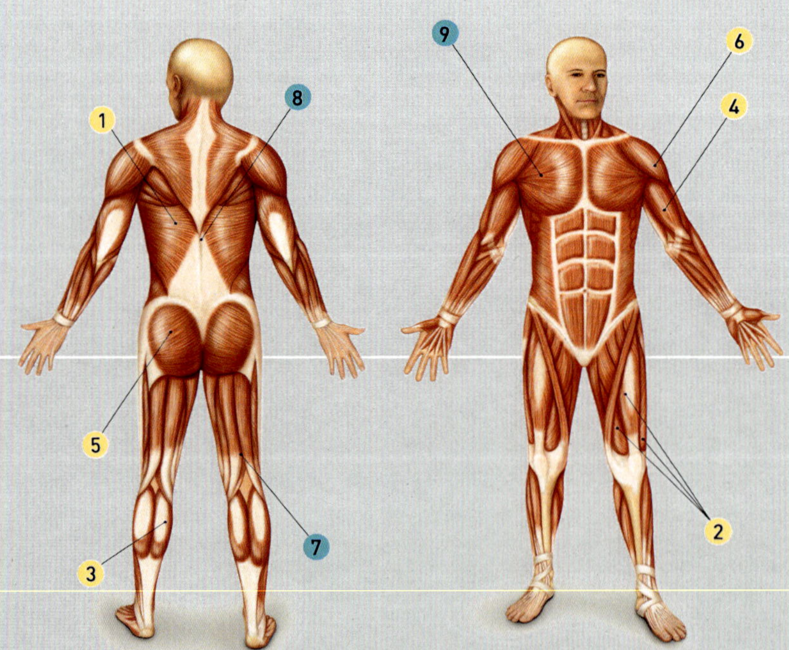

(8은 흉요추근막 아래에 위치해 있다.)

척추(spine)

척추의 흉부와 요부는 중립 상태에 있고, 경추는 전방으로 굴곡된 상태이다.
척추는 관상면 축을 중심으로 시상면에서의 움직임을 일으킨다.
골반은 중립 상태에 있다.

자세의 해부학적 분석

이 장면에서는 보이지 않는 근육:

8 척추기립근(등에 위치)

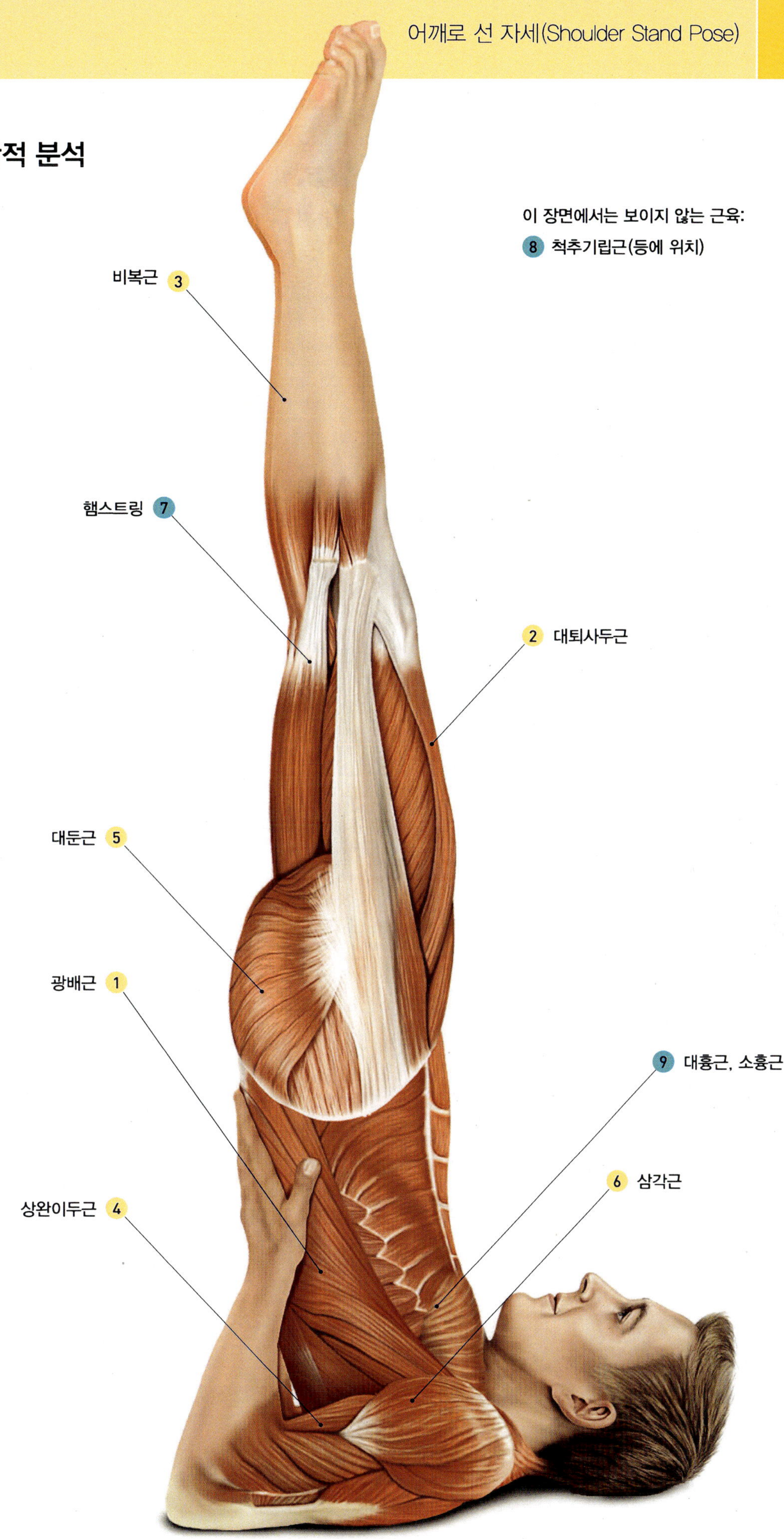

쟁기 자세(Plow Pose)

할라아사나(Halasana)

쟁기 자세 역시 역전 자세로서, 머리가 심장 아래에 위치해 있다는 의미이며, 혈액 순환을 증가시켜 주고 전신에 활력을 불어 넣어 주는 자세이다. 이 동작은 부상을 피하기 위해 몸이 완전히 웜-업(warm up)이 되고 충분히 스트레칭된 상태에서 요가 세션의 마지막 부분에서 이루어져야 한다. 이 자세는 신체의 전방 상부 부위에 압박이 가해짐으로써 갑상선과 아드레날 그리고 뇌하수체가 자극되면서 신진대사 체계의 균형을 이루게 하는데 도움이 된다.

여러 주요 근육군들이 스트레칭되면서 척추, 어깨, 그리고 다리의 유연성이 개선된다. 척추기립근은 늘어나게 되고, 목 근육은 엄청난 스트레칭이 일어나게 된다. 양 팔은 완전하게 쭉 뻗어 있어서 상완이두근과 어깨의 전방 부위가 스트레칭이 된다. 등의 상부 부위의 근육 중 특히 승모근은 수축이 되면서 양 어깨를 아래로 당겨 내려지게 된다. 다시 말해, 이 자세는 가슴 부위를 스트레칭시킴으로써 자세를 호전시켜 주는데 도움이 되는 자세이다. 두 다리는 뻗어 있고 발가락은 아래로 당겨져 있어 햄스트링과 종아리 근육이 스트레칭이 된다.

단계

중급

효과

쟁기 자세를 취하면 척추 전체가 스트레칭이 되고, 상체의 유연성이 증대하게 된다.
상체의 전방 부위에 대한 압박은 갑상선과 복부 내장을 자극하게 되는데, 달리 말하자면 소화기 계통이 자극을 받게 되는 것이다.

주의사항

목에 부상이 있는 환자나 고혈압 환자는 이 아사나 쟁기 자세를 피하도록 한다.
허리에 부상이 있는 환자는 이 자세를 실행할 때에 각별한 주의를 요한다.

⊕ 수정 보완

만약 자세의 전 과정이 너무 힘들다면, 양 손을 등 중간에 대고, 양 발은 담요나 요가 블록(yoga block)에 올려놓고 하면 척추에서 스트레칭이 좀 덜 일어나게 된다.

⊘ 시도

척추를 늘려 길어지게 함으로써 상체에서 공간이 확보되도록 한다.

양 팔을 몸에서 멀어지면서 스트레칭이 일어나게 하여 양 어깨가 등 가운데로 서로 잡아 당겨지게 되어 어깨의 전방 부위와 가슴이 가로로 스트레칭이 일어나게 한다.

쟁기 자세에서는 머리와 목을 항상 잘 유지시켜 부상을 피하도록 하여야 한다.

⊗ 주목사항

힙을 들어 올려서 어깨에서 힙까지 똑바른 일직선상을 유지하게 하여 척추가 구부정 해지지 않고 등이 똑바로 펴지게 한다.

턱은 가슴을 향하게 해야 하나, 목에 무리가 가지 않도록 한다.

만약 목에 불편한 감이 나타난다면, 천천히 이 아사나 자세를 풀고 휴식을 취하도록 한다.

시행 방법

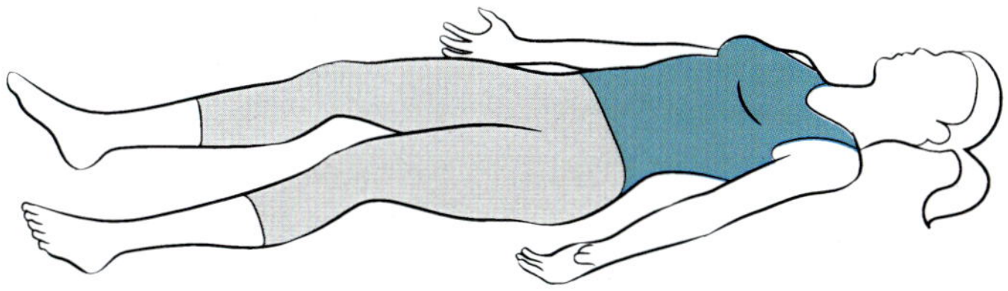

스텝 1

송장 자세(Corpse Pose)에서 시작한다(55쪽)

스텝 2

손바닥을 바닥을 향하게 한 채 양 팔을 몸 옆에 모아 두고, 두 다리 역시 서로 힘껏 모아 붙인다. 숨을 내쉬면서 복근을 수축시켜 두 다리를 바닥과 수직을 이룰 때까지 들어 올린다. 힙은 여전히 바닥에 놓여져 있으며, 이때 몸은 90도 각도를 이루게 된다.

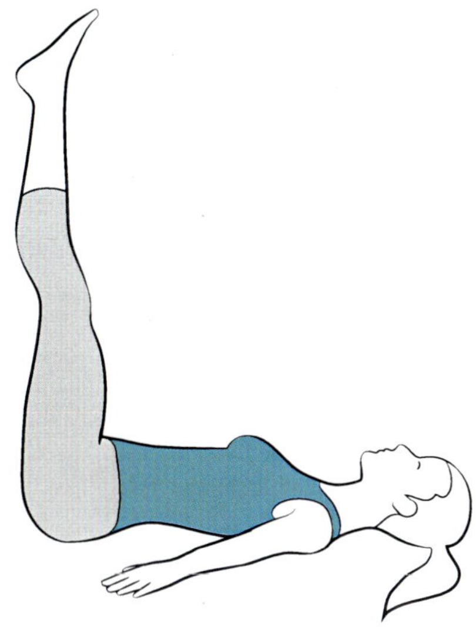

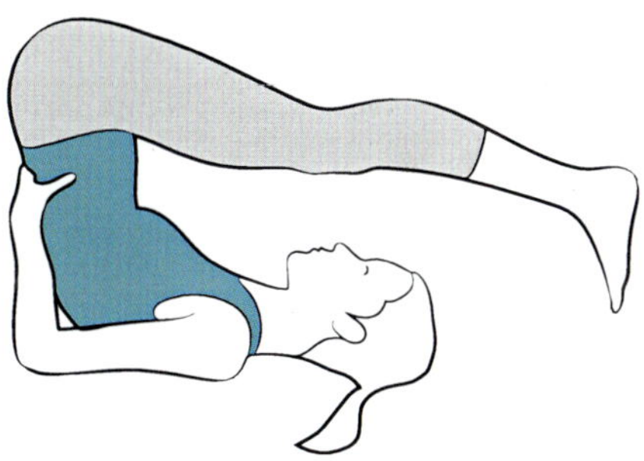

스텝 3

양 손을 바닥에 힘껏 누르고, 숨을 들이 쉬면서 힙과 척추를 바닥에서 들어 올린다. 호흡을 고르게 하면서 힙이 어깨 위에서 정렬을 맞추고 척추가 똑바로 설 때까지 천천히 움직인다. 다리는 이제 바닥과 수평을 이루게 된 상태여야 한다. 팔을 굽혀 양 손을 등의 중간 부위에다 두고 상체를 지지한다.

스텝 4

두 다리를 똑바로 편 채 뒤로 넘겨 발가락을 바닥에 닿게 하면서 발바닥이 바닥과 수직을 이루게 한다. 먼저 허벅지 근육을 수축시키고, 이제 양 팔을 쭉 펴서 바닥 위에 내려놓는다. 숨을 내 쉬는 동안, 손가락을 깍지 끼운 채 양 팔을 쭉 뻗어 어깨의 전방 부위를 스트레칭시킨다.

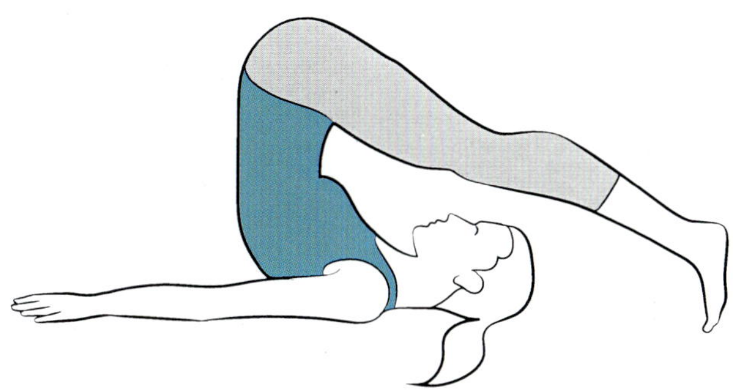

쟁기 자세(Plow Pose)

할라아사나(Halasana)

쟁기 자세에서, 척추기립근과 광배근을 비롯한 등 부위의 주요 근육들은 원심으로 늘어나는 반면, 힙 굴곡근 중 주로 장요근은 다리를 몸통 쪽으로 움직이기 위해 수축하게 된다. 대둔근 역시 골반의 후방 부위의 각도를 증가시키기 위해 스트레칭이 일어나게 된다. 이러한 동작은 척추를 중립의 상태로 만들고, 골반은 일부 굴곡 상태가 되게 한다. 상완삼두근은 수축을 일으켜 양 팔이 완전한 신전 상태가 되고, 전완(forearm)은 회내(pronated)된 상태가 된다. 이 결과 대흉근과 전삼각근에서는 스트레칭이 일어나고, 후삼각근과 승모근은 수축을 일으키게 된다. 햄스트링은 늘어나고, 대퇴사두근은 수축하게 되는데, 이는 무릎 관절을 완전하게 신전시킨다. 발목에서는 족배굴곡이 일어나게 되면서 가자미근과 비복근에서 스트레칭이 된다. 목은 전방으로 굴곡된 상태이다.

자세의 해부학적 분석

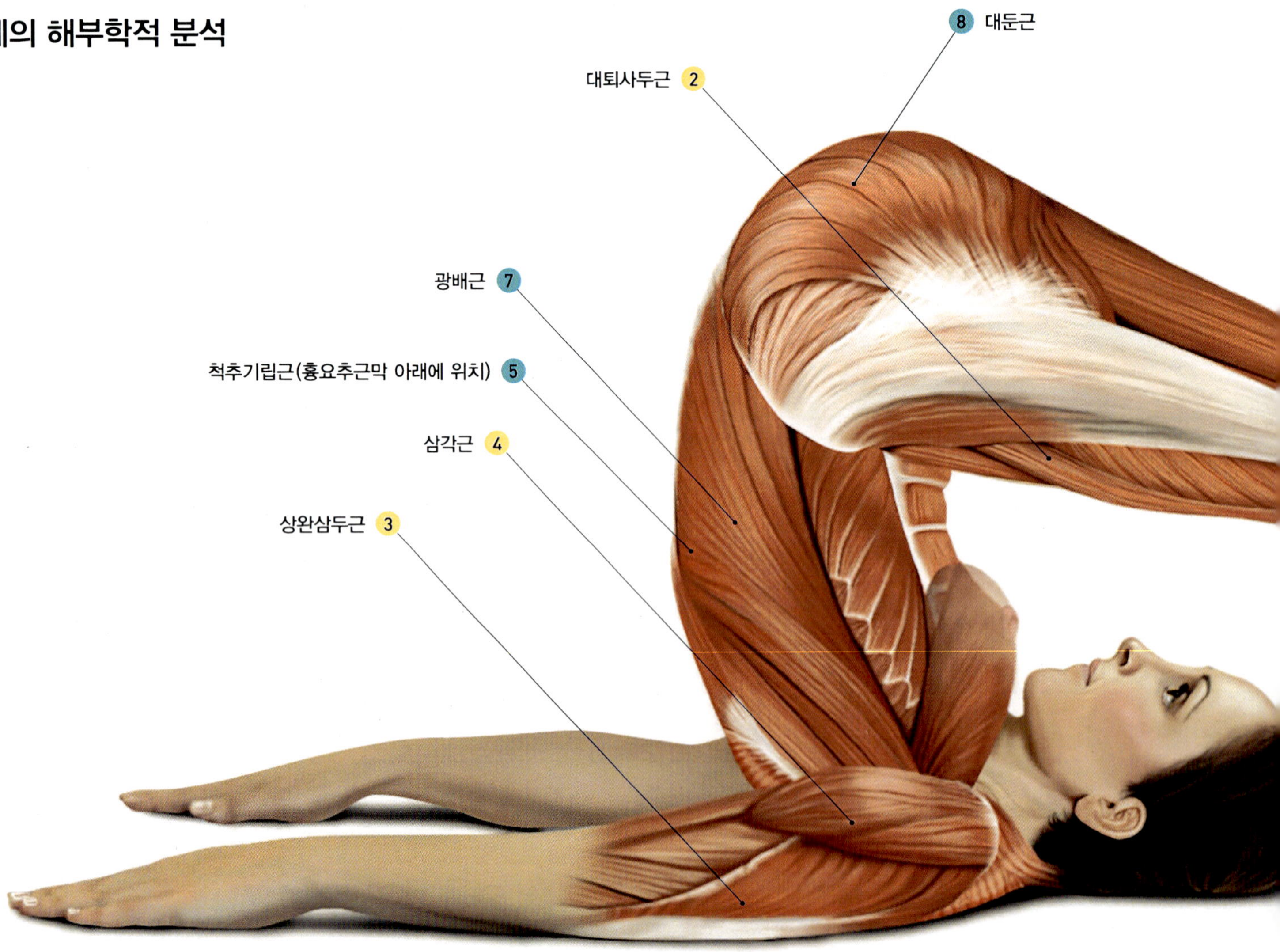

근육 작동(muscle activity)		
	주동근(prime mover)	1 장요근 2 대퇴사두근 3 상완삼두근 4 삼각근
	길항근(antagonist)	5 척추기립근 6 햄스트링 7 광배근 8 대둔근

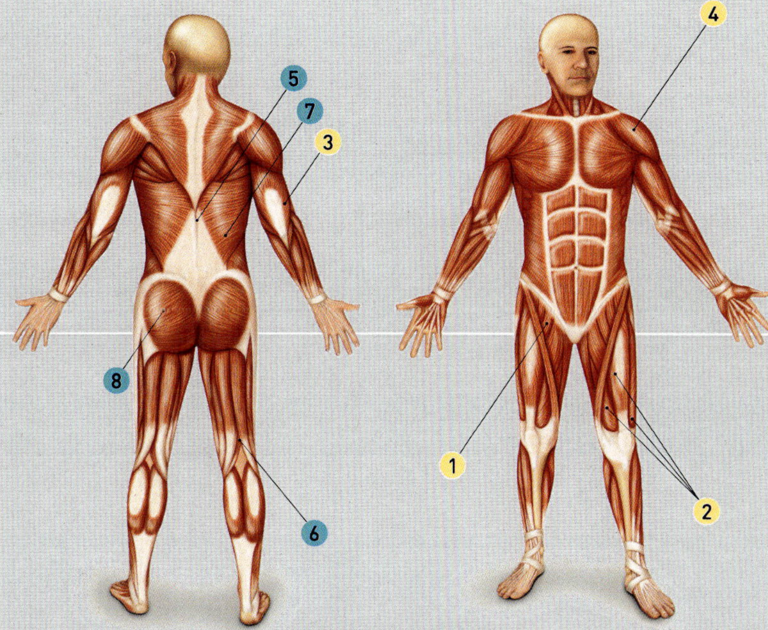

(5는 흉요추근막 아래에 위치해 있다.)

척추(spine)	
	척추의 흉부와 요부는 중립 상태에 있고, 경추는 전방으로 굴곡된 상태이다. 척추는 관상면 축을 중심으로 시상면에서의 움직임을 일으킨다. 골반은 약간 후방으로 기울어져 있다.

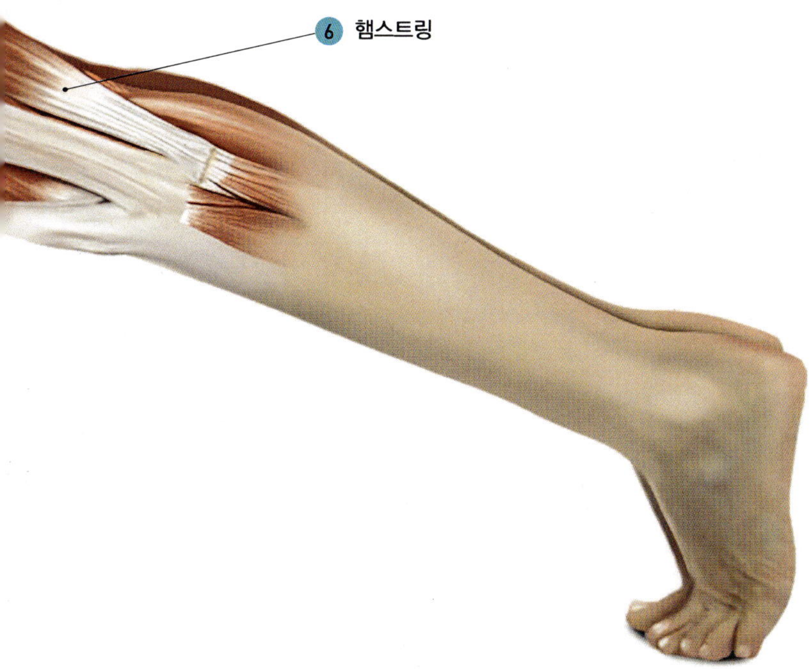

이 장면에서는 보이지 않는 근육:

1 장요근(힙 부위 안쪽 심부에 위치)

머리로 선 자세(Headstand Pose)

쉬르샤아사나(Shirshasana)

머리로 선 자세는 요가 시스템 내에서도 난이도가 높은 역전 자세 중의 하나이며, 여러 많은 이점을 가지고 있다. 이러한 방법으로 몸을 거꾸로 세움으로써 체중에 의해 혈액이 정맥으로 되돌아가게 되고, 뇌에 혈액 공급이 원활해지며, 전신에 혈액 순환이 개선되는 효과가 있다. 호흡 또한 증가하게 되면서 폐의 강화에 도움이 되고, 전반적인 건강상태가 호전된다.

모든 주요 근육들이 몸을 안정화시키고 균형을 유지하기 위해 엄청난 작용을 하게 된다. 양 팔은 손가락이 서로 견고하게 깍지를 낀 채 굽혀져 있고, 등 상부 근육은 양 어깨를 머리와 목에서 당겨 내려놓고 있다. 이렇게 했을 때 머리와 목 부위를 위한 하나의 뼈대가 형성되는 것이다. 코어근육 즉, 복직근과 복횡근을 비롯해 허리 근육들은 척추를 제자리에 유지시키기 위해 도움을 준다. 두 다리는 완전히 펴져 있는 상태이고, 엉덩이 근육(gluteal muscles)과 힙 굴곡근(hip flexor)이 골반을 지지하고 있다. 두 다리는 서로 힘껏 모아 부친 상태에서 발가락이 천장을 향하게 발을 뻗어 스트레칭을 시켜서 전신에서 강한 힘과 들어 올려지는 느낌이 나도록 한다.

단계

고급

효과

이 아사나 자세는 활기를 북돋워 주고, 원기를 회복시켜 준다. 어깨와 등 상부 부위의 근육을 강화시켜 줄 뿐만 아니라 코어 근육의 안정화에도 기여하는 효과가 있다.
이 자세를 정기적으로 실행하면 자신감을 형성시키는데도 많은 도움이 된다.

주의사항

목이나 어깨에 부상이 있는 환자나 고혈압 환자는 이 아사나 쟁기 자세를 피하도록 한다.

⊕ 수정 보완

이 아사나 자세를 수정 보완하기 위해서는 3단계까지만 하되 힙을 양 어깨 위에 맞추도록 한다. 완벽한 머리로 설 준비 자세가 되었을 때, 두 다리를 들어 올리는 것이 익숙해질 때까지는 우선 지지를 할 수 있도록 벽을 이용하는 것이 좋다.

✓ 시도

등 상부 근육을 강하게 수축시키고, 팔의 전완(forearm) 부위를 바닥에 세게 눌러 목 주변에 공간을 확보하도록 한다.
다리에서는, 발이 천장을 향해 부드럽게 당겨 올려 진다고 상상을 하고, 몸 전신을 통해 들어 올려지는 느낌을 일깨워 보도록 한다.
허리를 평평하게 하여 척추를 중립 상태를 유지하도록 하여 흉곽의 전방 부위가 척추를 향해 안으로 당겨지게 한다.

⊗ 주목사항

머리를 바닥에 받치지 않고, 대신에 승모근을 수축시켜서 등 상부 부위와 어깨 관절, 머리와 목을 지지할 수 있게 한다.
허리 부위에 만곡이 형성되지 않도록 해야 하는데, 이는 척추 디스크에 압박이 가해지기 때문이다.
부상 방지를 위해 이 자세에서 머리와 목을 절대 움직여서는 안 된다.

시행 방법

ⓥ 스텝 1

박스 자세(Box Position)에서 시작한다(55쪽)

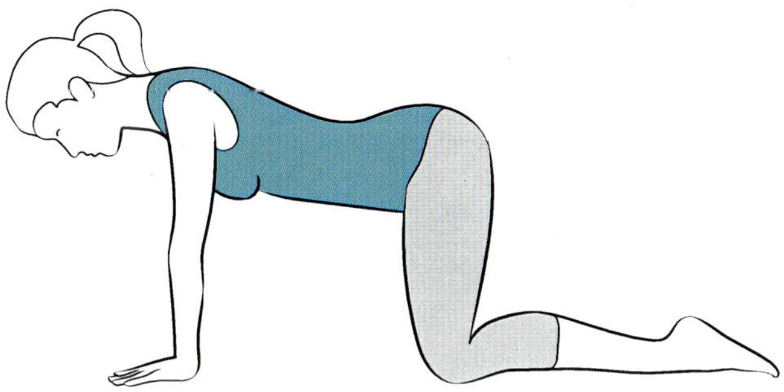

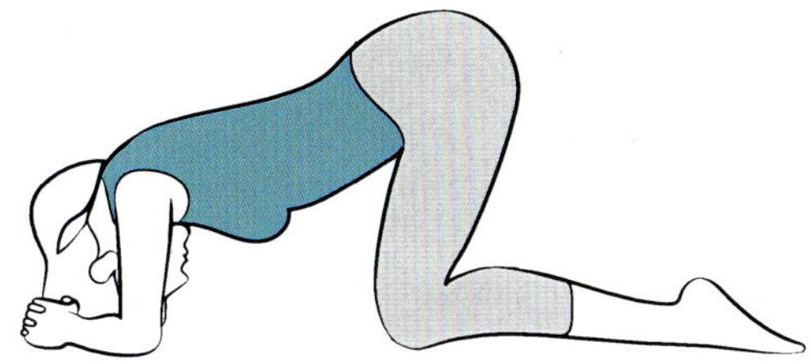

ⓐ 스텝 2

양 팔을 어깨 너비만큼 벌린 상태에서 전완(forearm) 부위를 바닥에 댄다. 이제 손가락을 서로 견고하게 깍지를 끼우고 새끼손가락의 외측 부위를 바닥에 힘껏 누르되, 이 때 손바닥은 서로 누르지 않도록 한다. 양 무릎은 팔과 약 20㎝ 정도의 거리를 유지시켜 놓고, 머리의 후방 부위를 손바닥에 오도록 하여 머리의 크라운(crown) 부위가 바닥에 가볍게 닿게 한다. 이 시점에서 척추는 구부정한 상태가 된다.

스텝 3 ⓪

발가락을 바닥에 대고, 숨을 내쉬면서 두 다리를 편다. 발을 힙이 어깨 바로 아래에 놓일 때까지 상체 가까이로 움직여 가는데, 이 시점에서 척추는 곧게 펴진 상태가 된다. 이제 등 상부 근육과 어깨 근육을 작동시켜 양 어깨를 머리로부터 아래로 당겨 내린다. 머리에 압박감이나 목에 긴장감이 가해지지 않아야 한다. 어깨에서 강력한 작용이 일어나야 하며, 고르고 안정된 호흡이 유지되어야 한다.

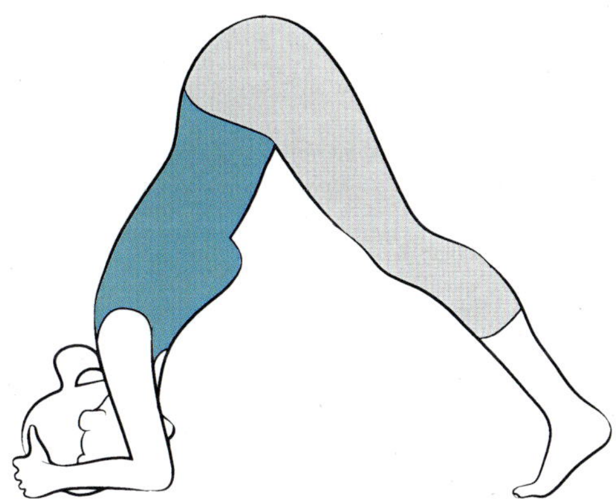

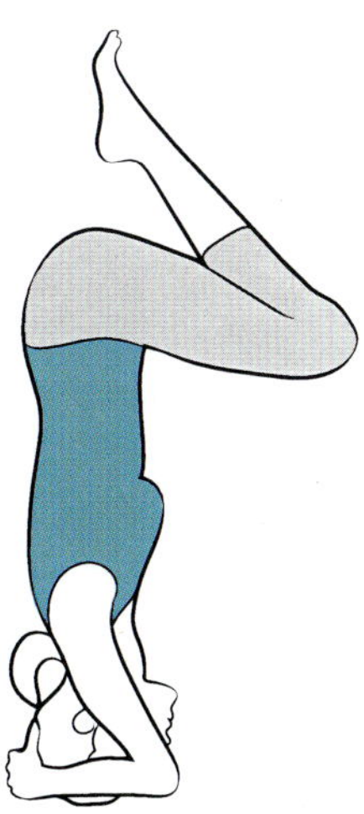

ⓒ 스텝 4

숨을 들이 쉬는 상태에서 복근을 수축시키고, 무릎을 굽히면서 발을 바닥에서 들어 올려 엉덩이 쪽으로 움직여 간다. 허벅지는 복부에 가까이 위치해 있고, 힙은 어깨와 수직선상에 놓여 있으며, 척추는 여전히 펴진 상태로 유지되어 있어야 한다.

스텝 5 ⓪

천천히 숨을 내쉬면서 다리가 완전히 펴질 때까지 발을 천장을 향해 뻗어 올린다. 몸 전신을 통해 쭉 늘리고, 허리에서 아치가 형성되지 않게 바로 펴도록 한다. 척추를 지지하기 위해 복근을 강하게 작동시키고, 어깨에서 일어나는 능동적인 작용을 잘 유지하도록 하며, 턱을 바닥과 평행하게 유지하여 목에 가해질 수 있는 긴장감을 없애도록 한다. 이 자세의 전 과정동안 안정된 호흡을 유지해야 한다.

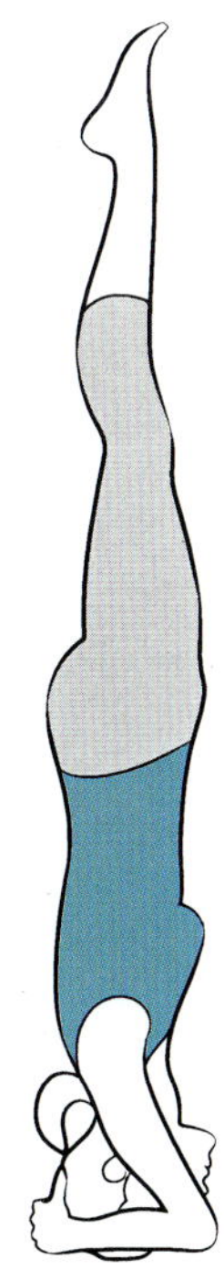

머리로 선 자세(Headstand Pose)

쉬르샤아사나(Shirshasana)

머리로 선 자세를 취하는 동안, 몸에서 중립 상태를 유지하려면 상체의 전후방 부위가 같은 비율로 늘어나야 하며, 복직근과 광배근은 척추를 이 위치에서 고정시키기 위해서 작용하게 된다. 상완이두근이 수축되고 상완삼두근이 늘어나면서 팔이 팔꿈치에서 굴곡이 된다. 삼각근이 수축하여 회전근개 근육에 시너지 작용을 일으킨다. 상하 승모근과 능형근의 수축으로 인해 견갑골이 아래로 내려가면서 후인(retract)이 되어 경추가 지지를 받게 된다. 대둔근은 수축되면서 두 다리를 신전시켜 주는 역할을 하고, 반면 장요근을 포함한 힙 굴곡근은 힙을 안정화시켜 주는 역할을 한다. 대퇴사두근이 단축되면서 무릎에서 신전이 일어나고, 내전근의 작용으로 인해 두 다리가 서로 밀착되게 된다. 발에서는 족저굴곡 현상이 일어나면서 전경골근은 늘어난 상태가 된다.

근육 작동(muscle activity)	주동근(prime mover)	1 대둔근 2 상완이두근 3 삼각근 4 승모근 5 능형근 6 내전근 7 대퇴사두근
	길항근(antagonist)	8 복직근 9 광배근
척추(spine)		척추는 중립 상태에 있으므로, 어떠한 면에서도 움직임이 일어나지 않는다. 골반 또한 중립 상태에 놓여 있다.

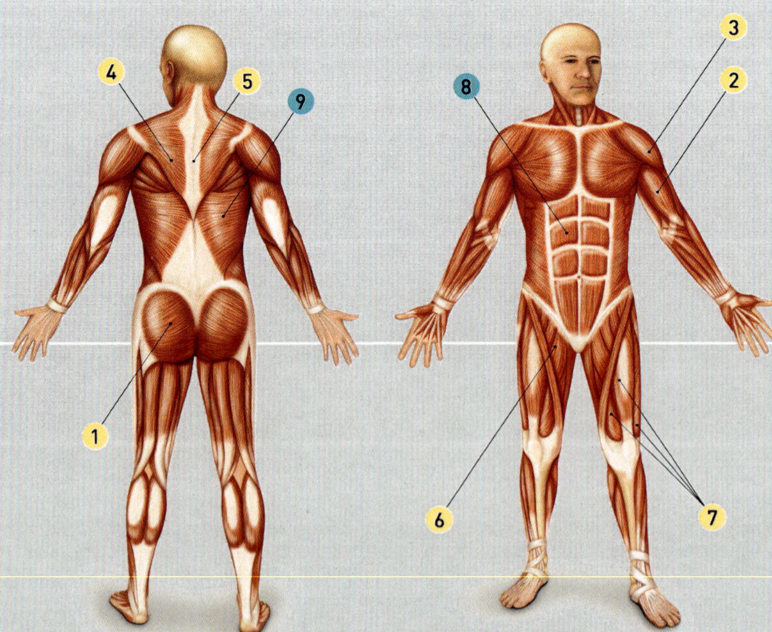

(5는 승모근 아래에 위치해 있다.)

자세의 해부학적 분석

이 장면에서는 보이지 않는 근육:

6 내전근(허벅지 부위 안쪽에 위치)

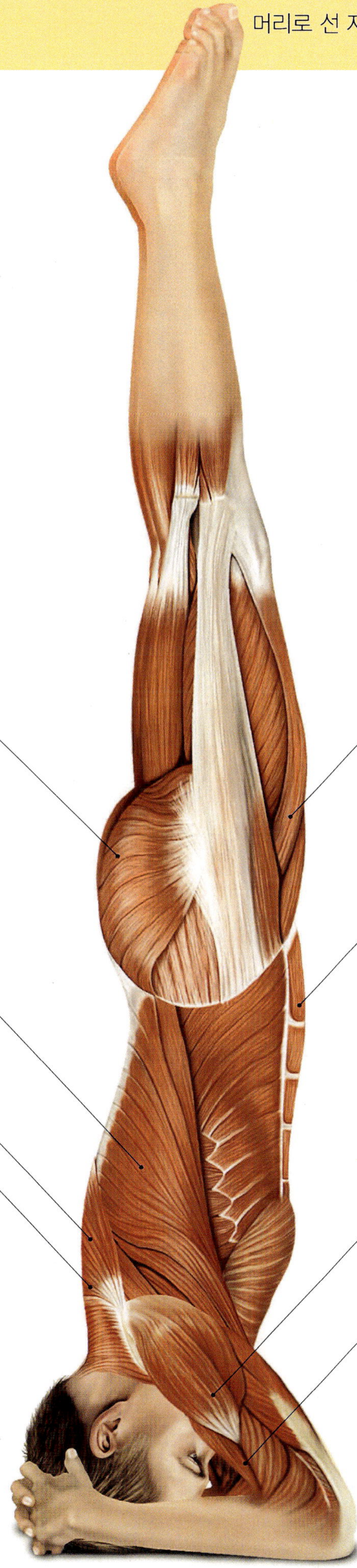

연속동작(Sequences)

요가 아사나 동작은 다른 요가 연속 동작을 만들기 위해 함께 연결시킬 수 있다. 이러한 연속 동작의 다양성으로 인해 오늘날 존재하는 하타 요가(hatha yoga) 여러 다른 스타일을 형성된 것이다. 고전적인 태양 숭배(Sun Salutation) 연속 동작은 요가 연속 동작을 실행하고자 할 때에 시작 동작으로 적절한 것으로써, 선택할 수 있는 여러 많은 스타일과 레벨을 가지고 있다. 아래의 동작은 아쉬탕가 요가(ashtanga yoga)에서 발췌한 것들이다.

첫 번째 버전은 오리지날 아쉬탕가 요가의 태양 숭배 A를 수정 보완한 것으로써 수리아 나마스카라 A(Surya Namaskara A)로 알려져 있기도 하다. 이 동작은 일반적으로 다른 요가 연속 동작으로 넘어가기 전에 다섯 번 반복하도록 되어 있다.

수정 보완된 태양 숭배 동작(Modified Sun Salutation):

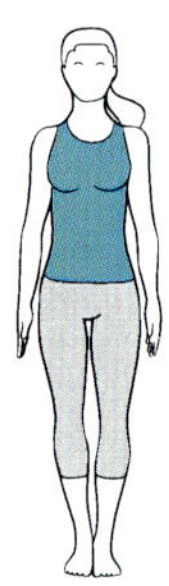

스텝 1

산 자세(Mountain Pose)에서 시작한다(54쪽).
숨을 들이 쉬고, 양 팔을 귀 옆 머리 위로 뻗어 올리고, 시선은 머리를 뒤로 넘겨 손을 응시하게 한다.

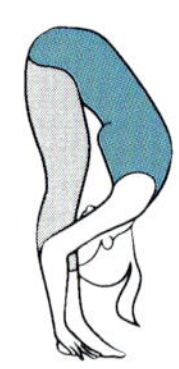

스텝 2

숨을 내 쉬고, 상체를 앞으로 숙여 선 자세에서 전방 굴곡 자세를 취한다(110쪽).
숨을 들이 쉬면서 손가락을 바닥에 대고, 척추를 허벅지에서 약간 떨어진 상태에서 최대한 편다.

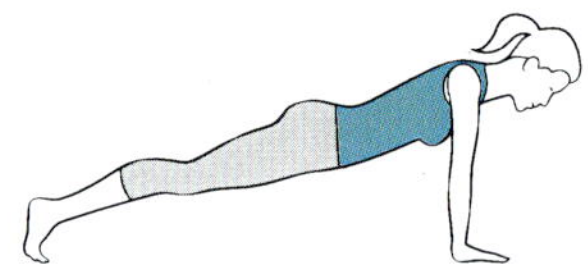

스텝 3

숨을 내쉬면서 발을 뒤로 내 디뎌 하이 플랭크 자세(High Plank Pose)를 취한다(Kumbhakasana).
숨을 들이 쉬면서 먼저 무릎을 바닥에 내려놓고 난 다음, 이제 숨을 내쉬면서 상체도 바닥에 내려놓아 몸이 바닥에 바짝 붙은 상태로 만든다.

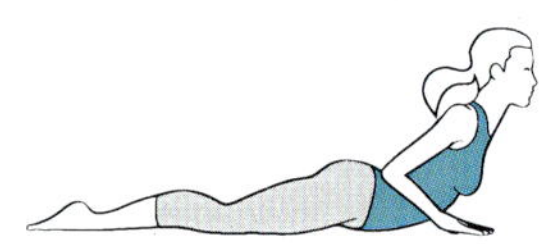

스텝 4

숨을 들이 쉬면서 척추의 상부 부위를 들어 올려 코브라 자세를 취한다(142쪽).

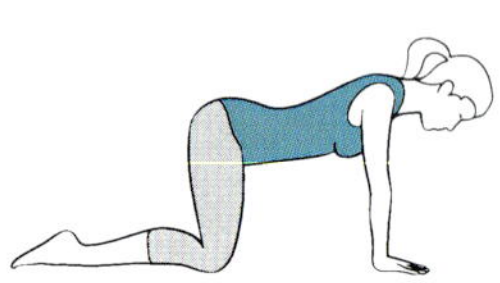

스텝 5

숨을 내쉬면서 이제 박스 자세(Box Position)를 취한다(55쪽).

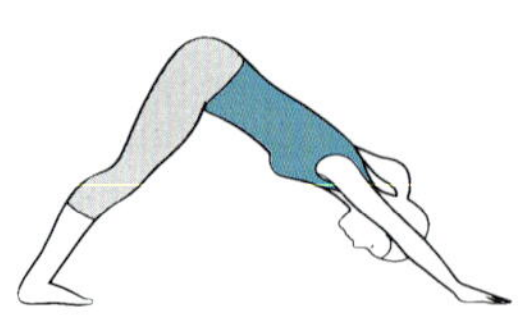

스텝 6

발가락으로 바닥을 누르면서 몸을 들어 올려 아래로 향한 개 자세(Downward-Facing Dog Pose)를 취한다(164쪽).

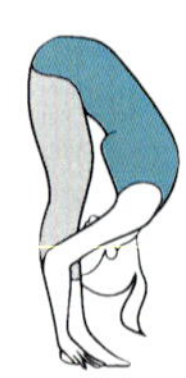

스텝 7

발을 앞으로 움직여 가서, 선 자세에서의 전방 굴곡 자세를 취한다(110쪽).

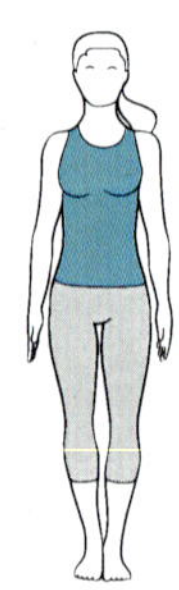

스텝 8

숨을 들이 쉬면서 상체를 들어 올려 바로 선 자세를 취하고, 양 팔은 먼저 머리 위로 뻗어 올렸다가 몸 양 옆에 내려놓으면서 산 자세(Mountain Pose)로 들어간다(54쪽).

전통적인 태양 숭배 자세(Traditional Sun Salutation):

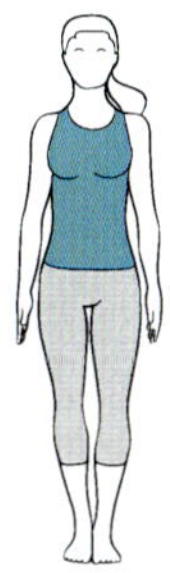

스텝 1

산 자세(Mountain Pose)에서 시작한다(54쪽).
숨을 들이 쉬고, 양 팔을 귀 옆 머리 위로 뻗어 올리고, 시선은 머리를 뒤로 넘겨 손을 응시하게 한다.

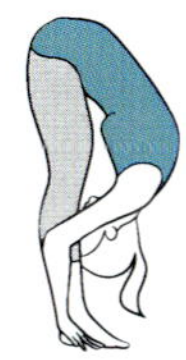

스텝 2

숨을 내 쉬고, 상체를 앞으로 숙여 선 자세에서 전방 굴곡 자세를 취한다(110쪽).
숨을 들이 쉬면서 손가락을 바닥에 대고, 척추를 허벅지에서 약간 떨어진 상태에서 최대한 편다.

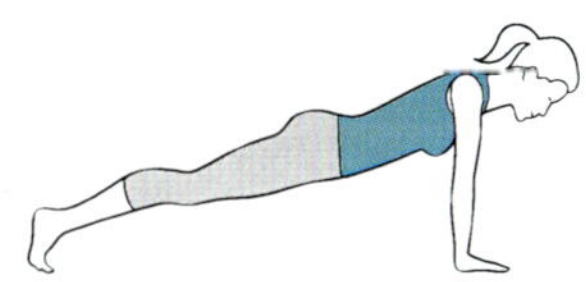

스텝 3

숨을 내쉬면서 발을 뒤로 내 디뎌 하이 플랭크 자세(High Plank Pose)를 취한다(Kumbhakasana).

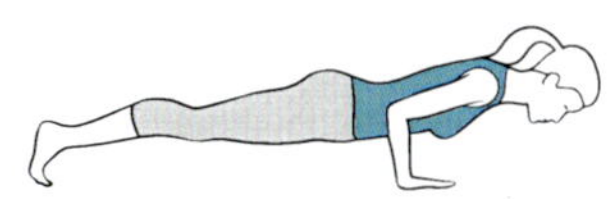

스텝 4

숨을 들이 쉬면서 몸을 아래로 내려 (Four-Limb Staff Pose; Chaturanga) 자세를 취한다(142쪽).

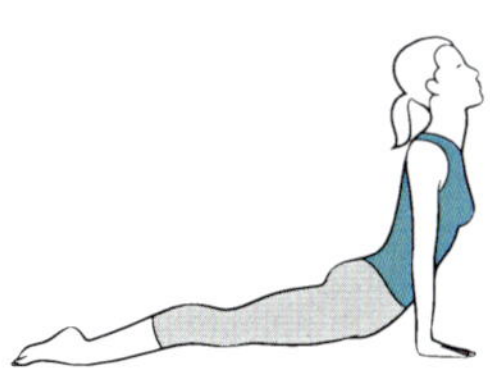

스텝 5

숨을 내쉬면서 척추의 상부 부위를 들어 올려 위로 향한 개 자세(Upward-Facing Dog Pose)를 취한다(146쪽).

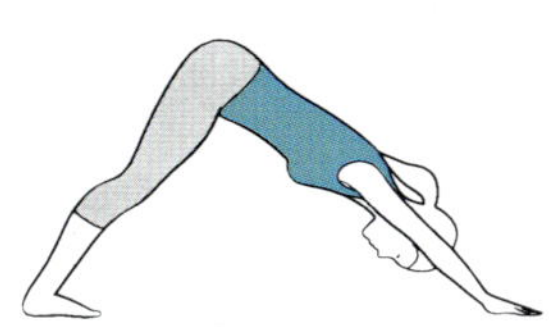

스텝 6

숨을 내쉬면서 발가락으로 바닥을 누르면서 몸을 들어 올려 아래로 향한 개 자세(Downward-Facing Dog Pose)를 취한다(164쪽).

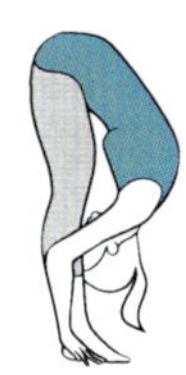

스텝 7

숨을 들이 쉬면서 두 발을 앞으로 점프한다. 숨을 내쉬면서 선 자세에서의 전방 굴곡 자세를 취한다(110쪽).

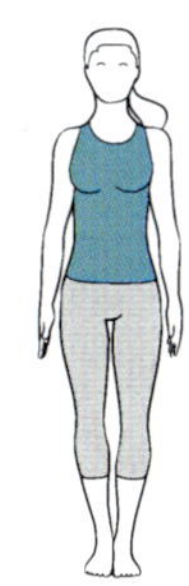

스텝 8

숨을 들이 쉬면서 상체를 들어 올려 바로 선 자세를 취하고, 양 팔은 머리 위로 뻗어 올린다. 숨을 내쉬면서 양 팔을 몸 옆으로 내려놓으면서 산 자세(Mountain Pose)를 취한다(54쪽).

힙을 열어 주는 연속 동작(Hip-Open Sequence)

여러 아사나 자세들을 주의 깊게 결합시킴으로써, 연속 동작이 다른 결과물을 도출할 수 있고, 신체의 특별한 부위를 작동시킬 수 있도록 잘 구상할 수 있다. 힘을 열어 주고 스트레칭시켜 주는 것에 초점이 맞춰줘 있는 연속 동작은 대퇴사두근, 내전근, 힘 굴곡근, 그리고 엉덩이 근육들을 부드럽게 스트레칭시켜 주는 여러 아사나 자세들을 결합시킨 것이다. 이러한 동작들은 나비 자세(cobbler's Pose), 혹은 비둘기 자세(Pigeon Pose)와 같이 힙을 좀 더 심도 있게 스트레칭시켜 주면서 힙의 부상 위험성을 감소시키는데 도움이 되기도 한다.

아래의 동작들은 힙을 열어 주는 연속 동작들을 서로 연결시켜 놓은 아사나 자세의 예이다.

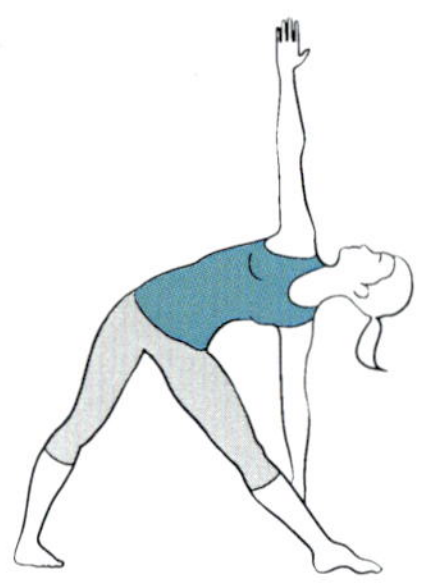

1. 삼각형 자세(62쪽)

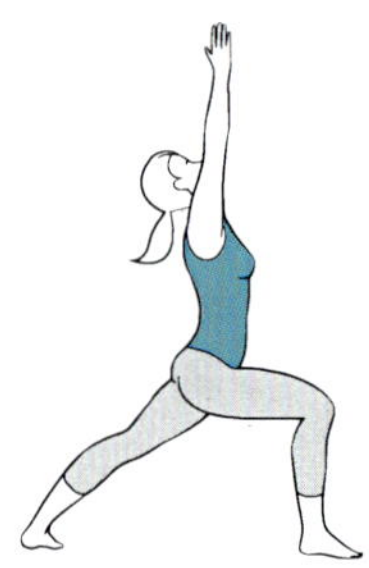

2. 전사 자세(70쪽)

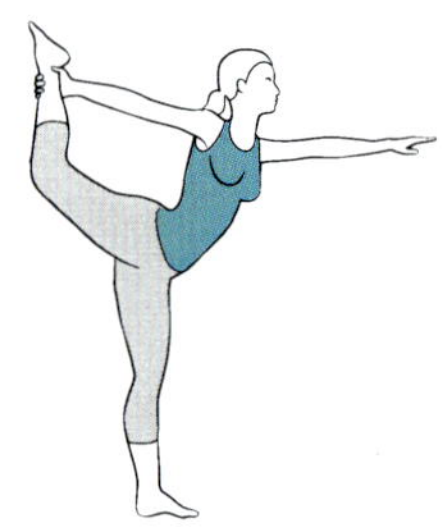

3. 무용수의 왕(선활) S자세 (96쪽)

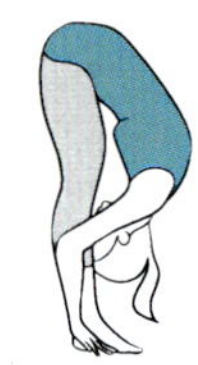

4. 선 자세에서의 상체 전방 굴곡(110쪽)

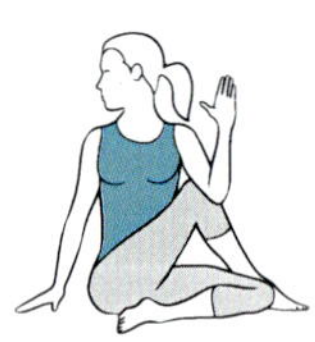

5. 반 척추 비틀기 자세 (132쪽)

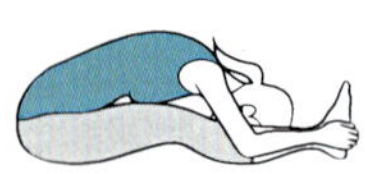

6. 앉은 자세에서의 전방 굴곡(124쪽)

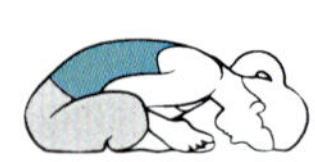

7. 나비 자세(136쪽)

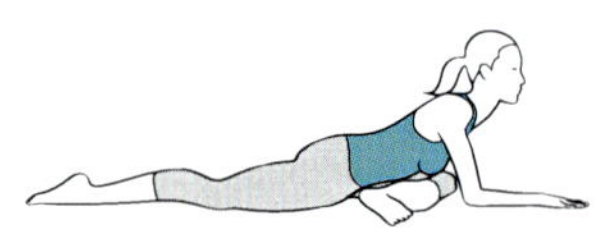

8. 비둘기 자세(150쪽)

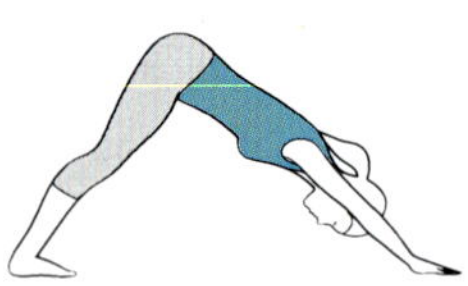

9. 아래로 향한 개 자세 (164쪽)

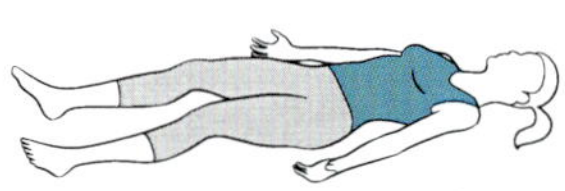

10. 송장 자세(55쪽)

활기를 북돋워주는 연속 동작(Energizing Sequence)

연속 동작은 역시 신체에 맞게끔 조합시켜 볼 수 있는데, 예를 들면, 바퀴 자세와 같이 척추를 신전된 자세로 움직여 가는 아사나 자세를 결합시킨 것이다. 이것은 신체에 활기를 불어 넣어 주고, 에너지를 충만 시켜 주는 동작으로 볼 수 있는데, 이는 부분적으로 후방 굴곡 자세가 아드레날린 분비를 촉진시켜 주고, 인체의 충족 요건인 신체적 정신적 자극을 잘 일으켜 주기 때문이다. 아래에서 이와 같은 것의 연속 동작을 잘 나타내 보이고 있다.

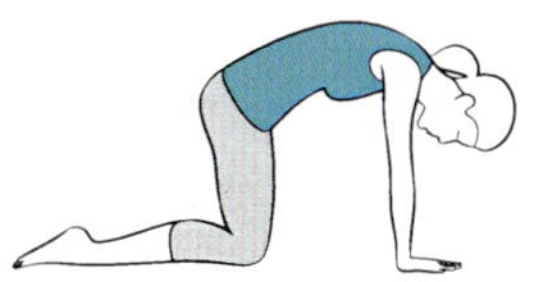

1. 고양이 자세(158쪽)

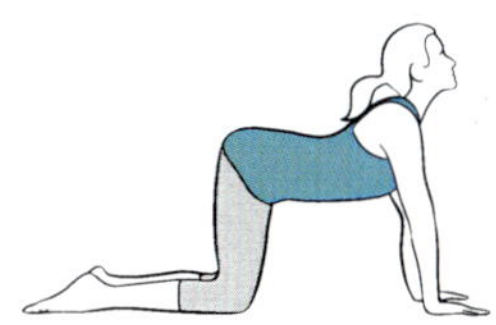

2. 황소 자세(158쪽)

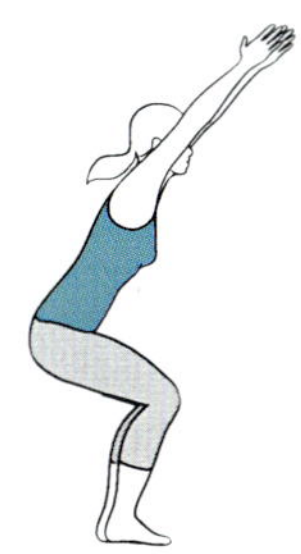

3. 의자 자세(58쪽)

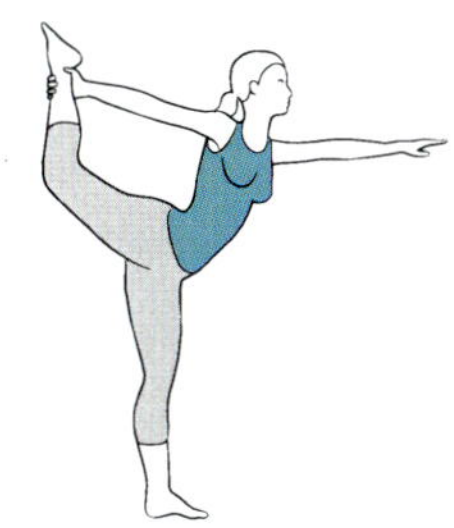

4. 무용수의 왕(선활) S자세(96쪽)

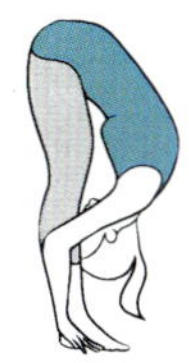

5. 선 자세에서의 전방 굴곡 (110쪽)

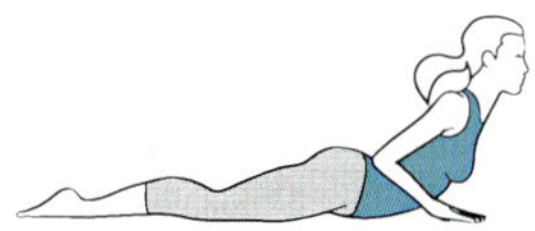

6. 코브라 자세(142쪽)

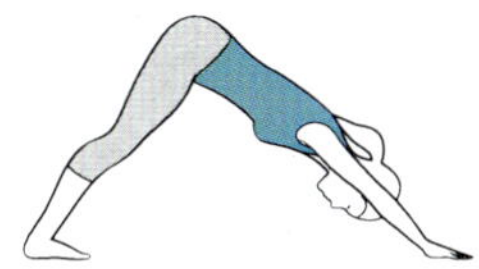

7. 아래로 향한 개 자세 (164쪽)

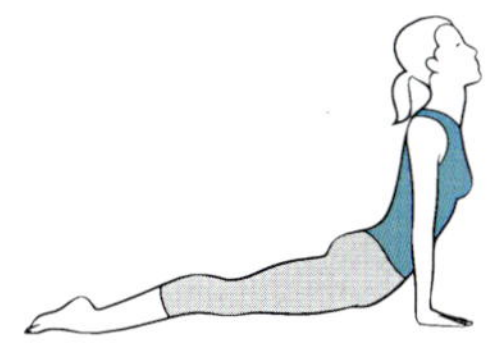

8. 위로 향한 개 자세(146쪽)

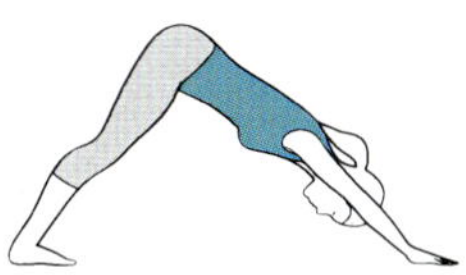

9. 아래로 향한 개 자세 (164쪽)

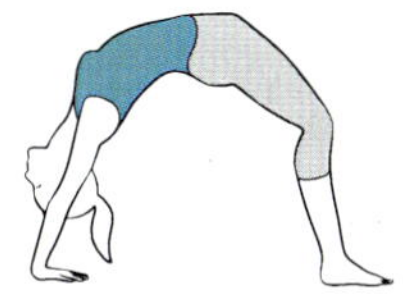

10. 바퀴 자세(154쪽)

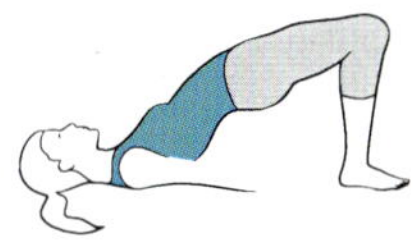

11. 어깨 브리지 자세(168쪽)

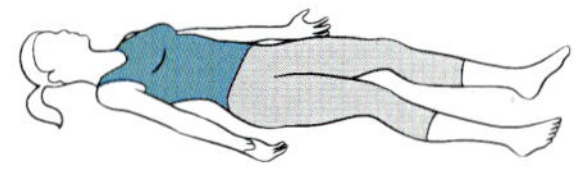

12. 송장 자세(55쪽)

용어 해설(Glossary)

가동범위 : 특정 관절이나 신체의 주변에서 그 움직임의 각도에 대한 측정 범위.

고착 : 신체의 다른 한 부분이 움직임을 일으킬 때, 근육이 신체를 안정화시켜 주는 기능으로 하는 작용.

관상면 : 신체를 전방과 후방으로 가르는 가상의 수직면.

구심수축 : 무거운 물체를 들어 올릴 때와 같이 근육이 수축되거나 단축되는 근육 활동 타입.

굴곡 : 신체의 두 개 파트 사이에서 그 각도를 감소시켜 주는 움직임. 예를 들면, 팔꿈치에서 굴곡이 일어나면 상완과 전완 사이의 각도를 감소되는 것이다.

길항근 : 주동근이 수축을 할 때에 반대로 이완을 일으키거나 늘어나는 근육.

내전 : 사지가 신체의 중앙으로 가까워지는 움직임.

동작(움직임) 면 : 신체의 움직임을 묘사할 때 사용되는 것으로서, 신체를 단면으로 나누는 가상 '면(plane)'을 의미하는 것이다.

등측성 수축 : 고정되어 있는 물체를 밀 때의 경우와 같이 근육의 길이에 변화가 나타나지 않는 상태에서의 근육 작용 타입.

레버 : 힘이 작용할 때에 축 주변에서 움직이는 견고한 구조물. 예를 들어, 상지에서 살펴 보면 어깨 관절은 축이 되고, 팔은 레버에 해당된다.

상승 : 어깨를 머리를 향해 위로 들어 올리는 동작과 같이, 위 방향(상방)으로의 움직임.

섬유 관절 : 관절에 위치해 있는 뼈가 콜라젠을 중심으로 한 섬유조직에 의해 결합된 관절 형태.

시상면 : 신체를 좌측과 우측으로 가르는 가상의 수직면. 외측면으로도 알려져 있다.

신전 : 신체의 두 개 파트 사이에서 그 각도를 증가시켜 주는 움직임. 예를 들면, 팔꿈치에서 신전이 일어나면 상완과 전완 사이의 각도를 증가되는 것이다.

아사나 : 웰빙을 가져다주는 하타 요가의 실습에 맞춰진 자세

연골 관절 : 연골과 뼈로 함께 이루어져 있으면서 움직임이 아주 미미한 관절.

외전 : 사지가 신체의 중앙에서 멀어지는 움직임.

원 회전 : 사지의 관절에서 원래 일어나는 원을 그리는 형태의 회전 운동. 완전한 원 회전 운동은 360도 가능하다.

원심수축 : 무거운 물체를 들어 올렸다가 내려놓을 때와 같이 근육이 늘어나면서 길어지는 근육 활동 타입.

역전 자세 : 머리가 가슴보다 더 아래에 위치하게 되는 요가 아사나 자세.

족배굴곡 : 발가락이 발등을 향해 움직이는 동작의 형태로서, 발과 다리 앞부분의 각도가 줄어들게 되는 동작이다.

족저굴곡 : 발가락이 발바닥을 향해 움직이는 동작의 형태로서, 발과 다리 뒷부분의 각도가 줄어들게 되는 동작이다.

주동근 : 동작을 발생시키기 위해 수축을 일으키는 근육

차크라 : 인체의 척추 부위에 정렬되어 있는 일곱 개의 에너지 센터.

프라나야마 : 요가에서 사용되는 조절된 호흡 테크닉.

하강 : 어깨를 머리에서부터 아래로 내리는 동작과 같이, 아래 방향(하방)으로의 움직임.

하타 요가 : 웰빙을 위한 아사나의 실습을 위한 요가 시스템.

협동근 : 동작을 수행하기 위해서 다른 근육들을 보조적으로 도와주는 근육.

활막 관절 : 뼈의 표면이 관절 연골로 덥혀있으면서 그 움직임이 매우 자유로운 관절로서, 섬유성 결합조직과 활막이 서로 링크되어 있는 상태로 결합되어 있다.

횡단면 : 신체를 상하로 가르는 가상의 수직면. 수평면 혹은 축면(axial plane)으로도 알려져 있다.

찾아보기(Index)

역자의 글

요가 해부학은 단순하게는 동양의 요가와 서양의 인체 해부학의 만남으로 볼 수 있으나, 역자가 보기에는 그 이상의 의미가 있는 것으로 본다. 역자는 외국에서 공부하고 생활한 경험으로 미루어 볼 때, 서양에서는 요가에 대한 신뢰도가 굉장하며 단순한 운동이상으로 여기고 이 학문 분야에 대해 엄청난 연구를 하는 것으로 알고 있다. 예를 들면, 그 중 하나가 요가 지도자가 사체 해부 수업에 열정을 쏟고 있는 것이다. 이는 그만큼 역사적으로 볼 때 그만큼 오랜 세월을 거쳐 인류의 직접적인 경험과 수행을 통해 그 이론과 실체가 입증되고 검증되었다는 것을 의미하는 것으로 볼 수 있다. 그러나 이렇게 완벽한 철학임과 동시에 학문이지만 여기에도 감히 한 가지 보태야 할 과제가 있다고 보는 것이다. 그래서 그들은 끊임없이 해부학과 요가의 아사나 동작에 대한 과학적이고도 의학적인 관련 점에 관하여 공부를 하는데 시간을 아끼지 않고 있다.

그 결과 외국에서는 요가 해부학에 관한 내용으로 여러 다른 접근 방법으로 이루어진 요가해부학 서적이 봇물을 이루고 있는데, 이는 큼 동양의 요가가 서양에서 단순 관심을 갖고 있는 그 이상의 연구가 진행되고 있다는 것을 의미하는 것이다.

요가 아사나는 인체의 각종 기능을 원활하게 해 주기 위해 근육을 수축 및 이완시켜 주고 관절의 가동성을 증대시켜 준다. 그러나 특정 아사나 동작에서 자세가 완벽하게 나오지 않거나 동작에 제한이 나타나면 필히 신체의 어딘가에 문제가 있다는 것을 의미한다. 그러나 그 문제의 근본적인 원인에 대한 분석과 해결 없이 무조건 동작의 반복적인 수행은 그 조직에 또 다른 문제점을 야기 시킬 수 있게 된다.

요가 해부학은 요가 동작에 따라 관여되는 근육의 수축 이완과 관절의 가동성을 해부학적으로 분석한 것이다. 따라서 요가 해부학을 잘 숙지하고 익혀 둔다면 아사나 동작에서 문제가 나타날 경우 그 원인을 정확하게 잘 파악할 수 있게 되고 요가 아사나 동작으로 인해 부상을 입거나 신체의 문제점이 악화되는 경우를 막을 수도 있다.

요가지도사는 직접 인체를 접촉하고 동작시키며 그로 인해 인체에 건강과 관련된 각종 영향을 미치게 하는 건강관련 전문가이다. 그런 만큼 모든 요가 지도자는 이번 발간되는 요가 해부학 역서를 바탕으로 인체에 대한 의학적 과학적 지식을 반드시 갖추어 한 차원 높은 요가 수행의 효과를 거두고 좀 더 전문적인 의학 지식을 바탕으로 요가 강습에도 많은 도움이 되길 바라는 마음이다.

2017. 4. 12

역자일동

아사나 자세 분석을 위한

요가 해부학

The Manual of Yoga Anatomy

인 쇄 : 2017년 5월 15일
발 행 : 2017년 8월 1일

저 자 | Sally Parkes
역 자 | 강 준 한 외
발행인 | 김 용 덕
발행처 | 메디안 북
편 집 | 최 수 정
등 록 | 제 25100-2010-51호
주 소 | 서울특별시 마포구 마포대로 63-8(도화동) 1549호
전 화 | 02-732-4981
팩 스 | 02-711-4981
홈페이지 | www.mcbooks.co.kr

ISBN | 978-89-93340-66-2 93510
가 격 | 26,000원

이 책은 Sally Parkes Bsc 와의 계약에 의해 메디안북에서 출간되었습니다.
저작권법에 의해 한국 내에서 보호를 받는 저작물이므로 무단전재와 복제를 금합니다.
본서의 내용 일부 혹은 전부를 도서출판 메디안북의 동의 없이 무단으로 복제하는 것을 금합니다.

※ 낙장이나 파본된 책은 교환해 드립니다.

FSC www.fsc.org 혼합 신뢰할 수 있는 원천의 종이 FSC® C016973